现代并发症的
针灸诊疗
——针灸补充治疗

主　编　杜广中　李青青

副主编　张　磊　岳公雷

编　委　（按姓氏笔画排序）
卜彦青（山东省中医药研究院）
王盛春（山东省立医院）
刘建民（湖北中医药大学针灸骨伤学院）
安　鹏（西安交通大学第二附属医院）
杜广中（山东大学齐鲁医院）
杨振杰（山东大学齐鲁医院）
李　洋（山东大学齐鲁医院）
李青青（中国医药科技出版社）
肖学伟（山东大学齐鲁医院）
张　磊（山东大学齐鲁医院）
张英进（中南大学湘雅二医院）
陈　峰（嘉兴学院附属第一医院）
岳公雷（山东大学齐鲁医院）
周清辰（山东大学齐鲁医院）
徐鑫玉（山东省妇幼保健院）
唐　滨（山东大学齐鲁医院）
唐利龙（宁夏医科大学）
葛晓彬（山东大学齐鲁医院）

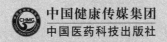

中国健康传媒集团
中国医药科技出版社

内容提要

本书系统而简洁地总结了常见外科手术后以及肿瘤放化疗治疗后可能出现的各类并发症，并详细介绍了相关的针灸协同治疗方案，运用案例形式介绍了药物不良反应的中医治疗经验，对临床工作具有较大启发意义。本书适合针灸临床、科研工作者以及中医院校学生学习参阅。

图书在版编目（CIP）数据

现代并发症的针灸诊疗：针灸补充治疗 / 杜广中，李青青主编.—北京：中国医药科技出版社，2020.4

ISBN 978-7-5214-1637-4

Ⅰ.①现… Ⅱ.①杜…②李… Ⅲ.①并发症—针灸疗法 Ⅳ.①R246

中国版本图书馆CIP数据核字（2020）第034328号

美术编辑　陈君杞

版式设计　南博文化

出版　**中国健康传媒集团** | 中国医药科技出版社

地址　北京市海淀区文慧园北路甲22号

邮编　100082

电话　发行：010-62227427　邮购：010-62236938

网址　www.cmstp.com

规格　710×1000mm $^1/_{16}$

印张　16

字数　263千字

版次　2020年4月第1版

印次　2020年4月第1次印刷

印刷　三河市万龙印装有限公司

经销　全国各地新华书店

书号　ISBN 978-7-5214-1637-4

定价　**49.00元**

获取新书信息、投稿、为图书纠错，请扫码联系我们。

编写说明

　　《现代并发症的针灸诊疗——针灸补充治疗》脱胎于我科2006年编写的《针灸辅助治疗学》。《针灸辅助治疗学》书为《中华针灸临床精粹系列丛书》中的一册，出版于2008年5月。其主要内容包括常见外科手术后并发症的针灸治疗、肿瘤化疗不良反应的针灸治疗和肿瘤放射治疗常见不良反应的针灸处理三篇共29章。当时因为时间仓促，且经验不足，导致该书存在诸多问题：如仅仅是罗列了各种并发症或不良反应的表现，未形成相对固定的编写模式；部分内容仅存框架，尚无具体针灸诊疗内容等。

　　十年磨一剑。2018年，我们举全科之力，并积极联系兄弟单位同仁，花费了1年的时间，在原有框架的基础上进行修订与完善。在编写过程中，我们认为《现代并发症的针灸诊疗——针灸补充治疗》更能体现本书的内容和意义，遂定名之。针灸补充治疗，是指针灸作为补充治疗方法，对部分器质性或必须通过手术、药物治疗的疾病，能够减少其后遗症或协同提高疗效；对某些疾病手术、放疗、化疗后，针灸可改善患者体质、促进功能恢复、减轻不良反应和提高生存质量，以补充诸种治法之不足，亦能补充针灸治疗学之不足。可以视之为针灸治疗学在当代的最新发展。

　　目前，本书共有十三章内容，分别为概论、外科手术一般并发症的针灸诊疗、普通外科手术并发症及针灸诊疗、神经外科手术后并发症的针灸诊疗、心血管外科手术后并发症的针灸诊疗、骨科手术后并发症的针灸诊疗、妇产科手术后并发症的针灸诊疗、泌尿外科手术后并发症的针灸诊疗、五官科手术后并发症的针灸诊疗、儿外科手术后并发症的针灸诊疗、放疗后并发症的针灸诊疗、化疗后并发症的针灸诊疗、药物不良反应的针灸医案，另有针灸临床适应证的演变与发展附于全书之后。将每一章内容分配给分管该专业的医生，其根据临床经验总结和查阅相关文献，先写出该部分的总论，包括相关专业的发展概况、主要的治疗手段、可能会出现哪些并发症或不良反应及是否适合针灸介入诊疗，再依次选择最适合针灸诊疗的病症，按照概述、流行病学、病因、病理、临床表现、诊断、鉴别诊断、治疗和预后的体例编写，其中治疗部分还简单介绍了西医学的基础治疗和中医其他疗法，以供从事针灸专业医师参考；针灸治疗部分则是集思广益，优选五个左右穴位，依据相对统一的格式进行编写。

本书在编写过程中，得到了科室全体同志和相关兄弟科室的大力支持，在此一并表示衷心的感谢！此次编著《现代并发症的针灸诊疗——针灸补充治疗》，虽较之前《针灸辅助治疗学》取得明显进步，形成相对完整的思路和体系，但在某些方面仍存在一些问题：如尽管每写一个病症都查阅了不少文献，但仍感觉占有文献不够全面；受限于编写格式要求或个人临床经验，在针灸治疗方面略显呆板，大多数病症未能写出较有特色之针灸方法。

《周易·系辞上》曰"生生之谓易"，每一个新生事物的产生和发展都要有一个被接受的过程。本书旨在抛砖引玉，由于编者水平所限，疏漏和不足在所难免，还请各位读者不吝批评指正，以期能为针灸事业取得更大的发展贡献绵薄之力！

本书编委会
2019年12月

高序

中国针灸，三千余年，与我中华文明相伴相生，荣辱与共。远古巫咸，中古扁鹊，近古岐伯又俞跗，创俞穴总经络；《甲乙经》《千金方》再传《资生》，窦太师、杨继洲，启桐继承，历代先贤，累成针灸治疗。1949年以来，针灸事业猛进突飞，又积累大量腧穴、刺灸和临床资料，然这经验种种，独缺系统的理论总结，岂不遗憾哉！

2019年春，山东大学齐鲁医院杜广中博士以其主编《现代并发症的针灸诊疗——针灸补充治疗》索序于我，是书总结新中国成立70年来针灸临床防治手术、放化疗、药物等所致并发症的累累硕果，并参以该院及部分综合医院针灸同仁的临床经验，探幽索奥，发前贤所未明，大胆提出并理论总结成"针灸补充治疗"确为《针灸治疗学》在当代的最新补充，吾深以为然，并极为赞许和鼓励。是书又为某些疾病手术、放疗、化疗或药物治疗后产生的并发症，提供了一种有益治疗方法，以补充西医诸种治法之不足，两个"补充"，恰到好处，新意迭出，岂不妙哉！

中国进入新时代，针灸同仁要有新作为，要积极践行健康中国战略，要努力全方位、全周期保障人民健康，要坚持中国特色卫生与健康发展道路，要着力推动针灸事业振兴发展，正如北宋大儒张横渠要"为天地立心，为生民立命，为往圣继绝学，为万世开太平"。是书推动了中医和西医相互补充、协调发展，实现了中医健康文化的创造性转化和创新性发展。正值全国卫生与健康大会召开三周年之际，此书出版，甚是欣慰。爰不计工拙，乐为之序。

中国针灸学会副会长
山东针灸学会会长
山东中医药大学校长
高树中
2019年8月20日

西医学借助现代科技的进步而快速发展，在这过程中遇到新的考验，面临新的挑战。医源性、药源性疾病的不断增加，已引起医学界高度重视。现代并发症属医源性、药源性疾病范畴。手术创伤和化学药物、放化疗不良反应等，都可引起并发症的产生；社会环境和生活因素的影响、医者施术和用药不当的失误、患者心理和精神压力的干扰等，都可加大并发症产生的风险。现代并发症难以避免的出现并呈不断增多的趋势，这是当今医学界积极应对却十分棘手的问题。

中医学是我国古代科学的瑰宝，是我国医学科学的特色，历史悠久，博大精深。针灸发源于我国，是中医学重要组成部分，且具有鲜明特色和明显优势，在中医药国际化进程中一直处于领先地位，现已成为世界通行医学。针灸是在中医针灸理论指导下，运用针刺和灸疗方法，作用于人体经络、腧穴，以防治疾病。世界卫生组织（WHO）倡导发挥针灸在保障健康、防治疾病方面的作用，重视针灸的推广和交流。早在1979年，WHO就提出了适用针灸治疗的43种疾病的名称；2002年，WHO列出了针灸应用的106种适应证。临床实践表明，针灸对内、外、妇、儿、五官、骨伤等科400多种病症有一定疗效，对其中100种左右病症有较好疗效。针灸通过体表刺激作用于全身，几无副作用，更无毒性反应。对人体而言，针灸具有顺应本能、调节功能、激发潜能的积极作用，其最大特点是鼓舞患者的正气，充分调动患者的抗病能力和自我修复的能力。

现代并发症是在西医学医疗过程中出现的再次损伤，是人类疾病谱中的新病种。运用中医理论、采用针灸方法防治现代并发症，是在现代条件下针灸临床应用领域的开拓。从近半个多世纪针灸临床实践来看，在中医针灸理论指导下，针灸通过调节人体脏腑、经络、气血功能，对这些并发症取得了一定疗效。一批批针灸工作者勇于实践、开拓创新，在针灸防治现代并发症临床实践中进行了有益探索，积累了宝贵经验，取得了可喜成绩。本书主编、山东大学齐鲁医院针灸科主任杜广中主任医师就是其中之佼佼者。山东大学齐鲁医院是一所三级甲等综合医院，具有近130年办院历史，享誉国内外，在2017年度复旦大学中国最佳医院排行榜上，名列华东地区前茅。杜广中主任医师曾就读于山东中医药大学针灸专业，获医学学士和医学硕士学位，后入湖北中医药大学针灸专业学习并获医学博士学位。他长期在山东大学齐鲁医院针灸科工作，积累了较为丰富的针灸治疗现代并发症的临床经验，近来组织一批对现代并发症颇有研究，在针灸治疗现代并发症方面富有临床经验的专家、学者，编撰本书。作者围绕如何以针灸为主治疗现代并发症这一主题，在收集整理近几十年医学界对现代并发症的研究成果，尤其是针灸治疗现代并发症的临床资料的基础上，运用中医学和西医学有关知识和方法，结合自身治疗现代并发症的临床经验，将基础治疗和针灸治疗融为一体，以期提高针灸治疗现代并发症疗效。全书重点介绍了现代手术并发症的针灸诊疗思路、方法和临床运用，同时也介绍了放化疗并发症、药物不良反应并发症的针灸治疗。该书是一部针灸治疗现代并发症的专著，具有中西医结合、覆盖多科并发症、以针灸治疗为主的特点，在提供针灸治疗现代并发症方法、扩大针灸疾病谱病种、充实针灸治疗学内涵等方面起到重要作用。

鉴于《现代并发症的针灸诊疗——针灸补充治疗》一书创新性好，实用性强，加之作为导师，对杜广中博士学术进步、工作顺利深感欣慰，故乐为之序。

中国针灸学会副会长

湖北中医药大学教授

2019年8月26日于武汉昙华林

目录

第一章　概　　论

第一节　现代并发症的产生及针灸补充治疗

一、现代并发症的产生

并发症（Complication）是指在原发病的基础上，由其他因素引起新的疾病。一般认为并发症是在原发病发生发展的过程中，由于机体抗病能力减退，易受另一病因侵袭，或治疗不当而出现治疗矛盾、药物的不良反应，以及社会、生活环境、心理、精神等不良因素的干扰，使患病机体遭受再次损伤，即原发病的并发症。

现代并发症的产生，源于外科手术的日渐流行、放化理疗的深入临床、化学药物的广泛应用。其中手术并发症是指在外科手术时，由于手术创伤导致抗病能力减退、机体特异质或解剖变异等自身因素，或手术操作失误，使机体遭受新的损伤，即外科手术并发症，包括术中并发症和术后并发症。

放化疗是放射治疗和化学治疗的简称，常用于恶性肿瘤的治疗。放射治疗简称放疗，是用放射线治疗肿瘤的一种局部物理治疗方法；化学治疗简称化疗，是用化学物质治疗肿瘤的一种全身治疗方法。由于放射线或化疗药物的靶细胞选择性不强，在肿瘤细胞被杀灭的同时，不同程度地累及正常细胞，从而出现各种不良反应。因此，防治放化疗的不良反应已经迫在眉睫，甚至成为放化疗成败的关键。

药物的不良反应，是指药物在正常用法用量下出现的与用药目的无关的有害反应。包括药物的副作用、毒性作用、后遗效应、过敏反应、特异质反应、继发性反应、依赖性、致畸致癌、突变作用等。药物，既有有机合成、半合成药物，也有天然生物、矿物及其提取物，特别是中药，均有不良反应存在。

二、现代并发症成因及其危害

手术并发症发生的原因有二：一源于患者，其机体生理解剖变异，个体敏感差异，心理情感脆弱，患者隐瞒病情等；二源于医疗，医务人员职业道德缺乏，医疗技术不精，误诊误用手术，违反操作规程，器材质量低劣，医院管理混乱，术前准备不足，术中粗心大意，术后观察护理失当等。前者多难以预测和避免，后者应尽力消除、降低或减少。再者，内窥镜的发明和使用，虽然减少了创伤，似乎增加了诸如出血、感染、脏器穿孔等并发症，值得引起重视。

手术并发症的发生与发展，危害患者，殃及医务人员和社会。对患者而言，延长病程，加重经济和精神负担，甚或致残、致伤或致死等；对医务人员而言，易引发医疗纠纷，有碍提高医疗质量和提升效率；对社会而言，不但增加患者个人医疗费用，而且增加国家或群体单位的经济负担，一旦失去劳动或自理能力，则减少社会劳动力，更要有家庭或社保保障，加重社会负担。

采用放疗治疗恶性肿瘤时，在恶性肿瘤细胞受到杀伤的同时，其邻近的正常组织和器官也不可避免地受到放射线的照射，产生一些不良反应，给患者带来不同程度的痛苦，重者还会影响治疗的顺利进行，使治疗被迫中断，从而影响疗效，甚者可因器官功能受损而危及生命。

采用化疗治疗恶性肿瘤时，药物进入血液到达人体大多数组织，杀灭特定的细胞，尤其是快速增殖的细胞的同时，人体一些正常细胞也会受到不同程度的损伤。一般来说，化疗对正常人体组织的影响是暂时的，由于存在修复和愈合的正常过程，停药后可快速恢复，但也有因化疗药物而出现严重的胃肠功能紊乱，影响病人的进食和出现腹泻等情况，从而影响下一步化疗的进行。

其他药物的不良作用更是各种各样，其出现不仅影响药物正常作用的发挥，严重者还可以影响病人的其他正常功能，不得不停止该药物的应用，而使原发病得不到有效改善。

三、现代并发症的针灸补充治疗

现代并发症的针灸补充治疗，是我国独特的医疗优势，是近70年中西医务工作者团结协作的重要成果。针灸作为补充治疗方法，可降低并发症的发生，且表现出良好前景，主要应用于外科术中和术后并发症、放化疗不良反应以及药物不良作用等。术中针刺辅助麻醉已成为我国医疗卫生工作的特色之一，较成熟的手术适应证有：肺切除，二尖瓣扩张分离，前后颅窝、颞顶枕手术，颈椎前路，甲状腺、胃大部、胆囊、阑尾切除术，腹股沟斜疝修补术，剖腹产、输卵管结扎、全子宫切除术，全喉截除术，斜视矫正、青光眼手术，牙拔除、唇裂整复、上颌窦、上下颌骨、颞颌关节手术等。

手术并发症：腹部术后诸症、肛肠术后诸症、胃手术后诸症、尿潴留（包括术后、产后、脊髓损伤后、药物性等）、尿失禁（包括老年性、术后、产后、压力性、中风后等）、前列腺术后并发症、泌尿系结石体外碎石后并发症、妇科手术后诸症、硅胶囊假体隆乳术后包膜挛缩、医疗性流产及并发症、剖宫产术后诸症等。

放疗后不良反应：放射性脑损伤、放射性脊髓损伤、放射性周围神经损伤、放射性胃炎、食管炎、颞下颌关节损伤等。

化疗后不良反应：静脉炎、中性粒细胞减少症、血小板下降、恶心、呕吐、厌食、口腔炎、口腔溃疡、化疗相关性腹泻、转氨酶升高、心律失常、出血性膀胱炎、肾功能损害等。

药物不良作用及戒断综合征：一氧化碳中毒迟发性脑病及后遗症、有机磷农药和慢性酒精中毒迟发性周围神经病、毒蛇咬伤、断肠草中毒、链霉素中毒、药疹、锑剂、苯中毒、呋喃西林中毒性末梢神经炎、异烟肼中毒、硝酸烟中毒、药物有害效应、输液过敏反应、输液输血和治疗性注射后并发症、酒精中毒及戒酒、戒毒等。

第二节　针灸补充治疗学概述

一、针灸补充治疗学的提出背景

针灸的适应证广泛，根据国际疾病分类（ICD-10）三位数分类的统计，其有效病种340多种，达人类认识疾病的20%左右，涉及内、外、妇、儿、皮肤等各科，以运动、神经、免疫、内分泌、内脏等系统病症为主，其中约100种左右的病症有较好疗效。针灸治疗多为对症处理，针对疾病的症状或体征进行临床决策，治疗多以症状的减轻和消除作为显性效果；少数对因治疗，也能够观察到病理改变。针灸能单独治疗某些疾病，也作为主要疗法并辅以其他措施，更多的是针灸补充其他疗法综合防治疾病，其中针灸补充防治手术、放疗、药物等所致并发症，已经得到广大现代医疗体系的认可和接受，针灸作为解决并发症的有效疗法逐渐进入临床医师的视野，成为治疗现代并发症的主要方法之一。针灸广泛应用于并发症的治疗，是对传统针灸的发展，扩大了针灸的疾病谱。与此同时，针灸治疗现代并发症的理、法、方、穴、术亟待系统整理、总结。

二、针灸补充治疗学的概念

针灸补充治疗学（Supplementary Acupuncture Therapeutics，SAT），是指针灸防治手术、放疗、药物等所致并发症的临床学科，是针灸治疗学在当代的最新补充。针灸作为补充治疗方法，对部分器质性或必须通过手术、药物治疗的疾病，能够减少其后遗症或协同提高疗效；对某些疾病手术、放疗、化疗后，针灸可改善患者体质、促进功能恢复、减轻不良反应和提高生存质量，以补充诸种治法之不足。如何利用针灸补充防治手术并发症、放化疗不良反应、其他药物的不良作用以及戒断综合征正是SAT的研究范围。

三、针灸作用及其有限性

针灸作用在于调节，源于针灸通过腧穴刺激，可以激发人体本身固有的调节功能，促进内在功能及内源性物质的调动，改变患病器官或组织的病理生理状态，恢复常度。它既不针对病因，也不直接作用于靶器官，更没有外源性物质或能量的补充，主要基于机体自我稳态的整体调节，因此，针灸的治疗作用具有有限性。这种有限性与其作用特点与生俱来，表现为针灸疾病谱的有限性和调节范围的有限性。正因如此，针灸补充诊疗的范围也是有限的，深入探讨和研究针灸补充诊疗的研究范围和边界，提出针灸适应证和禁忌证就显得尤为必要，这正是本书尝试解决的问题。

第三节　针灸补充治疗学的历史沿革

针灸疗法来源于以按摩、推拿、拔罐、刮痧、导引等外治疗法为代表的体表刺激疗法。以体表刺激疗法为代表的原始医学起源于动物的本能。动物的本能医学，维系着动物种系在地球上的自然生存。因此，针灸医学是人类主动使用医学方法防治疾病的启明星，在中国古代产生了相关概念及其医学理论，即腧穴和经络学说。

人类能动的医疗行为仅限于第四纪冰川结束后的1万年左右，药物的发现和使用晚于以针灸医学为代表的体表刺激疗法。在中国直至战国时代，仍然依赖外治疗法为主要治疗手段，其主要证据即《黄帝内经》。以药物为代表的内治疗法，在近2000余年中，才逐渐成了医学的主角，其主要依据是《神农本草经》的成书以及《伤寒杂病论》的理论化。

近200年来，现代外科技术的突飞猛进，脱胎于麻醉药物的发现、止血和输血、术后感染以及外科手术的基本操作技术的解决。

放疗技术的大规模使用仅有几十年，目前中国约有70%以上的恶性肿瘤采用，美国也有50%以上。实际上，放疗应用于临床足有百年以上的历史，缘于现代物理学的深刻进步，在伦琴发现X线、居里夫人发现镭之后，很快就分别开始用于临床治疗恶性肿瘤。

化疗药物的发现，源于肿瘤根治的需要；近百年来，化疗从治疗梅毒到各种各样的肿瘤，已成为肿瘤治疗的三大经典手段之一。

针灸防治药物不良反应的历史很早。汉代张仲景《伤寒论》142条即有"太阳与少阳并病，头项强痛，或眩冒，时如结胸，心下痞硬者，当刺大椎第一间、肺俞、肝俞，慎不可发汗，发汗则谵语，脉弦，五日谵语不止，当刺期门"的记载。即医师误治太阳与少阳并病以发汗，导致病人出现并发症谵语、脉弦，针刺期门即可。

南宋窦材强调"须识扶阳、灼艾第一"，对误用滋阴苦寒之剂，导致元气亏虚、脏腑受损，常常给予重灸扶阳而愈。元代罗天益《卫生宝鉴》载有医案：两浙江淮都漕运使崔君长男云卿，年二十有五，体本丰肥，奉养膏粱，时有热证，友人劝食寒凉物及服寒凉药，于至元庚辰秋，病疟久不除，医以砒霜等药治之，新汲水送下，禁食热物，疟病不除，反添吐泻，脾胃复伤，中气愈虚，腹痛肠鸣，时复胃脘当心而痛……诊得脉弦细而微，手足稍冷，面色青黄而不泽，情思不乐，恶人烦冗，饮食减少，微饱则心下痞闷，呕吐酸水，发作疼痛，冷汗时出，气促闷乱不安，须人额相抵而坐……至秋先灸中脘三七壮，以助胃气，次灸气海百余壮，生发元气，滋荣百脉……明年春，灸三里二七壮，乃胃之合穴，亦助胃气，又引气下行。

明代万全对因小儿惊风多服镇坠寒凉之剂导致的神思如痴、行步动作等，往往灸两跷各二壮而愈，并曾详细介绍一例病案在其名著《幼科发挥》中。

明代李梴《医学入门》提到针刺后副反应——晕针的处理：针晕者，神气虚也，不可起针，以针补之，急用袖掩病人口鼻回气，内与热汤饮之即苏，良久再针，甚者针手膊上侧筋骨陷中，即虾蟆肉上惺惺穴，或三里即苏，若起针坏人。

明代杨继洲有灸疗辅助误治后元气恢复的医案：己卯岁，行人张靖宸公夫人，崩不止，身热骨痛，烦躁病笃，召予诊，得六脉数而止，必是外感，误用凉药，与羌活汤热退，余疾渐可，但元气难复，后灸膏肓、三里而愈。明代陈实功曾用灸与神灯照法治误服热药及壮阳药致脱疽案。

近代以来，随着外科手术的发展，已然成为目前临床医学最重要的诊疗手段，在国内大型医疗机构的住院患者中，几近一半需要手术的参与，伴之而来的就是手术并发症的发生，甚至手术并发症防治的成败已经成为决定患者住院时间的重要因素之一。有鉴于此，针灸作为解决并发症的有效疗法逐渐进入临床医师的视野，这种现象主要发生在1949年以后，尤其是最初的20年间：1957年，林英乔发表针灸治疗腰椎麻醉后头痛和腹腔手术后膈肌痉挛，陈大中针灸治疗术后肠麻痹，魏正明针灸治疗肛门疾患术后疼痛及排尿困难，徐景藩针灸治疗产后和灌肠后尿潴留。1958年，郑毓桂针灸治疗产后膀胱肌麻痹，韩恒忠阑尾术后针灸止痛，王鼎瑛针灸治疗术后头痛。1959年，上海第一医学院中山医院外科针灸治疗术后腹胀，次年，该院将针灸应用于胸腹部伤口的止痛；李金声治疗手术后并发症。1962年秦崇彬等针灸治疗胃部分切除后胃空肠吻合术并发综合病征。1965年，葛淑珍针灸治疗产后宫缩痛，张治寰针灸治疗手术后肠粘连。

与手术有关的麻醉学，在二十世纪中叶由于针刺的参与，直接推动了中西医结合，其突出成果便是针刺麻醉的提出，并推向临床实践。1958年9月5日上海《解放日报》以"中医针灸妙用无穷代替止痛药二针见分晓"报道是年8月30日尹惠珠医师通过针刺双合谷穴实施麻醉，成功完成一例扁桃体摘除术，同年11月上海科技出版社《中医研究工作资料汇编（第二辑）》针刺代替麻醉为临床麻醉开辟了新的道路，是年12月5日西安市第四人民医院耳鼻喉科孟庆禄医师同样用电针完成1例双侧扁桃体摘除术。1959年，武汉医学院附二院外科麻醉科针灸用于全麻气管插管，宋永信针刺代替麻醉，从此在全国掀起了针刺麻醉应用与研究的高潮。

有关放疗并发症的针灸干预的报道：1958年，郭婧华等针灸治疗放射性反应。1959年，北京医学院放射科教研组针灸治疗放射性反应，并提出针灸适应证为头痛头晕、胃肠道反应及白细胞降低；是年山东医学院附属医院刘慧芳等针灸治疗放射性反应白细胞降低；武汉医学院附二院放射科研究针灸与刺激神经疗法治疗放射反应，并给出头痛头晕、口干喉痛、胃肠道症状、下腹胀痛、白细胞降低、预防全身性放射反应等针灸处方。1960年，刘银祥等报道了放射性反应的针灸治疗。1961年，黄学才针灸治疗放射性白细胞降低。

有关现代药物不良反应的针灸防治：1957年，顾寄真针灸预防锑钾疗法反应，刘义荣针灸治疗锑剂外溢所致的局部炎症，而吴国森和李协和针灸解除锑剂毒性反应。1958年，嘉兴血吸虫防治院系统研究了针灸治疗锑剂毒性反应并给出不同反应的针灸处方，李学耕和江西省中医药研究所临床研究室针灸治疗枸橼酸乙胺嗪反应。1959年，张瑞宝电针治疗药疹，武汉医学院附属一院物理治疗科异烟肼中毒。1960年，钱倩等针灸救治小儿急性异戊巴比妥和增尔寿中毒，申家庆等针灸治疗一氧化碳中毒，张关根治愈青霉素多形红斑型过敏反应。1962年上海市杨浦区中心医院针灸科针灸治疗苯中毒骨髓象有效。1964年，吴德配针灸治疗硝酸烟中毒，张奇昌治愈甲碘吡酮酸钠作分泌性尿路造影引起严重反应。1965年马光冉针灸治愈呋喃西林中毒性末梢神经炎。1997年胡传栋针灸治疗吡喹酮引起的顽固性呃逆。

近10年，山东大学齐鲁医院年均2000余例并发症需要针灸补充诊疗，但大多源自外科医师自身临床经验的医疗决策，针灸医师没有系统的理论思考和临床研究，以致针灸和外科医师间缺乏沟通和严谨的临床试验，本书据我院会诊情况，试图系统总结诸外科及放化疗科可见并发症，并初步尝试针灸补充诊疗的理论和临床研究，以期逐渐明晰针灸补充诊疗的范围，总结其规律性。

（杜广中　刘建民）

参考文献

［1］林英乔.腰椎麻醉后头痛的针刺治疗［J］.福建中医药杂志，1957，2（03）：26，28.

［2］林英乔.腹腔手术后膈肌痉挛的针灸治疗［J］.福建中医药，1957，2（05）：33-34.

［3］陈大中，沈永康，顾成裕.针灸治疗手术后肠麻痹症［J］.上海中医药杂志，1957，（09）：38-39.

［4］魏正明，王之术，许志鹏.用针灸方法治疗肛门疾患术后疼痛及排尿困难的临床观察［J］.中医杂志，1957，（06）：304-305.

［5］徐景藩.针灸疗法治疗三例功能障碍性尿潴留［J］.中医杂志，1957，（04）：192.

［6］郑毓桂，王峰熙.针灸治疗膀胱肌麻痹22例初步总结［J］.山东医药，1958，（05）：15-16.

［7］韩恒忠.阑尾术后针灸止痛［J］.山西医学杂志，1958，（03）：36-37.

［8］王鼎瑛.针灸治疗术后头痛［J］.江苏中医，1958，（02）：41-42.

［9］上海第一医学院中山医院外科.针灸治疗术后腹胀55例效果显著［J］.上医学报：1959，（05）：428.

［10］上海第一医学院中山医院.针灸应用于胸腹部伤口的止痛［J］.上医学报：1960，（01）：28-33.

［11］李金声.针灸治疗手术后并发症65例初步观察［J］.黑龙江医刊，1959，（07）：91-93.

［12］秦崇彬，万文俊.针灸治疗胃部分切除后胃空肠吻合术并发综合病征［J］.江西医药，1962，（09）：22.

［13］葛淑珍.针灸治疗产后宫缩痛［J］.人民军医，1965，（01）：60-61.

［14］张治襄.针灸治疗手术后肠粘连77例介绍［J］.福建中医药，1965，（02）：26-27.

［15］武汉医学院附二院外科麻醉科.针灸用于全麻气管插管时的初步观察［J］.武汉医学院学报，1959，（01）：55-56.

［16］宋永信，高涌泉.针灸代替麻醉31例之报告［J］.山西医药杂志，1959，（01）：13.

［17］郭婧华，黄鸿年，张书盛，刘济拯.针灸治疗放射性反应的初步观察［J］.中华放射学杂志，1958，6（06）：401-402.

［18］北京医学院放射科教研组.针灸治疗放射反应的初步观察［J］.北京医学院学报，1959，（01）：229-230.

［19］刘慧芳，宋世诚.中医治疗放射反应的初步报导［J］.山东医刊，1959，（01）：29.

［20］武汉医学院附二院放射科.针灸与刺激神经疗法治疗放射反应40例初步报告［J］.武汉医学院学报，1959，（01）：38-40.

［21］刘银祥，薛清亮.放射性反应的针灸治疗［J］.人民军医，1960，（05）：65-66.

［22］黄学才.针灸治疗放射性白细胞降低疗效观察［J］.江西医药，1961，（05）：

［23］顾寄真.针灸穴位封闭对血吸虫病锑钾三日疗法预防反应初步报告［J］.武汉医学院学报，1957，（03）：419-423.

［24］刘义荣.针灸治疗因锑剂外溢所致局部组织发炎的点滴体会［J］.中医杂志，1957，（03）：22-23.

［25］吴国森.针灸处理锑剂反应的初步体会［J］.江苏中医，1957，（04）：25.

［26］李协和.针灸解除锑剂治疗血吸虫病毒性反应的初步体会［J］.江西中医药，1957，（08）：22-23.

［27］嘉兴血吸虫病防治院.针灸疗法解除锑剂治疗血吸虫病毒性反应临床疗效的综合报告［J］.中级医刊，1958，（08）：28-30.

［28］李学耕.针灸处理较大剂量枸橼酸乙胺嗪内服引起反应的初步观察［J］.福建中医药，1958，03（03）：28-29.

［29］江西省中医药研究所临床研究室.针灸治疗丝虫病及枸橼酸乙胺嗪反应46例的初步总结［J］.江西中医药，1958，（12）：14-15.

［30］张瑞宝，张国璋.电针治疗荨麻疹及药疹［J］.中级医刊，1959，（03）：56.

［31］武汉医学院附属一院物理治疗科.针灸治愈异烟肼急性中毒1例报告［J］.武汉医学院学报，1997，（05）：89.

［32］钱倩，赵静言.应用针灸和推拿救治小儿急性异戊巴比妥和增尔寿中毒一例报告［J］.南京第一医学院学报，1960，（01）：80-82.

［33］申家庆，何光前.针灸治疗一氧化碳中毒初步报告［J］.中华内科杂志，1960，（05）：489-490.

［34］张关根.针灸治愈一例多形红斑型的青霉素过敏反应［J］.人民军医，1960，（06）：89-90.

［35］上海市杨浦区中心医院针灸科.针灸治疗慢性苯中毒骨髓象变化的临床观察［J］.上海中医药杂志，1962，（02）：26-27.

［36］吴德配.针灸治疗硝酸烟中毒初步报告［J］.云南医学杂志，1964，（03）：34.

［37］张奇昌.针灸治愈甲碘吡酮酸钠作分泌性尿路造影引起严重反应的报告［J］.江苏中医药，1964，（03）：34.

［38］马光冉.针灸治愈呋喃西林中毒性末梢神经炎［J］.江苏中医，1965，（06）：39-40.

［39］胡传栋.针灸治疗吡喹酮引起的顽固性呃逆1例［J］.中国血吸虫病防治杂志，1997，（05）：304.

第二章　外科手术一般并发症的针灸诊疗

外科手术的一般并发症通常包括切口并发症、呼吸道并发症、消化道并发症、呃逆、尿路并发症、腹腔引流管引起的并发症、下肢深静脉血栓形成等，本篇仅就适于针灸治疗的部分并发症，包括针灸疗效比较好的，或者针灸有效的并发症作一介绍，并列出针灸治疗方案，以供参考。

第一节　切口并发症

切口并发症主要有切口愈合不良（包括切口感染、切口脂肪液化、切口血肿、切口裂开、切口疝）和切口瘢痕。

一、切口愈合不良

切口愈合不良是手术术后较常见的并发症，早期以渗液、渗血、红肿、硬结等切口不良反应为主要表现，如果在发生切口不良反应时没有及时发现及处理，将导致切口愈合不良的发生。手术切口愈合不良不仅增添了患者的痛苦，延长住院时间，加重患者的经济投入，同时也在一定程度上加大了医护人员的工作强度。

随着现代手术技术的发展，和医生手术操作水平的提高，腹部手术切口情况较前明显改善，但手术切口愈合不良率仍达3%~5%。随着社会发展以及生活水平的提高，特别是肥胖人群和糖尿病人群比例的增加，再加上电切割的普及，手术切口愈合不良比例在临床中有所增加。

（一）病因及危险因素

1.外在因素　手术操作不够细致导致较多组织破坏、坏死组织及异物残留、切口周围血液循环障碍、术者缝合手法欠佳（过松、过稀、过紧、过密、对合错位、缝合留腔）、手术时间过长、围手术期抗生素使用不当、放疗化疗、口服药物（糖皮质激素、肝素、阿司匹林、华法林等）等外在因素会导

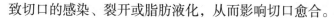

致切口的感染、裂开或脂肪液化，从而影响切口愈合。

2.内在因素　患者的年龄、肥胖、合并基础病（贫血、低蛋白血症、糖尿病、维生素缺乏）、吸烟、抑郁等均影响切口愈合。而肥胖在诸多因素中居首位。有研究显示患者体重指数偏高对术后切口愈合不利，可能是肥胖者由于单位组织供血少，影响操作而延长了手术时间，脂肪层肥厚在切割时容易残留脂肪孤岛，缝合时又容易形成无效腔，故增加了脂肪液化及感染机会。肥胖还是多种基础病的重要诱发因素，如高血压、糖尿病等，这些疾病可以引起血流动力学指标紊乱，并在不同程度上影响患者的免疫力，造成产后切口感染的发生和切口的延期愈合。

（二）发病机制

1.切口感染　由于手术操作不当或抗生素使用不当、手术时间过长等引起切口感染，局部红肿甚至化脓，影响肉芽组织新生。

2.脂肪液化　脂肪液化的机制目前尚不完全清楚，肥厚的脂肪层经手术时反复切割、牵拉，脂肪细胞容易发生无菌性坏死，发生脂肪液化，影响切口对合。

3.切口裂开　由于感染或者物理因素引起切口开裂，不能有效对合，从而导致切口愈合不良。

4.血液循环障碍　患者机体抵抗力差，或者肥胖、合并基础病将导致患者局部血运差，营养供给不足，从而影响新生组织的生成。

（三）临床表现

切口愈合不良的主要表现为手术切口出现红肿、硬结、渗血、渗液、瘢痕等切口的异常表现。

（四）诊断

切口愈合不良的诊断标准：根据我国卫生部《医院感染的诊断标准》进行规定，腹壁切口愈合不良主要分为乙、丙级。乙级主要表现为切口处红肿、硬结、血肿等现象，丙级主要表现为切口化脓。

切口裂开是指手术切口的任意一层或全层发生裂开称为切口裂开，常在术后一周内发生。常见表现是切口处有淡红色的液体渗出。切口裂开分为部分裂开和完全裂开。切口部分裂开是指深层的组织均裂开，但皮肤的缝线完好；切口完全裂开则是指切口皮肤及深层组织全部裂开，表面可有内部脏器脱出者。

切口感染是指手术切口受到细菌污染后表现出来的切口局部红、肿、热、疼痛和触痛，浅表切口发生感染时可见切口表面有脓性分泌物，可伴或不伴发热、白细胞的增加。

脂肪液化现今国内仍没有判定标准，目前一般根据以下临床表现来作为诊断标准：患者除了切口出现淡黄色渗液外，无其他自觉的症状或是临床医生在术后常规换药时发现敷料外观有少许渗液，挤压切口可见有渗液自切口溢出。一般在术后的5~7天发生。切口愈合欠佳，切口表面渗液中有脂肪滴浮现，皮下组织有游离感。

（五）治疗

1.基础治疗

（1）预防：针对不同患者自身体质制定不同的治疗方案，尽量在患者状况良好控制好基础疾病后再实施手术。合理搭配肥胖患者饮食，保持低脂饮食，术前术后需要适量运动。术前制定合理手术方案，尽可能缩短手术时间，减少术中操作。减少术中出血，严密解剖关系缝合，消除无效腔形成。加强无菌观念，术中严格执行无菌操作，做好术后切口护理，术后合理使用抗菌药物。术后引流，降低感染风险。

（2）轻度早期浅表炎症者局部酒精湿敷；若针眼有少量分泌物、脓液或小硬结，拆除缝线，加用抗生素局部外敷或理疗；若已有脓肿形成，应扩创引流，局部可用过氧化氢、生理盐水冲洗，每天数次，直至创口干净和肉芽组织新生。

（3）对于合并基础病的患者应改善患者的一般状况，增强营养，提高机体抵抗力，体重过轻、瘦弱、有慢性病者应予纠正，维生素C缺乏者应予补充，纠正贫血及低蛋白血症，注意水电解质平衡。

（4）对于切口裂开者重新清创缝合。对于切口血肿，小者可自行吸收，不易自行吸收者，拆除缝线，挖出血肿，找寻出血点，结扎或缝合止血；创面新鲜者重新缝合，创面有坏死组织者，剪除或刮除至创面新鲜后重新缝合。皮下脂肪组织坏死者，挤压后渗液停止，创口上敷以酒精纱布即可自愈；"油囊肿"较大，渗液较多，则拆除1~2针缝线，去除创面坏死组织并用新洁尔灭或依沙吖啶溶液纱布条引流。待创口干净，肉芽组织新生，即用蝶形胶膏将创口拉拢对合，迅速痊愈，一般不需要再缝合。

（5）中药治疗：中药外敷，常用药为大黄芒硝外敷，还有用四黄蜜水

（黄连、黄芩、黄柏、大黄、蜂蜜）、京万红软膏、生肌玉红膏、橡皮生肌膏等；中药内服主要以益气养血化瘀为治则处方用药。

2.针灸治疗

治则：益气养血，祛瘀生新。

处方：阿是穴（切口边缘）、气海、血海、足三里、三阴交。

操作方法：穴区常规消毒后，选用30号毫针。围绕切口边缘进行排刺，每根针直刺（1.0±0.2）寸，平补平泻；气海直刺（1.5±0.5）寸，行提插捻转补法；血海直刺（1.0±0.2）寸，提插捻转泻法；足三里直刺（1.5±0.5）寸，行提插捻转补法；三阴交斜刺（1.0±0.2）寸，平补平泻。

每日针刺1次，每次留针30min，留针期间行针2~3次，均用中等强度，每次行针5~10s。

方义：腹式手术创伤较大，气血耗伤较多，气血虚不能濡养经脉皮部，或有瘀血内滞，阻滞气血运行，不能到达切口，从而影响其正常愈合。取气海、血海益气活血养血；三阴交通调肝、脾、肾三经，又可增强行气活血的作用；取足三里生发胃气，补益气血；取阿是穴疏通局部经脉，使气血得以输布濡养切口局部，从而促进切口愈合。

（六）预后

针刺治疗术后切口愈合不良主要针对切口脂肪液化、切口轻度感染或已重新清创控制感染者及切口血肿出血已控制者。针刺治疗上述因素导致的切口愈合不良疗效显著，预后良好。

二、切口瘢痕

切口瘢痕是各种手术创伤后所引起的手术切口处正常皮肤组织的外观形态和组织病理学改变的统称，它是人体手术创伤修复过程中必然的产物。瘢痕生长超过一定的限度，就会发生各种并发症，诸如外形的破坏及功能活动障碍等，给患者带来巨大的肉体痛苦和精神痛苦。

针灸治疗

处方：主穴：气海、血海、足三里、三阴交、合谷、太冲。配穴：切口局部围刺。

操作方法：穴区常规消毒后，选用30号毫针。直刺气海（1.2±0.2）寸，直刺血海（1.2±0.2）寸，直刺足三里（1.5±0.5）寸，直刺三阴交（1.2±0.2）

寸，直刺合谷（0.8±0.2）寸，直刺太冲（0.6±0.2）寸。

每日针刺1次，每次留针至少30分钟，留针期间行针2~3次，均用较强刺激手法，捻转的幅度为2~3圈，捻转的频率为每秒2~4转，每次行针5~10秒。

方义：手术创伤大，气血耗伤多，气血虚不能濡养经脉皮部，或有瘀血内滞，阻滞气血运行，不能到达切口，从而影响其正常愈合，形成切口瘢痕。取气海、血海益气活血养血；取足三里生发胃气，补益气血；三阴交通调肝、脾、肾三经，又可增强行气活血的作用；合谷穴为手阳明大肠经原穴，太冲穴为足厥阴肝经输穴、原穴，二者合称四关穴，取四关穴可行气血、通经络、清滞瘀；取阿是穴疏通局部经脉，使气血得以输布濡养切口局部，从而促进切口瘢痕好转或痊愈。

第二节　消化道并发症及术后呃逆

消化道并发症主要包括术后胃瘫综合征和术后早期炎性肠梗阻。消化道并发症及术后呃逆多见于普通外科，其他学科亦可发生，其针灸治疗均以普通外科并发症的针灸治疗为基础，故本节具体内容参见本书第三章《普通外科手术并发症及针灸诊疗》相关内容。

第三节　尿路并发症

手术后尿路并发症主要有术后尿潴留、尿路感染和尿路结石。

一、术后尿潴留

术后尿潴留是指手术后引起膀胱功能受损，以残余尿量增加为主要表现的疾病，一般术后2周仍不能自行排尿，或能自行排尿但残余尿量超过100ml者，或术后8h内患者不能排尿而膀胱尿量超过600ml即可诊断为该病。尿潴留是术后常见的并发症，尤其是宫颈癌根治术，可致膀胱过度膨胀和永久逼尿肌损伤。

目前尚缺乏权威的流行病学调查，文献报道中因术者操作技术的差异及所用标准不同，宫颈癌根治术后尿潴留的发病率也相差很大，国内文献报道其出现率为4.39%~44.91%，国外文献报道发病率为3.8%~21.0%。

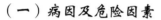

（一）病因及危险因素

该病的主要病因为广泛手术切断支配膀胱的神经而发生神经性膀胱麻痹；或手术时广泛剥离膀胱，使膀胱壁神经受损，血液供应受影响，膀胱位置的改变等。患者的年龄性别、术前并发症、手术时间、静脉输注量、麻醉与镇痛等因素均可增加术后尿潴留出现的概率。有研究表明大于50岁的人群尿潴留风险增加2.4倍，男性出现尿潴留的概率大于女性。全身麻醉药通过影响自主神经系统造成膀胱收缩无力，手术时间延长必定造成术中输液量的增加以及麻醉和镇痛的时间延长，从而导致尿潴留发生概率增加。

（二）发病机制

本病发病机制主要是支配膀胱的神经受损。膀胱支配神经中的传入神经为内脏传入纤维，由膀胱壁发出（牵张感受器）传出神经，有交感神经、副交感神经和体神经组成。副交感神经的传出支一般起自S2~S4脊髓灰质中侧区，最后形成盆神经，其胆碱能受体分布膀胱体内。副交感神经的作用是收缩逼尿肌和舒张膀胱颈，实现排尿。交感神经起源于T11~ L2/L3的胸腰段脊髓中侧核区，横穿腰神经节并加入到骶前神经。其相关肾上腺素能受体（包括α受体和β受体）的α受体主要分布在尿道和膀胱颈，β受体主要分布在膀胱体内。交感神经起放松逼尿肌和收缩尿道内括约肌的作用。手术引起相关神经受损，就会引起膀胱麻痹从而出现尿潴留。

（三）临床表现

腹部膀胱区有胀痛感，不能自行排尿或尿量减少。腹部的不适感有时候会被麻醉效果所掩饰。查体可见小腹部浊音。

（四）诊断

根据病史、症状、体征及辅助检查可以诊断该病。术后2周仍不能自行排尿，或能自行排尿但残余尿量超过100ml者，或术后8h内患者不能排尿而膀胱尿量超过600ml即可诊断为该病。尿量的估测可以通过以下3种方式。

1.体格检查 查体方面，叩诊最为常用，平脐的浊音估计尿量最少已达500ml。一般不主张深触诊，因为此操作不仅带来明显的不适，还可能由于疼痛引发迷走神经反射。

2.辅助检查 超声检查测定残余尿作为术后尿潴留的诊断方式，不同的超声仪器有不同的公式设定，一般测定尿液深度来估计膀胱各径线，然后相乘再辅助系数矫正来估计膀胱容量。

3.尿管导尿 尿管导尿即可以起到治疗作用，又有诊断意义，通过导尿量可以诊断该病。

（五）鉴别诊断

1.肾功能衰竭 出现无尿症状并不一定都是尿潴留，如肾功能衰竭，肾脏不能产生足够的尿液也会表现为无尿，通过B超检查可进一步诊断。

2.膀胱颈部结石 膀胱内有尿潴留，下腹部有绞痛史，疼痛向大腿会阴部放射，疼痛当时或疼痛后出现肉眼血尿或镜下血尿。

3.膀胱肿瘤 尿潴留的同时伴有肉眼或镜下无痛性血尿是其特点，膀胱镜下取活检可以确定其性质。

4.前列腺良性肥大、前列腺癌 通过肛门指诊及泌尿系彩超可以鉴别。

（六）治疗

1.基础治疗

（1）留置导尿管

术后常规留置导尿管，继之定时开放（2~3h）3天，再行取管。若每次自解小便200~300ml，或24h尿量在1500ml左右，估计膀胱功能恢复良好。但必须测残余尿量，若残余尿两次在50m以内，表示膀胱功能恢复良好，若在50~100ml之间，白天拔出导尿管，夜间留置；若在100ml以上者，则昼夜留置尿管，每2~3h开放。

（2）药物治疗

应用α受体拮抗剂：使用多沙唑嗪控释片（可多华）4 mg，每天1次或者应用坦洛新（哈乐）0.2mg，每天1次，均可以降低尿道与膀胱颈部内压，改善梗阻性尿潴留效果尚可。有临床试验结果支持该法有效，需要注意其可能造成体位性低血压。还可以用M受体激动剂，为了拮抗阿片类受体可使用纳洛酮。

（3）辅助治疗

①预防感染：膀胱冲洗把残留在膀胱最低处的脱落上皮冲洗出，并加有抗菌能力药物。但操作不当会造成人为严重感染，并可能会产生耐药菌株。故主张多饮水，增加尿量达到引流目的。

②盆底肌肉训练：自主、有效的提肛肌训练可增强盆底肌的作用，提高尿道括约肌的功能。使腹部、会阴、肛门同时收缩，使腹肌、盆底肌、肛门

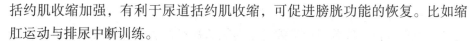

括约肌收缩加强，有利于尿道括约肌收缩，可促进膀胱功能的恢复。比如缩肛运动与排尿中断训练。

③物理疗法：热敷法使腹部、膀胱区局部血液循环加快，尿道括约肌松弛，并促使膀胱和尿道消肿，反射性刺激膀胱逼尿肌收缩，以促排尿。

④排便诱导排尿法：肛门注入开塞露刺激排尿。肛门括约肌与膀胱括约肌具有内在的协同作用，即排便腹压增加肛门括约肌松弛，膀胱括约肌也松弛，尿液即可随之排出体外。

⑤生物反馈疗法：生物反馈法是通过特殊仪器辅助，让患者采取主动方式进行排尿。方法是膀胱注入无菌0.9%氯化钠液后夹毕尿管，做有意识排尿动作并同时观测自己膀胱内压变化。目标使患者用力时膀胱内压力达到60~100cmH$_2$O。此法容易建立正常排尿反射。训练时让患者协调动作，学会有效提高膀胱内压，提高逼尿肌的协调性。

（4）中药治疗

该病属于中医"癃闭"的范畴，病位在膀胱，术后诸证多虚多瘀，故中药治疗以补肾益气、活血化瘀、通利小便为原则处方用药。

2.针灸治疗

（1）体针疗法

治则：健脾益肾，通利水道。

处方：一组：关元、水道、阴陵泉、三阴交、太冲。二组：肾俞、膀胱俞、次髎。

操作方法：两组腧穴可交替应用。穴区常规消毒，采用30号针灸针，关元、水道斜向下刺（1.0±0.2）寸，平补平泻，使针感下传至外阴处；阴陵泉直刺（1.0±0.2）寸；三阴交向上斜刺（1.0±0.2）寸，平补平泻，使针感上传；太冲透涌泉的方向针刺（0.8±0.2）寸；肾俞、膀胱俞、次髎针刺（1.5±0.5）寸，使针感放射到前阴。

每日针刺1次，每次留针20~30min，留针期间行针2~3次，每次持续5~10s；或使用电针。

方义：本病病位在膀胱，与肝、脾、肾相关，关元、水道既属于局部取穴，根据"腧穴所在，主治所在"，关元、水道具有通利膀胱的作用，又有益气温阳利水的作用；阴陵泉具有健脾气、降浊阴、利水道的作用；三阴交是足三阴经的交汇穴，可以疏调下焦气机，开闭通窍；太冲为肝经原穴，可以疏泄气机，以通利水道。

肾俞、膀胱俞、次髎具有补肾益气，促进膀胱气化，通窍启闭的作用，同时该腧穴所在的位置对应支配膀胱功能的神经，从现代解剖学的角度看据有促进神经修复，改善膀胱功能的作用。

（2）灸法

采用针刺治疗中一组腧穴进行温和灸或麦粒灸，温和灸每穴艾灸5~10min，一日一次；麦粒灸每穴5~7壮，隔日一次，灸后局部皮肤涂少量红霉素药膏预防灸疮感染。

（3）耳穴贴压疗法

用肾、膀胱、肺、脾、三焦、神门、交感、皮质下、尿道，每次选取其中3~5个腧穴，以王不留行籽贴压一侧耳郭，每日一次，双耳交替使用。

（4）穴位注射疗法

取阴陵泉或三阴交注射新斯的明0.5mg，一日1次，两穴交替使用。

（七）预后

术后尿潴留是手术后常见的并发症，该病症属于针灸治疗的优势病种之一，一般预后良好。针灸不仅可以在出现尿潴留时起到治疗作用，还可以在术后拔出尿管前进行预防性治疗，降低术后尿潴留的出现率。

二、尿路感染

尿路感染为常见的术后并发症，大多为上行感染，细菌多经尿道进入膀胱，引起膀胱炎，进而逆行感染可引起肾盂肾炎。

患者年老体弱，或患有糖尿病、肝肾功能障碍及其他免疫功能降低的疾病，均易罹患尿路感染。上行性感染最为常见，尿潴留是发生尿路感染的基本原因。

膀胱炎的临床表现为尿频、尿急、尿痛等膀胱刺激症状，有时可有脓尿、终末血尿和排尿困难。患者大多无全身症状，仅偶尔伴有发热。如发生肾盂肾炎，除膀胱刺激症状外，可伴有发热、寒战、肾区疼痛、肌肉紧张、压痛和脊肋角处叩击痛。尿液镜检有红细胞和大量脓细胞，尿沉渣涂片可找到细菌，中段尿培养有细菌生长。

留置导尿管的男性患者，可发生尿道炎，表现为尿道肿胀，有黏液或脓性分泌物流出。如发生尿道周围炎或脓肿时，可触及痛性硬结。如炎症未及时控制，可扩散引起尿道附属器及附睾、睾丸的感染。

预防和及时处理尿潴留为防止尿路感染的重要措施。尽量避免导尿，特别是年老、体弱及糖尿病患者。如必须导尿，应严格遵守无菌原则。对免疫功能低下的患者或术后留置导尿时，应给予预防性的抗生素使用。

尿路感染一旦发生即应给予有效的抗菌疗法。使用解痉药缓解膀胱颈痉挛。供给充分液体，每日尿液应保持在1500ml以上，加强尿液的冲洗作用。

针灸治疗

处方：主穴：中极、阴陵泉、三阴交。随症配穴：发热者加曲池；急性者加地机；慢性者加太溪。

操作方法：常规消毒后，选用30号毫针，直刺中极（1.2±0.2）寸，直刺阴陵泉（1.5±0.5）寸，直刺三阴交（1.2±0.2）寸，直刺曲池（1.2±0.2）寸，直刺地机（1.2±0.2）寸，直刺太溪（0.8±0.2）寸。

每日治疗1次，每次治疗留针20~30min，留针期间行针2~3次。捻转幅度为2~3圈，捻转频率为每秒2~4个往复，每次行针5~10s。急性期或慢性期急性发作时用泻法，慢性者在急性期控制后用补法。

方义：中极为膀胱募穴，具清利膀胱湿热之邪，助气化之功；阴陵泉、三阴交清利湿热；曲池为清热之要穴；地机为足太阴脾经郄穴，可治急症，具有利水消肿之功；太溪为肾经原穴，具调理肾气，通利尿道之效。

三、尿路结石

尿路结石可发生于泌尿系统的任何部位，但多源于肾脏。临床多表现为肾性绞痛，突然发生，疼痛多呈持续性或间歇性，并沿输尿管向髂窝、会阴、阴囊及大腿内侧放射，并常伴有血尿或脓尿，排尿困难或尿流中断，肾区可有叩痛。X线平片，X线静脉肾盂造影可明确诊断。

针灸治疗

（1）体针疗法

处方：主穴：肾俞、京门、中极、委阳、三阴交。随症配穴：血尿者加血海、太冲；湿热重加阴陵泉、合谷。

操作方法：常规消毒后，选用30号毫针，直刺肾俞（0.8±0.2）寸，直刺京门（0.8±0.2）寸，直刺中极（1.2±0.2）寸，直刺阴陵泉（1.5±0.5）寸，直刺三阴交（1.2±0.2）寸，直刺血海（1.2±0.2）寸，直刺合谷（0.8±0.2）寸，直刺太冲（0.6±0.2）寸。

每日治疗1次，每次治疗留针20~30min，留针期间行针2~3次。急性期或慢性期急性发作时用泻法，慢性者在急性期控制后用补法。

方义：肾俞、京门位于肾区，且为肾脏的俞募穴，中极为膀胱募穴，具清利膀胱湿热之邪，助气化之功；阴陵泉、三阴交清利湿热，具调理肾气，通利尿道之效。

（2）电针疗法

处方：参照体针疗法。

操作方法：进针操作与体针疗法一样。选择1~2组穴位，分别连接电针治疗仪的两极导线，采用连续波，刺激量的大小以出现明显的局部肌肉颤动或患者能够耐受为宜。每次电针治疗30min，每日治疗1次。没有接电疗仪的穴位，按普通体针疗法进行操作。

（3）耳针疗法

处方：肾、输尿管、交感、皮质下、三焦。单侧取穴。

操作方法：每次选用3~5穴，常规消毒后，用28号1.0寸毫针斜刺或平刺耳穴。

每天针刺1次，每次留针20min，留针期间行针2~3次，均用中等强度捻转手法，捻转的幅度为2~3圈，捻转的频率为每秒2~4个往复，每次行针5~10s。

第四节　下肢深静脉血栓形成

从理论上讲，下肢深静脉血栓可发生于下肢深静脉的任何部位，但临床上比较常见的主要是发生在小腿腓肠肌静脉丛和髂股静脉。对早期的深静脉血栓形成，临床诊断较为困难。随着病情的发展，当整个肢体均出现肿胀时，一般认为血栓已经蔓延至整个下肢的深静脉系统，严重者浅静脉系统也已经受累。

术后发生的深静脉血栓形成，绝大多数都是起源于小腿腓肠肌静脉丛。由于此处的血栓形成范围较小，一般不影响主干静脉的回流，而且炎症比较轻微，往往无明显的临床表现。有时可能仅仅表现为小腿疼痛和压痛，以及小腿轻度肿胀。髂股静脉血栓形成可以是原发的，也可以是继发的。继发性髂股静脉血栓形成，通常指起源于小腿肌肉静脉丛的血栓顺行蔓延和扩展，累及髂股静脉系统。由于髂股静脉血栓形成，阻塞了下肢静脉回流的主干道，所以临床症状比较典型。早期表现为肢体麻木、沉重和胀痛感，肢体肿胀出现较早，也比较明显。查体可发现肢体凹陷性水肿，表浅静脉显露，皮肤颜色潮红或青紫，皮温正常或稍高，股三角区压痛，动脉搏动正常或稍弱，有时在此处可触及条索状，质地柔韧且有压痛的肿块。如果是继发的可以有腓肠肌压痛，并且股腘静脉段行经区有明显压痛。

如果血栓累及整个下肢的深浅和交通静脉系统，同时伴有动脉系统的痉挛，临床上称之为股青肿或蓝色静脉炎，是下肢深静脉血栓形成最严重的一种类型。典型表现有肢体一度肿胀、皮肤张力高、皮肤颜色呈青紫色或紫黑色、皮肤可有大片水疱、皮温有所降低、末梢动脉搏动减弱或消失，患者表现为极度衰竭、高热、休克、肾衰竭，严重者可表现为肢端坏疽。

下肢静脉血栓形成的预防可以通过物理方法促进下肢静脉回流，降低静脉压；还可以通过药物方法，主要是抗凝或抗血小板的药物，且口服药物仅作为维持用药，而不作为早期和急性期用药。

手术后本病可进一步发展为血栓闭塞性脉管炎，一般分为三期：

①局部缺血期：发病前常烦躁口渴，初起患肢沉重，酸麻抽搐或酸痛，皮肤发凉，喜暖畏寒，步履不便，间歇跛行，行走后小腿疼痛，休息后减轻。

②营养障碍期：如缺血期失治则病情发展，肢端血行障碍加重，疼痛持续，夜间剧烈，不能入睡，患肢皮肤温度显著降低，皮肤苍白、干燥，肌肉萎缩，趾甲增厚、变形或脆裂，跗阳脉减弱或消失。

③组织坏死期：由于肢体血管完全闭塞，肌肤断绝营养，可使患肢发生干性坏疽，趾端发黑、干瘪，可先发于足大趾，再波及其他足趾，疼痛剧烈，彻夜不寐，消瘦，高热等症状。坏死组织脱落后留下残端溃疡，如发生感染，则创口流紫黑血水及粘薄黏液，称为湿性坏疽。

针灸治疗

针灸治疗原则为温经散寒，活血化瘀，清热解毒。

1.体针疗法

处方：主穴：足三里、解溪、三阴交、太冲。随症配穴：病变在足背及二、三趾处加丰隆；在足大趾处加阴陵泉、太白、公孙；在四、五趾处加阳陵泉。辨证选穴：气血瘀滞加膈俞、血海、八邪；热毒内壅加大椎、曲池、太溪、照海。

操作方法：穴区常规消毒后，选用30号毫针。直刺足三里（1.5±0.5）寸，直刺解溪（0.8±0.2）寸，直刺三阴交（1.2±0.2）寸，直刺太冲

（0.6±0.2）寸，直刺丰隆（1.2±0.2）寸，直刺阴陵泉（1.5±0.5）寸，直刺太白（0.6±0.2）寸，直刺公孙（1.0±0.2）寸，直刺阳陵泉（1.2±0.2）寸，向脊柱方向45度角斜刺膈俞（0.6±0.2）寸，直刺血海（1.2±0.2）寸，向肢体近端斜刺八邪（0.6±0.2）寸，向上斜刺大椎（0.8±0.2）寸，直刺曲池（1.2±0.2）寸，直刺太溪（0.8±0.2）寸，直刺照海（0.4±0.1）寸。

每日针刺1次，每次留针30min，留针期间行针2~3次，均用中等强度捻转泻法，捻转的幅度为2~3圈，捻转的频率为每秒2~4个往复，每次行针5~10s。

方义： 阳明经多气多血，故取足三里、解溪以通阳明经气血，取三阴交、太冲以疏通三阴经气血，使经脉得养，缓解疼痛，主要作用为疏通局部的气血。至于气血瘀滞、热毒壅塞用膈俞、血海，以补血、活血、凉血，大椎、曲池为清热之经验穴，太溪、照海滋阴清热。诸穴合用可活血化瘀、清热解毒。

2.灸法

处方： 膈俞、灵台、委中、阿是穴。

操作方法： 用艾条温和灸，每穴灸15min，使局部有明显的温热感为宜。每日治疗1次。

3.耳针疗法

处方： 交感、肾、心、肝、神门、皮质下、肾上腺、脾、相应部位。单侧取穴。

操作方法： 每次选用4~6穴，常规消毒后，用28号1.0寸毫针斜刺或平刺耳穴。每日针刺1次，每次留针1~2h，留针期间行针3~5次，均用强刺激捻转手法，捻转的幅度为2~3圈，捻转的频率为每秒2~4个往复，每次行针5~10s。

4.穴位注射疗法

处方： 期门、血海、阴陵泉、三阴交。

操作方法： 选用当归或丹参注射液。常规消毒后，沿肋间向外平刺期门（0.6±0.2）寸，直刺血海（1.0±0.2）寸，直刺阴陵泉（1.2±0.2）寸，直刺三阴交（1.0±0.2）寸，捻转得气，回抽无血后，分别注入药液1ml，每日1次，双侧交替取穴。

（卜彦青　张磊　岳公雷）

参考文献

［1］刘婷.影响妇科腹式手术切口愈合因素的回顾性研究［D］.广州中医药大学，2014.

［2］黄超平，尹亚东，刘书红.浅议术后切口愈合不良的中医药治疗［J］.中医临床研究，2014，6（03）：137-139.

［3］杨曦，陆叶，廖秦平，等.妇科手术后尿潴留［J］.实用妇产科杂志，2011，3（27）：176-178.

［4］彭秀娟，梁琪，张永臣，等.针灸治疗尿潴留常用腧穴文献研究［J］.中医杂志，2013，23（54）：2046-2048.

［5］安彩萍，常翠芳，赵文洁，等.妇科术后尿潴留的病因及针灸治疗进展［J］.中国针灸，2013，11（33）：1052-1056.

第三章 普通外科手术并发症及针灸诊疗

外科手术并发症是指在应用外科手术治疗某一原发病即基础病的过程中，由于手术创伤的打击，机体抵御疾病能力减退，机体特异质，或机体解剖变异等，或手术操作失误，或其他由手术带来的身体综合因素改变，使机体遭受新的损害，这种或这次损害便成为外科手术并发症。

普通外科作为外科学最大的一个分支，根据发病部位又可分为颈部、乳房、腹部、周围血管、淋巴等五大部分。普通外科手术并发症包括甲状腺及甲状旁腺手术并发症、乳房手术并发症、腹部手术相关并发症、腹股沟疝手术并发症、胃切除术并发症、小肠手术并发症、阑尾切除术并发症、结肠和直肠手术并发症、胆道手术并发症、肝脏手术并发症、门静脉高压症手术并发症、脾切除手术并发症、胰腺手术并发症、腹腔镜手术并发症、血管外科手术并发症、肥胖减重手术并发症和应激性溃疡。

表1 普通外科各部分手术并发症及发生率

各部位手术	相关并发症		发生率
甲状腺及甲状旁腺手术	甲状腺手术并发症	出血	术后出血20%
		呼吸道梗阻	
		喉返神经损伤	5%~8%
		喉上神经损伤	5%~8%
		甲状腺危象	1%以下
		甲状旁腺功能减退	甲状腺次全切除术后甲旁减发生率1%~5%，甲状腺全切术后甲旁减发生率1%~30%
		甲状腺功能减退	南京医科大学第一附属医院报道0.4%，霍保忠报道2.2%，Michie报道4.9%
		甲亢复发	4%~6%

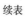

续表

各部位手术	相关并发症		发生率
甲状腺及甲状旁腺手术	甲状腺癌手术并发症	邻近脏器损伤	
		胸导管瘘	
	甲状旁腺手术并发症	周围脏器损伤	
		病变腺体残留	
		低血钙抽搐	
乳房手术	乳房脓肿切开引流术并发症	乳瘘	
		切口延迟愈合	
	乳腺癌手术并发症	出血	1%~4%
		腋窝血管、神经损伤	
		气胸	上海肿瘤医院统计扩大根治术约2000例，气胸发生率接近10%
		皮下积液	Dwyer1991年报道60%
		切口感染	10%以下
		皮瓣坏死	10%~61%，全层皮瓣坏死8.2%
		瘢痕挛缩及上肢活动受限	1%以下
		上肢淋巴水肿	5.5%~80%
		精神损伤	
		其他并发症：幻觉乳房综合征、神经压迫、淋巴管肉瘤	淋巴管肉瘤发生率0.07%~0.45%
腹部手术	腹腔感染	膈下脓肿	0.5%
		盆腔脓肿	
		肠襻间脓肿	
		异物脓肿	
	急性胃扩张		

各部位手术	相关并发症	发生率
腹部手术	切口感染	Cruse 统计 23649 例手术切口，清洁切口感染率 1.81%，总感染率 4.75%
	腹壁切口裂开	0.24%~5.1% 不等
	腹壁切口疝	2.0%~11%
	切口其他并发症：血肿、瘢痕疙瘩、腹壁瘢痕骨化	清洁切口血肿发生率 2%
	手术后黄疸	
	应激性溃疡	
	手术后肠梗阻	
	胰瘘	
腹股沟疝手术	出血	
	脏器损伤：肠管损伤、膀胱损伤、精索和睾丸损伤	
	术后疼痛	
	疝复发	原发性腹股沟疝术后复发率 1%~15%。采用传统的组织缝合方法修补，原发性疝多为 7%~10%，复发性疝再手术后的复发率超过 20%，Shouldice 手术也超过 5%；而无张力疝修补术的复发率为 0.1%~3.4%
	开放性无张力疝修补术并发症：网片皱缩、网塞游走、片下复发、补片感染	
	嵌顿、绞窄性疝常见并发症：假性整复、术后肠梗阻、术后腹膜炎	
	腹壁刀口疝	2%~11%
胃切除术	出血	术后早期出血 1%~4.97% 不等
	脏器损伤：脾脏、胰腺、胆管、壶腹部、结肠中动脉损伤	医源性脾损伤中胃切除术占 3%~20%；胰腺损伤 0.7%~1.7%；胆管损伤 0.33%~1.2%；
	十二指肠残端破裂	0.44%~5.6%
	胃肠吻合口瘘	胃大部切除术后吻合口瘘 0.1% 以下，全胃切除术吻合口瘘发生率 0~29.3%

续表

各部位手术	相关并发症	发生率
胃切除术	吻合口梗阻	一过性 0.4%，永久性 0.15%
	输入空肠襻梗阻	
	胃排空障碍	国内 0.6%~7%，国外 5%~10%
	内疝	国内报道 0.2%~2.18%
	炎性肠梗阻	
	吻合口溃疡	0.5%~7.5%
	倾倒综合征	国外 0~73%，平均 15%~30%
	残胃缺血性坏死	
	空肠胃套叠	
	胃大部切除术后胆囊结石	各国报道 3.6%~38% 不等
	胃黏膜脱垂	
	胃回肠错吻	
	碱性反流性胃炎	
	胃切除性贫血	术后 5 年发生率 30% 以上
	胃切除术后营养障碍	40%~80%
	胃切除术后腹泻	6.5%~13%
	胃切除术后骨病	由于诊断标准不同，各报道结果相差很大，1%~95%
	残胃癌	0.3%~11%
	胃癌根治术后并发症：胃癌复发、淋巴瘘	
小肠手术	肠外瘘	病死率 5%~20%
	盲襻综合征	
	短肠综合征	
阑尾切除术	出血	
	感染	切口感染 5%~22%
	切口窦道	约为切口感染的 1/10

续表

各部位手术	相关并发症		发生率
阑尾切除术	粪瘘		
	术后粘连性并发症		
	脏器损伤		
	阑尾残端病变		阑尾残株炎 0.47% 左右
	疝		
	腹腔镜阑尾切除术后并发症		
	其他并发症：流产、早产和死胎；小儿阑尾切除术后第 5 日综合征		
结肠和直肠手术	术中和术后出血		
	脏器损伤	输尿管损伤	0.7%~5.7%
		膀胱和尿道损伤	膀胱损伤平均 0~5.3%；尿道损伤 0.7%~6.7%
		盆腔神经损伤	
	尿潴留		男性 51%，女性少见
	性功能障碍		经腹会阴直肠癌根治术后发生率 25%~30%
	会阴部切口延迟愈合		
	直肠经肛管拉出切除术的并发症	肛门外结肠坏死	
		肛门狭窄	
		肛门黏膜外翻	
		肛门缘结肠瘘	
		肛门失禁	
		肛门外结肠回缩	
	经腹会阴直肠切除术后小肠梗阻		3%
	肠造口并发症	造口狭窄	13.7%
		造口脱垂	
		造口周围皮肤炎症	

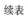

续表

各部位手术	相关并发症		发生率
结肠和直肠手术	肠造口并发症	造口旁疝	3%
		造口肠曲坏死	1%
		造口回缩	1%
		造口瘘管形成	1%
		回肠造口功能不良	
		造口肠管穿孔	不超过 3%
		内疝	
	吻合口瘘		5%~10%
胆道手术	胆道术中及术后出血		
	胆囊切除术后症状残留		15%
	胆道残余结石		Glenn 报道 1.1%
	胆道损伤及狭窄		0.1%~0.2%
	胆囊管残留综合征		
	胆囊管残端神经纤维瘤		
	胆总管引流并发症	T 管过早脱出	
		T 管闭塞	
		T 管拔除困难	
		T 管压迫引起肠梗阻	
		胆总管造瘘酸中毒综合征	
		拔管后胆汁性腹膜炎	
		胆道出血	
		T 管折断残留于胆道	
		术后胆道镜检查并发症：胆道感染、内瘘形成、重置T管不到位、结石残余	
	肝下积液		

续表

各部位手术	相关并发症			发生率
胆道手术	胆瘘			0.2%~1%
	手术后胆囊炎			
	胆总管下端十二指肠瘘			
	胆肠、胰肠吻合口狭窄			胆肠吻合口狭窄约2.6%，胰肠吻合狭窄3.3%~11.3%
肝脏手术	肝切除术后并发症	出血		
		胆道并发症		4.8%~7.6%
		肝功能衰竭		1.2%~32%
		肝肾综合征		
		胃肠道出血		
		顽固性腹水		5%~10%
		膈下积液、脓肿		
		胸腔积液		
	肝细粒棘球蚴病手术并发症	内囊摘除后残腔积液和感染		
		内囊摘除后胆瘘		
		过敏性休克		
		肝棘球蚴病腹腔接种和复发		
	肝脓肿手术并发症	感染性休克		
		出血		
		脓肿迁延不愈和复发		
		腹腔感染		
门静脉高压症手术	术中并发症	血管损伤		0.35%~4.0%
		胆管损伤		
		淋巴管损伤		

续表

各部位手术	相关并发症		发生率
门静脉高压症手术	术后早期并发症	急性胃黏膜损伤	病死率 35%~65%
		食道静脉曲张复发破裂出血	10%
		感染	无菌手术 1.4%~3.8%
		营养障碍	
		脾床出血	5.8%
		腹水	15%
		脾切除后热	
		静脉血栓形成	欧美发生率 20%~30%，日本 16%，我国未见统计
	术后晚期并发症	肝性脑病	
		肝性脊髓病	
		肝功能衰竭	
		肝肾综合征	（在晚期肝硬化患者发病率 40%~80%）
		吻合口血栓形成	
脾切除手术	脾切除术中并发症	术中出血	
		脏器损伤	
	脾切除术后并发症	腹腔内出血	
		呼吸系统并发症：胸腔积液、肺不张、肺炎	
		膈下脓肿	4%~8%
		血小板相关并发症：血小板增多症、血管栓塞	
		脾热	
		上消化道出血	
		胰瘘	
		消化道穿孔	

各部位手术	相关并发症		发生率
脾切除手术	脾切除术后并发症	高尿酸血症	
		保留脾或移植脾坏死	
	脾切除的远期影响	感染和脾脏免疫	
		脾组织植入	
胰腺手术	胰腺手术并发症	出血	
		胰瘘	胰十二指肠切除术的胰瘘发生率2.54%~20%
		腹腔感染	
		胆瘘、胃肠吻合口瘘和十二指肠瘘	
		胆肠、胰肠吻合口狭窄	胆肠2.6%；胰肠3.3%~11.3%
	急性胰腺炎手术并发症	胃排空障碍	
		静脉血栓形成	
		糖尿病	
		消化吸收功能障碍	
		胰腺损伤	
		胰腺癌疼痛	50%~97%患者于诊断时存在疼痛
		胰腺内分泌肿瘤手术并发症：肿瘤残存、胰岛素瘤术后高血糖反应	
		局部并发症：复发性腹腔内脓肿；胰、胃肠道及胆瘘；出血；切口疝	
		远期并发症：胰腺功能不全；复发性胰腺炎；	
		胰腺假性囊肿（PPC）并发症：感染；出血；梗阻；囊肿破裂	胰腺疾病中PPC占2%~10%
	手术后胰腺炎		

续表

各部位手术	相关并发症		发生率
腹腔镜手术	共性并发症	人工气腹并发症：上腹部疼痛；肩部疼痛；血管气栓；纵隔气肿；皮下气肿；气胸	
		脏器损伤：实质性脏器损伤；空腔脏器损伤；血管损伤	
		其他并发症：遗漏其他疾病；下肢静脉栓塞；麻醉并发症	
	胆道手术	胆道损伤	国外0.59%，国内0.32%
		术中、术后出血	
		胆瘘	
		结石散落腹腔	
		感染	
		钛夹移位于胆道	
		胆总管一期缝合术的并发症	
	胃肠道手术	使用闭合器吻合器的并发症：术中出血；吻合口梗阻	
		术中并发症：食管穿孔；出血；气胸；肠管热损伤	
		术后并发症：癌肿复发；病灶清除不彻底；吻合口瘘	
	疝手术		
	甲状腺及甲状旁腺手术		
	脾切除术：出血；周围脏器损伤；血栓形成；副脾或脾组织遗留；感染；胸腔或膈下积液等		
	阑尾切除术：腹腔出血；穿刺孔感染；腹腔脓肿；粘连性肠梗阻；穿刺孔疝；阑尾残株炎；粪瘘；神经损伤		

续表

各部位手术	相关并发症		发生率
血管外科 手术	急性动脉取栓术	心肌梗死和心力衰竭	Blaisdell 等统计动脉取栓术平均病死率 28% 左右，其中绝大部分由充血性心力衰竭和心肌梗死所致
		骨筋膜室综合征	
		肌病肾病性代谢综合征（MMS）	急性动脉阻塞后 MMS 发生率 7%~37.5%，MMS 病死率 30%~80%
		肢体再缺血	
		亚急性细菌性心内膜炎	
	腹主动脉瘤开放手术	术后出血	国内文献主动脉瘤术后因吻合口出血需再次手术者占 1.3%
		术后感染	据国外统计，人造血管感染发生率 0.2%~1.9%，在腹主动脉瘤破裂急诊手术时感染率更高，国内中山医院统计报道移植物感染率为 3.2%
		缺血性结肠炎	0.2%~10%
		主动脉肠瘘	
		吻合口假性动脉瘤	国外 Jumes 报道 1%~15%，国内徐欣报道 15.8%
		心脑血管意外	国内中山医院报道腹主动脉瘤术后早期因心肌梗死导致病死率 1.5%，而腹主动脉瘤术后随访期间因心脑血管意外死亡率达 12%
		脊髓损伤和截瘫	Kazui 等报道胸腹主动脉瘤术后截瘫发生率 0.4%~18%，甚至可达 40%，而肾下腹主动脉瘤术后极少发生截瘫；国外文献报道择期腹主动脉瘤切除术后发生截瘫和神经系统并发症者 0.19%，而腹主动脉瘤破裂后急诊手术者截瘫 1%
		急性肾衰竭	Bauter 等报道腹主动脉瘤破裂术后肾功能不全 21%，国内报道腹主动脉瘤术后肾衰竭病死率 1.7%
	颈动脉内膜剥除术后并发症	术后脑卒中	2.5%~8.6%
		术后高血压	Skydell 和 Ahn 等报道 20%~60%

续表

各部位手术	相关并发症		发生率
血管外科手术	颈动脉内膜剥除术后并发症	术后低血压	5%，大多出现在术后24~48h
		复发性颈动脉狭窄	6.7%~23.9%
		脑神经损伤	约12%~16%
	颈动脉体瘤切除术后并发症	脑缺血性损害	7.7%；国内文献报道因损伤颈总动脉大出血而结扎颈总动脉致偏瘫者占颈动脉体瘤术后偏瘫的60%
		脑神经损伤	31.4%
	原发性下肢深静脉瓣膜功能不全术后并发症	出血	
		下肢深静脉血栓形成	
		下肢淋巴水肿和淋巴瘘	
		感染	0.3%
		腓总神经损伤	上海九院0.67%
		肺栓塞	0.2%~0.6%
		下肢静脉瓣膜功能不全	
	大隐静脉剥脱术后并发症	出血和血肿	
		感染	
		下肢肿胀	
		下肢皮肤感觉障碍	Koyano等报道，大隐静脉剥脱术后神经损伤发生率28.6%，而保留大隐静脉的手术术后神经损伤率为7.0%
		小腿缺血性肌痉挛	
		术后复发	Trigaux报道25%
肥胖减重手术	一般并发症	气腹损伤	可视穿刺1%以下
			Vessel气腹针初期学习曲线阶段0.5%~5%
		术中副损伤	学习曲线阶段10%
		高碳酸血症	
		误吸导致窒息	
		血管栓塞	静脉栓塞0.3%~3%

续表

各部位手术	相关并发症		发生率
肥胖减重手术	术后并发症	出血	腹腔出血 0.5% 以下
			消化道出血 1%
		瘘	1%~2%
		狭窄和梗阻	胃旁路术后胃肠吻合口狭窄 3%~9%
			肠肠吻合口梗阻 1%
		溃疡	吻合口溃疡 10%
		腹痛	
		切口感染或疝	
		胆管结石	Shiffman 等观察 36%
		死亡	0.5% 以下
		倾倒综合征	胃旁路术后 40%；其中迟发性倾倒综合征 10%~15%
		贫血及维生素缺乏等	贫血 3%；胃旁路术后严重营养不良 4.7%
应激性溃疡	显著应激性溃疡相关上消化道出血率（目前广泛接受的概率）		0.6%~4%

　　目前，针灸作为一种有效的绿色疗法，正在被广泛地应用于普通外科手术后并发症的治疗。现代临床文献和我们科室临床经验表明针灸可以治疗以下普通外科手术后并发症：神经损伤（喉返神经损伤、喉上神经损伤等）、上肢淋巴水肿、术后疼痛、胃排空障碍、炎性肠梗阻、碱性反流性胃炎、胃切除术后营养障碍、胃切除术后腹泻、尿潴留、性功能障碍、胰腺癌疼痛、上腹部疼痛、肩部疼痛、缺血性结肠炎、脊髓损伤和截瘫、术后脑卒中、脑神经损伤、脑缺血性损害、下肢淋巴水肿、下肢皮肤感觉障碍、小腿缺血性肌痉挛等。针灸治疗普通外科手术并发症疗效显著的主要集中在神经损伤、尿潴留、呃逆、胃排空障碍（胃瘫）、肠梗阻及胃肠功能紊乱等病种或症状上。其他并发症是否可以应用针灸疗法还有待于我们继续探讨和研究。本章选择手术后并发症的依据主要有：针灸治疗效果比较好的，而现代医学治疗效果不佳或无法治疗的手术并发症；并非手术中或手术后危及患者生命的严重并发症。

第一节　术后早期炎性肠梗阻

一、概述

术后早期炎性肠梗阻（Early Postoperative In-flammatory Small Bowel Obstruction，EPISBO）系在手术后，特别是腹部手术后早期（一般指术后2周），由于腹部手术创伤或腹腔内炎性反应、麻醉等原因导致肠壁水肿和渗出，肠壁神经麻痹而形成的一种机械性与动力性同时存在的粘连性肠梗阻。EPISBO并不是一种新型肠梗阻，仅仅是为了突出其病变特点及更准确地进行鉴别与治疗。黎介寿院士于1995年首先提出腹腔手术后EPISBO概念。

二、流行病学

EPISBO是由于腹部手术后因为炎症、创伤等原因导致的一种较为特殊的肠梗阻，其发病率较高，术后致肠梗阻约占整个腹部手术的1/5。同时有文献表明，术后早期炎性肠梗阻约占术后肠梗阻的20%。

三、病因

腹部手术创伤或腹腔内炎性反应、麻醉等因素是导致发生EPISBO的原因。

腹部手术创伤指广泛分离肠管粘连、长时间的肠管暴露以及其他由于手术操作所造成的肠道损伤；腹腔内炎性反应指无菌性炎性反应，如腹腔内积血、积液或其他能够导致腹腔内无菌性炎性物的残留。这种肠梗阻既有机械性因素，又有肠动力障碍性因素，但无绞窄的情况。

四、病理

EPISBO由于腹部手术创伤或腹腔内炎性反应、麻醉等原因导致肠壁水肿和渗出，肠壁神经麻痹而形成的一种机械性与动力性同时存在的粘连性肠梗阻。

五、临床表现

临床表现为手术后早期（一般指术后2周），患者仍不能经肛门排气，无排便，腹胀呈进行性加重，有持续性腹痛（腹痛相对较轻或无腹痛）或仅有不适感，不能进食或只有少量进食清水，有不同程度的恶心、呕吐。腹部无膨隆或略膨隆，无肠型、蠕动波，无包块，无腹肌紧张，叩诊多实音，多数患者肠鸣音消失。

六、诊断

1.发病后有腹痛、呕吐、腹胀、停止排便和排气等症状（即痛、呕、胀、闭四大症状）。

2.腹部无膨隆或略膨隆，无肠型、蠕动波，无包块，无腹肌紧张，叩诊多实音，多数患者肠鸣音消失。

3.X线常规腹部透视或摄片，可见肠管明显胀气扩大，并可见多个阶梯状的气液平面。或腹部 CT 检查有不全性肠梗阻，小肠壁广泛水肿、增厚、粘连，肠腔内积液及腹腔内渗出等表现。

4.直肠指诊有助于本病诊断。一般病人应检查血、尿常规，二氧化碳结合力和非蛋白氮。呕吐严重者须查白细胞容积，血钾、钠、氯离子等。

七、鉴别诊断

EPISBO的临床症状和其他肠梗阻有一些共同的特点，都以呕吐、腹胀、排气排便停止为主要症状表现，但其特殊性较为显著。患者的明显特征除了包括近期接受过腹部手术外，还包括其术后会有少量的通气或通便，无明显的腹痛症状，若患者腹痛剧烈，则需考虑发生了绞窄性或机械性肠梗阻。由于麻痹是导致梗阻的一个重要原因，故患者一般只有胃肠道不通畅的表现，不会出现麻痹性或机械性肠梗阻那样明显的腹胀程度。大部分腹部叩诊都是实音；在听诊时会发现肠鸣音减弱、稀少甚至消失，气过水声或金属声是听不见的，在梗阻得到了缓解之后，会逐渐恢复肠鸣音。全腹 CT 在术后早期炎性肠梗阻中的诊断价值是十分重要的，此项检查能够将肠壁水肿、增厚、粘连、肠管均匀扩张、肠腔积液积气等情况显示出来，并可将机械性肠梗阻和腹腔感染等腹部其他病变予以排除。

总之，EPISBO的特点有：①发生在术后早期，肠蠕动曾一度恢复，部分病人已恢复饮食，此病大部分出现在术后 2 周左右；②症状以腹胀为主，腹痛相对较轻或无腹痛；③虽有肠梗阻症状，体征典型，但很少发生绞窄；④与腹腔内炎症所致广泛粘连密切相关；⑤X线摄片发现多个液平面，并有肠腔内积液的现象，腹部CT扫描可见肠壁增厚，肠袢成团；⑥非手术治疗大多有效。

八、治疗

随着对EPISBO的研究深入和关注，保守治疗、延缓手术是目前的主要手段。

（一）基础治疗

1.禁食和胃肠减压治疗　所有患者均24h禁食。留置胃管，持续胃肠减压。部分引流液较少的患者夹闭胃管，每2h开放1次。

2.肠外营养　所有患者均行肠外营养，维持水液电解质、酸碱平衡。

3.抗感染治疗　针对并发症给予抗感染治疗（三代头孢以上抗生素喹诺酮类药物+抗厌氧菌）。

4.激素治疗

5.生长抑素治疗　施他宁（6mg/d）等生长抑素持续泵入治疗。

6.胃管灌注　胃管予以灌注液状石蜡或食用油。

7.洗胃　温盐水洗胃。

8.中药治疗　EPISBO属中医"腹胀""肠结"的范畴。肠道为传化之腑，"以通为用，以降为顺"。肠道气机痞结、气滞血瘀、胃肠传化通降功能失调，导致肠内容物不能顺利通过而引起梗阻，以痞、满、燥、实为主证。临床中可以尝试应用中药外敷或胃管灌注。

（1）芒硝、金黄散等外敷。

（2）胃管灌注中药制剂。

（二）针灸治疗

治疗原则：通理攻下，行气活血，缓解梗阻。

1.体针疗法

处方：主穴：中脘、天枢、气海、足三里、上巨虚。随症配穴：呕吐配内关、上脘；腹胀配次髎、大肠俞；上腹痛配内关、章门；小腹痛配关元。辨证选穴：阴虚火旺配太溪、太冲。

操作方法：穴区常规消毒后，选用30号毫针。天枢、气海先选用芒针直刺4寸，得气后不留针，出针后再常规针刺。直刺中脘（1.2±0.2）寸，直刺天枢（1.0±0.2）寸、直刺气海（1.5±0.5）寸，直刺足三里（1.5±0.5）寸，直刺上巨虚（1.5±0.5）寸，直刺内关（0.8±0.2）寸，直刺上脘（1.2±0.2）寸，直刺次髎（1.0±0.2）寸，直刺大肠俞（1.0±0.2）寸，直刺内关（0.8±0.2）寸，直刺章门（0.8±0.2）寸，直刺关元（0.8±0.4）寸，直刺太溪（0.8±0.2）寸，直刺太冲（0.6±0.2）寸。

每日针刺1次，每次留针30min，留针期间行针2~3次，均用中等强度捻转泻法手法，每次行针5~10s。

亦可选择2~4组穴位，分别连接电针治疗仪的两极导线，采用连续波，刺激量的大小以出现明显的局部肌肉颤动或患者能够耐受为宜。每次电针治疗20~30min，每日治疗1次。没有接电疗仪的穴位，按普通体针疗法进行操作。

方义： 腑会中脘配胃经合穴足三里消积导滞，疏通腑气；天枢为大肠募穴，针之可疏通肠腑以泄邪；泻气海行气止痛除胀；上巨虚泻之以通里攻下，行气通便；配内关、上脘和胃降逆以止呕恶；配次髎、大肠俞以加强气海通腑行气作用；补太溪生津增液以润肠，泻太冲清虚火除燥结；上腹痛配内关、章门以疏通上腹气机，下腹痛配关元以疏通下腹气机。

2.耳针疗法

处方： 神门、大肠、胃、小肠、交感、皮质下、腹。单侧取穴。

操作方法： 每次选用3~5穴，常规消毒后，用28号1.0寸毫针斜刺或平刺耳穴。

每日针刺1次，每次留针30min，留针期间行针2~3次，均用强刺激手法，捻转的幅度为2~3圈，捻转的频率为每秒2~4个往复，每次行针5~10s。

3.穴位注射疗法

处方： 足三里。双侧交替取穴。

操作方法： 选用新斯的明注射液0.25~5mg。常规消毒后，直刺足三里（1.2±0.2）寸，捻转得气，回抽无血后，注入药液。每日2次，双侧穴位交替使用。

九、预后

临床研究表明，EPISBO临床非手术治疗时间约为9~58天，平均（27.6±10）天，一般保守治疗预后良好。

第二节 术后胃瘫综合征

一、概述

术后胃瘫综合征（Postoperative Gastroparesis Syndrome，PGS）亦称胃功能性排空障碍，是指排除了胃流出道器质性梗阻后的胃排空延迟所导致的恶心、呕吐、上腹饱胀等一系列的症候群。根据发病时间 PGS 可分为急性和慢性，以急性为常见。

二、流行病学

PGS 多见于上腹部手术后，特别是胃和胰腺手术，但下腹部的手术，如妇科手术、食管手术以及心肺移植术均可出现。近年来发生有上升趋势，发生率约为 0.47%~28%。

三、病因

术前已有幽门梗阻的患者发生 PGS 的概率明显高于其他患者，其确切发生机制尚不十分清楚。PGS 可能与下列因素有关：

1. 胃大部切除术后发生胃瘫综合征的可能机制：近端胃切除时，迷走神经被切断，位于胃大弯中上 1/3 的胃蠕动的"起搏点"被切除，使胃的正常蠕动和排空受到抑制；远端胃切除时，切除了分泌胃泌素、胃动素等兴奋性激素的部位，残胃排空功能减退；胃肠道重建使胃的正常生理解剖结构破坏，可诱发 PGS。

2. 迷走神经损伤、手术应激、精神紧张、糖尿病等可引起自主神经功能紊乱。交感神经兴奋性增加，一方面可抑制胃肠神经丛，另一方面由于儿茶酚胺的释放，可抑制平滑肌收缩，使胃排空延迟。

3. 手术时间过长，脏器暴露过久，胃壁组织挫伤，吻合技术欠佳，缝合线反应等均可引起胃壁及腹膜炎症、水肿、粘连等，从而影响其动力。

4. 手术前后情绪紧张、恐惧、焦虑、抑郁等，均可能影响胃肠道功能，导致胃排空障碍。

四、病理

胃手术后常伴有胃轻瘫。迷走神经切断术后胃排空延迟发生率为 5%~10%，迷走神经切断加幽门成形术后28%~40%胃固体排空迟缓。迷走神经干切断术使胃底舒张功能、胃窦收缩及协调的幽门舒张功能均降低。导致胃的液体排空加快，固体排空延迟。但高选择性（壁细胞）迷走神经切断术仅能延长固体排空的滞后期，而对总的胃排空无影响。

消化性溃疡合并幽门梗阻患者行胃大部切除和迷走神经切断术后，约30%发生胃轻瘫。对这些患者进行近端胃静压测量，发现残胃基础张力低下是造成胃郁滞的主要原因。Roux-en-Y综合征患者亦有残胃排空延迟。

手术后胃轻瘫可发生各种类型的胃电慢波节律异常和MMC缺如，亦与胃排空延迟有关。

五、临床表现

急性PGS发生在术后开始进食的1~2d内或饮食由流质向半流质过渡时，患者多表现为餐后上腹疼痛、饱胀、恶心、呕吐、食欲下降和体重减轻；慢性PGS临床表现类似于急性PGS，可发生在术后数周、数月甚至数年。胃镜和X线检查表现为胃液潴留、胃无蠕动或蠕动减弱、吻合口水肿、慢性炎症和造影剂在胃内潴留，但部分造影剂或胃镜仍能通过吻合口，不存在消化道机械性梗阻。

六、诊断

1.术后肛门排气后持续出现上腹胀满不适，大量呕吐等症状。

2.查体可发现上腹部稍膨隆，无压痛或有轻压痛，有振水音，肠鸣音减弱或消失。

3.每日呕吐量或胃肠减压量>1000ml。

4.辅助检查：①上消化道造影显示残胃蠕动不佳或无蠕动；②胃镜检查可见残胃无蠕动波，吻合口充血水肿，胃镜能通过吻合口；③核素标记残胃排空测定可明确胃瘫的诊断。

5.无胃肠道机械性梗阻性疾病，如吻合口梗阻、输出袢梗阻、炎性肠梗阻等；未使用影响平滑肌收缩药物，无引起胃瘫的基础，如糖尿病、甲状腺功能减退、结缔组织疾病。

七、鉴别诊断

胃瘫属于动力性梗阻，需要与机械性胃排空障碍进行鉴别，两者鉴别要点如下：

1.机械性梗阻症状较重，胃液引流量多且不含胆汁；动力性梗阻症状较轻，胃液引流量略少，可含有胆汁。

2.钡餐检查：若梗阻部位不在幽门或胃肠吻合口处，则基本可以断定为机械性梗阻；若梗阻部位在幽门，或造影剂虽可通过胃肠吻合口，但胃内残留较多，且看不到明显的胃蠕动波，则动力性梗阻的可能性较大。

3.胃镜检查：可明确吻合口是否有机械性梗阻。

八、治疗

（一）基础治疗

PGS治疗以保守治疗为主，主要采用禁食、持续胃肠减压；行肠外或同时肠内营养支持，补液维持水、电解质及酸碱平衡；每日使用5%高渗温热盐水洗胃3次，应用促胃肠动力药，经胃管或者空肠营养管给药；心理治疗。此外还可应用药物、针灸、中药等综合治疗。其中，营养支持是关键。

（二）针灸治疗

治疗原则："六腑以通为用"。

1.体针疗法

处方：主穴：中脘、梁门、天枢、足三里、三阴交。随症配穴：恶心呕吐加内关；腹胀甚者加气海。

操作方法：穴区常规消毒后，选用30号毫针。中脘、梁门、天枢先选用芒针直刺4寸，得气后不留针，出针后再常规针刺。直刺中脘、梁门（1.2±0.2）寸，直刺天枢（1.5±0.5）寸，直刺足三里（1.5±0.5）寸，直刺三阴交（1.0±0.2）寸，直刺内关（0.8±0.2）寸，直刺气海（1.5±0.5）寸。

足三里取穴以下肢胫骨前肌外侧缘为主要刺激部位，取穴后按压揣穴，直刺（1.5±0.5）寸，行提插捻转手法得气后，在此穴旁开0.1cm处针刺一辅助针，分别连接电针治疗仪的两极导线，采用连续波，刺激量的大小以出现明显的局部肌肉颤动或患者能够耐受为宜。

每日针刺1次，每次留针30min，留针期间行针2~3次，均用中等强度捻转泻法手法，每次行针5~10s。

除足三里穴外，亦可选择其他2~4组穴位，分别连接电针治疗仪的两极导线，采用连续波，刺激量的大小以出现明显的局部肌肉颤动或患者能够耐受为宜。每次电针治疗20~30min，每日治疗1次。没有接电疗仪的穴位，按普通体针疗法进行操作。

方义：中脘，隶属于任脉，为胃之募穴、腑会穴，具有调胃和中化湿、益气降逆止呕的功效；梁门是足阳明胃经腧穴，主治胃的疾病；天枢乃大肠之募穴，与内关合用能宣通上中二焦气机，行气降逆止呕作用更强；足三里为足阳明胃经之合穴，"肚腹三里留"，具有健脾调中、消积化湿、益气扶正等功效，是治疗消化系统疾病的要穴，针灸足三里可以增强胃肠蠕动功能；三阴交为足三阴经交会穴，具有健脾和胃除湿、益气养血生津的功效；内关为手厥阴之络，是降逆止呕之经验效穴；气海穴乃任脉主要经穴，被誉为"五脏六腑之本，十二经脉之根"，具有扶阳益气、补益脏腑的功效。如此诸穴合用，共奏和胃降逆、健脾化湿、行气消痞除满之功。

2.耳针疗法

处方：神门、胃、脾、大肠、小肠、交感、皮质下。单侧取穴。

操作方法：每次选用3~5穴，常规消毒后，用28号1.0寸毫针斜刺或平刺耳穴。

每日针刺1次，每次留针30min，留针期间行针2~3次，均用强刺激手法，捻转的幅度为2~3圈，捻转的频率为每秒2~4个往复，每次行针5~10s。

3.穴位注射疗法

处方：足三里。双侧交替取穴。

操作方法：选用盐酸甲氧氯普胺5mg。常规消毒后，直刺足三里（1.2±0.2）寸，捻转得气，回抽无血后，注入药液。每日1次，双侧体穴交替使用。

4.灸法

处方：中脘、天枢、双侧足三里及上巨虚。

操作方法：麦粒灸，各5壮，灸至穴位局部皮肤潮红，甚至形成瘢痕。

九、预后

PGS发生后，会给患者和家属带来很大的痛苦、焦虑和经济负担，但最终预后尚好。对术前已经具有高龄、糖尿病、幽门梗阻等高危因素的患者，术中或术后应尽量避免再添加其他危险因素。尽可能缩短手术及麻醉时间；术后避免使用自控性镇痛泵；围手术期积极纠正低蛋白血症和电解质紊乱，控制血糖；术前做好心理辅导，消除紧张焦虑及恐惧心理；术后限制补液，积极营养支持，注意补充胶体，避免胃肠道水肿等。以期减少PGS的发生。

针灸治疗PGS效果显著。据我们临床观察，PGS伴腹胀明显的患者针灸效果更显著。

第三节　术后呃逆

一、概述

术后呃逆（Postoperative Hiccup，PH）是指手术后出现气逆上冲喉间，呃呃连声，声短而频，令人不能自制的症状。

呃逆是由膈肌及其他呼吸肌不自主地阵发痉挛收缩引起。呃逆症，现代医学称之为膈肌痉挛。大多数轻微，偶发，可以自愈。如呃逆持续不止，影响休息，常使患者非常痛苦。剧烈呃逆甚至可以导致切口裂开。

二、流行病学

术后呃逆是术后较常见的症状，多见于年龄偏大或病情危重的患者。流行病学未查见。

三、病因

导致手术后呃逆的原因很多。一般认为手术后凡是可以刺激膈肌及其他呼吸肌，引起其不自主地阵发痉挛收缩的因素，均可以导致呃逆。

导致呃逆的原因很多，中枢性呃逆见于脑脊髓病变、中毒及癔病患者；周围神经引起的呃逆主要因迷走神经、膈神经或其他受刺激后引起。除胸腔内疾病、膈的病变可引起呃逆外，胃扩张、肠梗阻、手术后腹胀、膈下积液以及腹腔引流物刺激膈肌等均可刺激膈肌引起呃逆。

根据临床观察，在一些上腹部的手术后，容易出现呃逆。根据膈肌的解剖位置分析，这可能与局部的感染、机械刺激、麻醉、心因性等因素刺激膈肌有关。

四、病理

呃逆的确切机制尚不清楚，一般认为是一种神经反射动作，反射中枢位于C3~C4脊髓。形成呃逆的传入神经是由迷走神经、膈神经和T6~T12上升的交感神经链三部分组成，传出神经为膈神经的运动神经。

五、临床表现

除了引起呃逆的原发病表现外，主要由于膈肌和其他呼吸肌的间歇性痉挛，空气突然被吸入呼吸道内，由于声带闭合，而产生一种突然、短促的怪声。主要表现为气逆上冲喉间，呃呃连声，声短而频，令人不能自制的症状。

六、诊断

手术后患者出现气逆上冲喉间，呃呃连声，声短而频，令人不能自制的症状即可诊断为术后呃逆。

对持续性难以忍受的呃逆，应判明是功能性的还是器质性，是中枢性还是周围性。除详细询问病史及体格检查外，应结合临床进行必要的特殊检查，如胸部X线透视或摄片、心电图检查、颅脑及脊髓的检查、肾功能检查、B超检查等。

七、鉴别诊断

术后呃逆需与嗳气鉴别。

嗳气与呃逆同属胃气上逆，有声无物之症，然呃逆的特点为声短而频，令人不能自制；嗳气的特点则是声长而沉缓，多可自控。

嗳气（Belching）是胃中气体上出咽喉所发出的声响，其声长而缓，俗称"打饱嗝""饱嗝"，是各种消化道疾病常见的症状之一。可伴有胃胀、食欲不振、胃灼、恶心、呕吐等。尤其是反流性食管炎、慢性胃炎、消化性溃疡和功能性消化不良等疾病，多伴有嗳气症状。自胃部上升的气体或酸性液体导致嗳气发生，伴有典型的响声。嗳气可因不同病因在持续时间和响度上发生改变。

发生嗳气的病因可因胃肠道紊乱导致，核心问题是胃的动力不足（胃镜检查除外胃的器质性疾病，如溃疡、胃炎、肿瘤等）。嗳气常见于摄入了产气的食物或是源于吞气症（无意识地吞咽空气），可减轻大多数恶心、胃灼热、消化不良和胃胀气的症状。

罗马Ⅲ标准中将功能性胃十二指肠疾病的症状分为3类：功能性消化不良、嗳气和恶心呕吐。嗳气又分为：吞气症和非特异性过度嗳气。

1.吞气症诊断标准　①每周至少发生数次反复嗳气；②可以客观地观察或检测到吞咽空气。诊断前症状出现至少6个月，近3个月满足以上标准。

2.非特异性过度嗳气诊断标准　①每周至少发生数次反复嗳气；②没有过度吞咽空气的证据。诊断前症状出现至少6个月，近3个月满足以上标准。

八、治疗

（一）基础治疗

术后呃逆，特别是腹外和胸外术后病人出现呃逆，均会不同程度地影响病人的康复和增加病人的痛苦。原发病的治疗和去除病因是根本的治疗方法。

1.对胃肠胀气、胃扩张引起的呃逆，应行胃肠减压。如无禁忌可用新斯的明、其他胃肠动力药或通里攻下的中药。

2.膈下积液或脓肿，可在B超引导下穿刺排液或置管引流，给予有效的抗菌药物以控制感染和毒血症。

3.哌甲酯能通过兴奋呼吸中枢，调节膈肌的正常功能运动使呃逆停止。常用20mg静脉注射，效果迅速确切，可在几分钟内停止呃逆。该药无不良反应，可反复多次使用。如效果减弱；可与冬眠药物合用，或暂停一段时间后再用仍然有效，但不能代替病因治疗。

4.麻黄碱5~20mg加50%葡萄糖溶液20ml，缓慢静脉注射，老年人、小儿及高血压患者慎用。

5.氟哌利多2.5mg静脉滴注或双侧合谷穴封闭，每穴1.25mg，4~6min后呃逆停止。

6.膈神经封闭，先行立位胸部X线透视，确定哪一侧膈肌痉挛明显，然后用1%普鲁卡因20ml在颈部行膈神经封闭。无效时再对另一侧进行封闭。

另外，可以应用以下药物治疗：

①甲氧氯普胺：10mg静脉注射，以后每6h口服或肌肉注射10mg。

②氯丙嗪：25mg口服或肌肉注射，每日3次。

③苯妥英钠：200mg缓慢静脉注射（5min以上），以后100mg口服，每日4次。

④盐酸丙咪嗪：开始每次25mg，每日3次，后逐渐加量，一般增至225mg/d时呃逆停止。

⑤钙阻滞剂：尼群地平60mg或硝苯地平10mg，每日3次。

⑥东莨菪碱：每次0.3~0.6mg肌肉注射，6~12h1次，直至呃逆停止。

⑦哌甲酯：治疗呃逆机制尚不清楚，可能是通过中枢–内脏神经的调节作用，或使膈神经过度兴奋而达到抑制状态。肌肉注射每次20mg，2h后重复，呃逆反复发作者可重复应用。

⑧华蟾素：具有细胞保护和免疫调节作用，对呃逆作用机制尚不清楚。

2~4ml肌肉注射，每日2~3次。对胃癌、肝癌、冠心病、肺心病、脑血管病伴呃逆者有较明显疗效。

⑨利多卡因：首先给予100mg静脉注射，后以2~3mg/min静脉滴注，效果不佳者半小时后再给100mg加入Murphy滴管，必要时可重复3次，呃逆控制后，维持静脉点滴1~2日。作用机制可能与其对外周和中枢神经传导阻滞有关。

治疗上常用解痉、止吐、镇静催眠等药物，均有一定效果。考虑药物的不良反应及治疗不确定性，国内外目前已有不少关于用非药物治疗技术，例如针刺、电针、经皮神经电刺激及穴位刺激等替代药物的研究。

（二）针灸治疗

治疗原则为培补阳气，降逆止呃。

1.体针疗法

处方：主穴：攒竹、天突、膻中、中脘、足三里、太冲。配穴：内关、气海、上脘、巨阙。

操作方法：穴区常规消毒后，选用30号毫针。向下平刺攒竹（0.6±0.2）寸，天突先直刺0.2寸，然后将针尖转向下方，紧靠胸骨后方刺入（1.2±0.2）寸，向下平刺膻中（0.4±0.1）寸，直刺中脘（1.2±0.2）寸，直刺足三里（1.5±0.5）寸，直刺太冲（0.6±0.2）寸，直刺内关（0.8±0.2）寸，直刺气海（1.2±0.2）寸，直刺上脘（1.2±0.2）寸，向下斜刺巨阙（0.8±0.2）寸。

每日针刺1次，每次留针至少30min，留针期间行针2~3次，除天突外，均用较强刺激手法，捻转的幅度为2~3圈，捻转的频率为每秒2~4个往复，每次行针5~10s。

方义：攒竹为治疗呃逆的经验效穴；天突可疏通局部气血；气会膻中能调节全身气机；中脘，隶属于任脉，为胃之募穴、腑会穴，具有调胃和中化湿、益气降逆止呕的功效；足三里以降肺胃之气；太冲可疏通肝经之气，使肺胃之气得降则呃逆自平；内关为八脉交会穴之一，通阴维脉，能降呃逆；气海亦可调气；上脘、巨阙均可疏通局部气机。

2.电针疗法

处方：参照体穴疗法。

操作方法：进针操作与体针疗法一样。选择1~2组穴位，分别连接电针治疗仪的两极导线，采用连续波，刺激量的大小以出现明显的局部肌肉颤动或患者能够耐受为宜。每次电针治疗30min，每日治疗1次。没有接电疗仪的穴位，按普通体针疗法进行操作。

3.灸法

处方：主穴：膻中、中脘、关元。配穴：肾俞。

操作方法：用艾条温和灸，先灸中脘，再灸关元，然后灸膻中的顺序每穴灸15min，遇重症患者加灸肾俞20min，或延长以上3穴的熏灸时间，使局部有明显的温热感为宜。每日治疗1次。

4.耳针疗法

处方：主穴：耳中、交感、胃、神门。单侧取穴。配穴：肝气犯胃者加肝、胆穴；脾胃阳虚积胃阴亏耗者加脾穴；或根据手术部位选择相应的耳穴，如胆囊切除术者加肝、胆穴；阑尾切除术者加阑尾、肺穴；胃部分切除术者加脾穴。

操作方法：每次选用3~5穴，常规消毒后，用28号1.0寸毫针斜刺或平刺耳穴。

每天针刺1次，每次留针20min，留针期间行针2~3次，均用中等强度捻转手法，捻转的幅度为2~3圈，捻转的频率为每秒2~4个往复，每次行针5~10s。

5.耳穴贴压疗法

处方：参照耳针疗法。双侧交替取穴。

操作方法：先在各穴区探得敏感区，常规消毒后，选用5mm×5mm的医用胶布将王不留行籽对准穴位贴压、固定，每穴固定1粒。患者每天自行按压3~5次，每个穴位按压3~5min，以患者能耐受为度。3天更换1次，两侧耳穴交替使用。

九、预后

术后呃逆通过积极治疗基础病和原发病，配合药物和针灸等非药物疗法治疗，效果显著。少数患者由于病情危重效果差。

第四节　直肠切除术后性功能障碍

一、概述

直肠切除术后性功能障碍是指直肠切除术后，可因盆腔自主神经损伤，而发生不同程度的性功能障碍，表现为阳痿和不能射精。

二、流行病学

经腹会阴直肠癌根治术后本并发症的发生率为25%~30%，直肠前切除术后也可发生，但发生率较低。

三、病因

性功能障碍是直肠癌根治术后常见并发症。直肠切除术对盆腔自主神经的损伤是其主要原因。此外，性功能障碍尚可因手术后的应激状态、手术血管创伤、思想负担、营养不良、健康情况差以及家庭因素等原因引起。

四、病理

阴茎勃起系由于勃起神经兴奋后，使阴茎的海绵体组织充血的结果，切断S2~S4神经后，因其含有组成勃起神经的副交感神经纤维，故即可引起阴茎不能勃起而影响性生活。由于骶神经发出较低，故损伤概率低于下腹下神经。射精是由于下腹下神经丛兴奋，使前列腺射精管和精囊壁平滑肌、膀胱内括约肌收缩，将精液排入后尿道，再由坐骨海绵体肌和球海绵体肌的收缩而排出体外。盆腔腹下神经损伤后，即可因精囊不能收缩或膀胱内括约肌瘫痪，使精液反流入膀胱，因而不产生射精现象，但一般不影响性生活。

五、临床表现

由于勃起和射精的自主神经通路各不相同，因此损伤部位也不同，可产生不同的临床症状。S2~S4神经（属副交感神经的盆神经）的损伤，术后阴茎不能勃起，影响性功能；术中交感和副交感皆损伤则术后发生阳痿与不能射精。

六、诊断

直肠手术后发生不同程度的性功能障碍，表现为阳痿和不能射精。

七、鉴别诊断

有明确的手术病史和临床表现，诊断明确。

八、治疗

（一）基础治疗

心理治疗是此病症的主要基础治疗。

（二）针灸治疗

1.体针疗法

处方：主穴：关元、中极、次髎、太冲、三阴交、百会。配穴：神门、肾俞。

操作方法：穴区常规消毒后，选用30号毫针。先取俯卧位，针刺次髎（1.0±0.2）寸，肾俞（1.0±0.2）寸，再取仰卧位，直刺关元、中极（1.0±0.2）寸，直刺太冲（0.6±0.2）寸，直刺三阴交（1.2±0.2）寸，平刺百会（0.8±0.2）寸，直刺神门（0.4±0.1）寸。

每日针刺1次，取俯卧位针刺次髎、肾俞可不留针，仰卧位每次留针20~30min，留针期间行针2~3次，均用平补平泻手法，捻转的幅度为2~3圈，捻转的频率为每秒2~4个往复，每次行针5~10s。

方义：关元为足三阴经与任脉之会穴，培补下元之气，固本壮阳；中极穴清湿热、调精宫；次髎属足太阳膀胱经，为足少阴经所结，有理下焦、健腰腿之功，穴位局部有第二骶神经通过，深刺可触及盆腔神经丛，有调节盆腔脏器的功能。太冲穴为足厥阴肝经穴，善调肝之气而调精关。三阴交为足三阴经交会穴，善调脾、肝、肾之气而调精关。百会振奋督脉、强精气。神门滋阴调神、补益心脾。肾俞调补肾气。

2.耳针疗法

处方：内生殖器、神门、肾、大肠、皮质下。单侧取穴。

操作方法：常规消毒后，用28号1.0寸毫针斜刺或平刺耳穴。

每天针刺1次，每次留针20min，留针期间行针2~3次，均用中等强度捻转手法，捻转的幅度为2~3圈，捻转的频率为每秒2~4个往复，每次行针5~10s。

3.头针疗法

处方：额旁3线、足运感区。双侧取穴。

操作方法：局部常规消毒后，选用30号（1~2）寸毫针，针与头皮呈15~30°夹角，快速刺入头皮下，当针尖抵达帽状腱膜下层时，指下感到阻力减少，然后使针与头皮平行，沿刺激线刺入（0.5~1.5）寸。若患者有痛感且医者手下阻力大时，应改变进针角度，重新刺入。留针20~30min，留针期间每隔5min行针1次，每次捻转2~3min，捻转角度在180°~720°的范围内。亦可用电针代替手法运针，一般可选用疏密波，每日或隔日治疗1次。

九、预后

对直肠良性疾病或早期结直肠癌行直肠切除时，应力争对盆腔神经进行解剖分析并予以保护。男性性功能障碍有多方面的原因，如手术创伤，思想顾虑，营养不良以及家庭因素等。处理这类病人较为复杂，尚需男性学方面的知识指导。

第五节　乳腺癌术后淋巴水肿

一、概述

乳腺癌术后淋巴水肿（Breast Cancer Related Lymphedema，BCRL）是指术后或辅助放化疗后淋巴网被破坏，引起高蛋白组织液回流受阻，上肢出现组织蛋白异常积聚、水肿及慢性炎症。上肢淋巴水肿是乳腺癌术后常见的并发症，可以引起疼痛、肢体变形、功能障碍，可继发感染，甚至并发血管肉瘤。

二、流行病学

上肢淋巴水肿是乳腺癌术后最常见的并发症之一，文献报道术后上肢淋巴水肿的发生率存在很大的差异，这很大程度上是由于定义、测量以及随访时间长短不同所致。有报道称乳腺癌患者术后3年内同侧上肢淋巴水肿发生率为15%~54%，5年内为42%，并终身存在发病风险。也有文献统计，估测乳腺癌术后发生上肢淋巴水肿的概率约为21.4%。

三、病因及危险因素

形成本病的病因主要有：手术时过度清扫腋窝淋巴结，破坏较多的皮肤淋巴管网交通支；腋区积液或感染，造成局部充血、纤维化、瘢痕形成妨碍侧支循环的建立；过早开始术后锁骨上、下区及腋区的放射治疗，引起局部水肿，结缔组织增生，局部纤维化继而引起水肿。

现代医学认为手术方式、手术切口类型、腋下淋巴结清除、术后放疗，肿瘤的分期和位置、阳性淋巴结数目，患者的年龄、体质指数、既往高血压病史情况等因素均为上肢淋巴水肿发生的危险因素。①手术范围越小相对发生上肢淋巴水肿的概率越小，改良根治术后淋巴水肿的发生率仅为根治术的1/2~1/3。②在乳腺癌手术常见的 Halsted–Meyer 纵切口、Rodman–Greenough 斜切口及 Stewart 横梭形切口中，以 Stewart 横行切口上肢淋巴水肿的发生率最低。③行腋窝淋巴结清除的患者淋巴水肿的发病率是未行该操作的患者的3.47倍。④术后放疗也会使淋巴水肿的发生率增加6%~8%。⑤肿瘤分期高及外上象限的肿瘤，淋巴水肿发生的风险大，Ⅱ期是Ⅰ期的2.58倍，Ⅲ期是Ⅰ期的2.84倍，肿瘤位于外上象限是其他部位的4.152倍。⑥腋窝阳性淋巴结的数目与放疗和淋巴清除存在密切的关系，因为此类患者要接受更大范围的腋窝手术和放疗，其出现淋巴水肿的概率则明显增大。⑦患者年龄越大、体质指数越大（>25），出现淋巴水肿的风险越高，60岁以上的患者的风险是60岁以下患者的1.47倍，BMI>25的患者相对于BMI<25的患者患病风险增加2.01倍。⑧有高血压史的乳腺癌术后患者，发生淋巴水肿的风险可增加5.609倍。

四、发病机制

BCRL的发病机制目前尚不明确，主要有以下3种学说。

1.淋巴梗阻学说或淋巴限流学说　该学说认为大量淋巴管在腋窝淋巴清扫或放疗、化疗等过程中被切断，使上肢淋巴回流受阻，造成组织间隙堆积了大量富含蛋白的淋巴液而形成高蛋白水肿，继而成为一个恶性循环，淋巴液中的高蛋白使成纤维细胞释放出大量胶原蛋白，胶原蛋白的聚集使胶体渗透压增大从而加重水肿；同时，成纤维细胞又生成胶原纤维，加速皮下组织纤维化，造成筋膜、皮肤的增厚变硬，加重淋巴管的受损，进一步限制了淋巴引流。

2.淋巴泵功能衰竭假说　该假说认为BCRL患者由于自身淋巴泵功能下降，若术中清扫腋窝淋巴结，必然加重上肢淋巴泵的负荷，而长期的超负荷使得泵功能进一步下降，最终发展至失代偿期，故出现淋巴水肿等临床表现。

3.组织间隙压力失调假说　该假说认为，淋巴泵功能衰竭，使得淋巴通路不同程度受阻进而影响组织间液的运行从而导致流速明显下降。这一改变使受刺激的组织间质细胞分泌大量血管内皮生长因子，生长因子在周围毛细血管内壁上与血管内皮生长因子受体相结合，从而增强了毛细血管内皮细胞对水分的渗透作用，造成大量水分外渗，组织间隙静水压升高，组织间液到毛细淋巴管的流速加快，使淋巴液生成增加。

五、临床表现

1.症状

BCRL主要表现为患者在劳动、负重、外伤或无明显诱因下出现患侧肢体增粗肿胀伴不同程度的疼痛，自觉沉重、麻木，按之僵硬，同时患肢功能活动受限、精细动作障碍，病程较长者皮肤组织增厚变硬，严重影响患者的工作和生活。并且，患者往往因外形上的改变，导致自信心下降、自卑、焦虑紧张、情绪低落等一系列心理变化，身体和心理的不适往往相互交织，直接导致患者生活质量下降。

2.辅助检查

（1）诊断性穿刺组织液分析

淋巴水肿组织液蛋白含量通常很高，一般在1.0~5.5g/dl，而单纯静脉淤滞、心力衰竭或低蛋白血症的水肿组织液蛋白含量在0.1~0.9g/dl。检查通常用于慢性粗大的肢体，但不能了解淋巴管的病变部位及功能情况，是一粗略的诊断方法。

（2）淋巴管造影

淋巴管造影是目前诊断及评估淋巴水肿治疗效果的最有效指标，通过淋巴管造影，可以清晰地观察淋巴回流路径和流速等相关情况，能够比较准确地评价淋巴系统的功能，因此特别适用于BCRL早期轻度水肿时的诊断。淋巴管造影的异常表现：淋巴管中段及远端扩张、迂曲，数目增多且不规则。转移性淋巴结可见淋巴结内充盈缺损、边缘呈虫蚀状。

（3）同位素淋巴管造影

由于淋巴管X线造影不能提供淋巴系统功能的定量动力学资料，因此目前开展一种有价值的静态淋巴系统内烁造影（核素现象），在严重淋巴水肿时，同位素摄取率几乎为零，而在静脉水肿淋巴回流的吸收百分比显著增加。因此可用于淋巴水肿与静脉水肿的鉴别。

（4）超声

超声检查是一种方便、无创且可重复操作的重要诊断手段，它可以发现淋巴循环通路是否正常，并能评价其与周围皮下组织和淋巴结等之间的关系，但是其分辨率不高，敏感度欠佳，诊断早期水肿较困难。

（5）CT、MRI

CT、MRI可清晰显示患肢软组织的变化情况，淋巴水肿的皮下组织呈粗糙的蜂窝样改变，MRI甚至可以清晰显示淋巴管及淋巴干的增生状况，因此

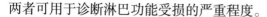

两者可用于诊断淋巴功能受损的严重程度。

超声、CT、MRI多适用于研究，较少用于临床实际诊断。

六、诊断

淋巴水肿可根据病史、临床症状和查体做出诊断，辅助检查有助于排除其他病因，主要包括淋巴管造影、同位素淋巴造影术。国际淋巴学协会提出了淋巴水肿的分类：Ⅰ类，可逆凹陷性水肿；Ⅱ类，较硬，非凹陷性，皮肤变化，毛发脱落，指甲改变；Ⅲ类，象皮病，皮肤很厚，伴有很大的皮肤皱褶。但此方法在临床上通常不用来评估与治疗乳腺癌相关的淋巴水肿。目前测量上肢周径是最常用的方法，上肢淋巴水肿根据其程度一般分三级：①轻度水肿：患侧上肢的周径比健侧粗3cm以下，多限于上臂近端，常发生于术后短期内；②中度水肿：患侧上肢的周径比健侧粗3~6cm，水肿的范围影响到整个上肢，包括前臂和手背；③重度水肿：患侧上肢的周径比健侧粗6cm以上，皮肤硬韧，水肿波及整个上肢包括手指，使患者整个上臂和肩关节活动严重受限。临床表现为肿胀、烧灼痛、沉重感及"丹毒"样发作。

七、鉴别诊断

1.原发性淋巴水肿 原发性淋巴水肿以下肢首先发病多见，首先出现足踝部轻度肿胀，逐渐加重并蔓延至小腿，后期可呈典型的"象皮腿"。

2.血管神经性水肿 水肿发生于外界过敏因素的刺激，起因迅速，消退也快，间歇性发作为其特点。淋巴水肿呈逐渐加重趋势。

3.脂肪瘤 少数病变范围十分广泛的脂肪瘤或脂肪组织增生可与淋巴水肿混淆。但脂肪瘤大多呈局限性生长，病程较慢，皮下组织柔软无水肿表现，必要时可行软组织X线钼靶摄片以助诊断。

八、治疗

（一）基础治疗

1.物理疗法 物理疗法适用于早期水肿，包括避免过重体力劳动、保护患肢、卧床休息、肢体按摩、患肢抬高、功能锻炼、压迫疗法（弹力绷带、弹力套袖或淋巴压力循环驱动）以及烘绑、微波照射、气压疗法等。

2.药物治疗 目前尚没有治疗该病的特效药，利尿剂无明确作用，甚至因增加间质蛋白质浓度、促使炎性刺激和纤维化的发展而加重病情逐渐被淘汰。目前主要是开发能够促使肢体沉积蛋白质分解的药物，如苯吡啶和香豆素被认为可促使巨噬细胞溶解蛋白质。

3.手术治疗 部分患者进行反复多次治疗，最终仍肢体肿胀，严重纤维化者，不得不进行手术，手术的目的主要是希望通过降低淋巴系统的负荷或提高淋巴系统转运能力来达到治疗淋巴水肿的目的。手术是晚期重度淋巴水肿目前唯一有效的治疗方法。

4.中药治疗 中医文献中并没有关于乳腺癌术后上肢淋巴水肿的记载，根据其临床表现，可将其归为中医学之"水肿""痹症""疮疡"的范畴。中医来看，手术创伤，损伤络脉，加之患者多气血两虚，气血运行不畅，血瘀水聚，溢于肌肤而发水肿。此外，脏腑阳气受损，血失温运而加重水液滞留。乳腺癌术后，患者气血虚弱、脾胃受损也是原因之一。脾虚不能运化水湿，水湿停留肌肤之间，引起水肿。因此中药治疗多以益气养血、活血通络、健脾化湿等原则处方选药。

（二）针灸治疗

1.体针疗法

治则：活血通络，利水消肿

处方：肩髃、曲池、臂臑、外关、合谷、阿是穴。

操作方法：穴区常规消毒，采用30号针灸针，肩髃、臂臑斜刺（1.0±0.2）寸，曲池直刺（1.0±0.2）寸，外关、合谷直刺（0.8±0.2）寸，以上腧穴均用平补平泻。

每日针刺1次，每次留针20~30min，留针期间行针2~3次，每次持续5~10s；或使用电针。

方义：本病病位在上肢，主要累及手三阳经及三阴经，根据"腧穴所在主治所在"以局部取穴为主，阿是穴主要选取局部水肿或条索结节明显的点，肩髃、曲池、臂臑亦均为局部取穴，以疏通局部经络；外关为手少阳三焦经与阳维脉之会，阳维脉联络各阳经以归于督脉，三焦为原气之使，故外关穴可温阳化气，通利三焦，利水消肿；合谷为手阳明大肠经原穴，可燥湿行气亦可活血化瘀。

2.灸法 取上肢阿是穴为主，配合曲池、臂臑、肩贞、腰阳关等腧穴。采用温和灸方法，将普通的清艾条均分为5段，将艾条点燃两端后放入艾灸盒的固定槽中，并对应相应穴位，所有腧穴均以患者感局部温热而不灼痛，局部皮肤呈红晕为度。每次治疗30min。

3. 拔罐疗法　患侧上肢手三阴经和手三阳经，每次治疗选取1~2条经络，沿此经络在皮下结节处、最肿胀部位梅花针点刺出血后拔火罐；用75%的酒精棉球充分消毒皮肤表面，术者首先用无菌梅花针局部叩刺所选部位，浅刺出血为度。然后在刺血部位拔罐10min。

循背部双侧膀胱经闪罐两遍后，选取肺俞穴及脾俞穴点刺出血后拔火罐，同时沿膀胱经其他部位仅拔罐不点刺出血；每个部位留罐10min。

九、预后

目前认为上肢淋巴水肿诊断一旦成立，基本是不可治愈的，患者往往需要终身治疗。针灸可以减小上肢周径，缓解患肢沉重、紧束、麻木、疼痛感，延缓病情的发展。在针灸的基础上同时配合上肢功能锻炼则疗效更佳。

（岳公雷　周清辰）

参考文献

［1］黎介寿.认识术后早期炎性肠梗阻的特性［J］.中国实用外科杂志，1998，18（7）：387-378.

［2］李幼生，黎介寿.再论术后早期炎性肠梗阻［J］.中国实用外科杂志，2006，26（01）：38-39.

［3］秦新裕，刘凤林.术后胃瘫综合征的发病机制和治疗［J］.诊断学理论与实践，2006，5（1）：13-15.

［4］程枫，徐永宏，卢乐苗.针刺治疗腹部手术术后呃逆疗效观察［J］.上海针灸杂志，2010，29（11）：698-699.

［5］李宁，吴滨，张永玲.针灸疗法治疗术后呃逆症的临床随机对照研究［J］.中国针灸，2003，23（12）：702-704.

［6］袁野，文泳鉴.针灸治疗男性性功能障碍疾病穴位使用文献统计［J］.亚太传统医药，2015，11（12）：63-65.

［7］王丽杰.乳腺癌术后患侧上肢淋巴水肿的诊断和治疗现状［J］.中国肿瘤临床与康复，2010，17（3）：277-279.

［8］乳腺癌相关上肢淋巴水肿的中西医治疗进展［J］.中国康复理论与实

践，2013，19（5）：461-264.

[9] 乳腺癌术后上肢淋巴水肿危险因素的研究现状 [J].中华肿瘤防治杂志，2012，19（13）：1036-1040.

[10] Li Zou, Feng-hua, LiuPei-pei Shen, et al. The incidence and risk factors of related lymphedema for breast cancer survivors post-operation: a 2-year follow-up prospective cohort study [J].Breast Cancer, 2018, 25（3）: 309-314.

[11] Ting Bao, Wanqing Iris Zhi, Emily A. Vertosick, et al. Acupuncture for breast cancer-related lymphedema: a randomized controlled trial [J]. Breast Cancer Research and Treatment, 2018, 3（published online）.

[12] Zhu HLiJPeng Zhuang, et al. Effectiveness of acupuncture for breast cancer related lymphedema: protocol for a single-blind, sham-control, randomized, multicenter trial [J]. BMC complementary and alternative medicine,2017,17（1）: 467.

[13] Yao CXu, YChen, LJiang, et al. Effects of warm acupuncture on breast cancer-related chronic lymphedema: a randomized controlled trial [J]. Current oncology（Toronto, Ont.）, 2016, 23（1）: e27-34.

[14] Paskett ED, Dean JA, Oliveri JM, et al. Cancer-related lymphedema risk factors, diagnosis, treatment, and impact: a review[J]. J Clin Oncol,2012,30（30）: 3726-33.

[15] DiSipio T, Rye S, Newman B, et al. Incidence of unilateral arm lymphoedema after breast cancer: a systematic review and meta-analysis [J]. The Lancet Oncology, 2013, 14（6）: 500-515.

第四章　神经外科手术后并发症的针灸诊疗

本章内容主要讨论典型的神经外科手术后并发症的针灸诊疗。

现代神经外科主要的诊疗范围包括颅脑损伤、颅内肿瘤、脑血管疾病、功能神经外科、脊柱脊髓外科等五大方面疾病。

手术是神经外科治疗重要组成部分之一。很多神经性疾病需要手术治疗，如破裂的颅内动脉瘤、压迫视神经的垂体瘤等，只有实施外科手术，病人才能恢复健康。神经外科手术属于高风险的手术，具有较高的死亡率和致残率。

进入新世纪以来，随着科学技术的进步和医学理念的更新，神经外科已经迈入微创手术时代，其手术死亡率控制在1%以内，但手术并发症导致的残疾率仍比较高，且严重影响接受手术病人的预后。

神经外科手术后并发症是指神经外科开颅手术、微创介入等手术操作后在原有疾病的基础上出现的一系列综合症状。这些并发症主要包括：颅内压增高、颅内血肿、颅内感染、脑积水、脑水肿、脑脊液漏、脑梗死、癫痫、肺部感染、泌尿系感染、下肢静脉血栓、尿崩症、消化道出血、顽固性呃逆、凝血功能障碍和代谢紊乱等。据国外大样本统计，其发生率为14.3%，其中颅脑手术24%，脊髓手术11%。其原因有：病人资料缺少、信息有误或混乱；未能预知病人的解剖变异；病人对药物或移植物的特异反应；植入器材失灵；病人的依从性差；诊断或治疗有差错。该类并发症多发生在手术后7日内，手术结束至48h为早期并发症；48h以后为晚期并发症。有些并发症较轻，可治愈；而有些却很严重，甚至可造成患者死亡。

一旦发生了上述并发症，尤其是各种神经功能损害的问题，如手术后脑梗死、颅神经的功能损害等，如何使之尽快恢复，针灸何时介入治疗呢？我们认为，只要是病人各项生命体征稳定后，就可以介入针灸治疗，而且介入越早疗效越好！即便是部分昏睡甚至浅昏迷的病人，通过针灸治疗的介入，也能加快其清醒的过程。临床文献报道，非手术后的癫痫、小便功能障碍，多采用针灸中药等中医治疗手段；神经外科手术后出现或加重的癫痫，运用针灸治疗也能有所改善。另外手术后颅内压增高、颅内血肿、颅内感染、脑积水、脑水肿等并发症，是否能够通过针灸改善症状，疗效如何还有待于进一步的临床实践和科学研究。至于神经外科手术后其他并发症，如泌尿系感染、下肢静脉血栓、顽固性呃逆等则在其他章节中介绍。脑脊液漏、消化道出血等病症，则以现代医学手段为主，到目前为止，针灸治疗少有介入，有待进一步的研究应用。

因此，本章主要讨论以下4个并发症，分别是听神经瘤手术后面神经麻痹、开颅术后脑梗死、颅脑外科手术后癫痫、垂体腺瘤切除术后尿崩症。

第一节 听神经瘤手术后面神经麻痹

一、概述

听神经瘤手术后面神经麻痹（Facioplegia after Acoustic Neurinoma，FAN）是指听神经瘤经手术切除后出现的同侧面神经的功能障碍而出现的面肌瘫痪。显微外科手术切除是治疗听神经瘤的首选方法，多采用经乙状窦后入路切除肿瘤，该术式能够最大程度上保留病人的面神经并切除肿瘤病灶，但仍有半数左右的病人出现面神经麻痹的症状，严重影响患者生理、心理及家庭、职业等，导致其生活质量下降。

二、流行病学

听神经瘤是指起源于听神经鞘的肿瘤，为良性肿瘤，确切的称谓应是听神经鞘瘤，是常见颅内肿瘤之一，占颅内肿瘤的7%~12%，约占脑桥小脑角区肿瘤的80%。有临床报道，听神经瘤手术后面神经麻痹的发生率为49%，随着听神经瘤直径的增大，其术后面神经麻痹的发生率明显增大，3~5cm者发生率为32.3%，超过5cm者发生率为79.4%。

三、病因病机

由于位听神经和面神经在桥小脑角和内耳道相互伴行的特殊关系，在听神经瘤的进展过程中，面神经容易被累及，手术操作中也易被损伤。面神经功能影响因素包括面神经和肿瘤的粘连程度、肿瘤的大小、术者的局解知识和经验、患者年龄、术中对面神经的血供损伤、过多使用电凝、机械损伤、接受过放射治疗、是否应用面神经检测等。经乙状窦后入路的听神经瘤切除手术方式对病人的损伤很小，且随着术中神经电生理监护，显微外科器械、超声吸引器、激光手术刀等不断发展，手术中对面神经的保护进一步提高，面神经瘫痪的发生率明显降低。另一方面，其发生率与肿瘤的大小具有明显相关性，肿瘤越大，面神经被推挤牵拉的可能性就越大，进而变细变薄，贴附于肿瘤胞膜，且走行变异大，术中容易造成面神经的损伤或损伤其供应血管致缺血性损害，术后局部水肿及微循环的改变，也可以使病人出现面神经麻痹。

四、临床表现

（一）症状体征

面神经麻痹的主要临床表现可以分为额、眶周、面中和口周4个区域局部的症状，也可表现为同侧全部颜面肌肉瘫痪：额肌麻痹可致不能皱眉，眉毛较健侧低，眼裂变大，额纹变浅或消失；眼轮匝肌麻痹时可引起眼睑闭合无力，当用力闭眼时眼球向外上方转动，巩膜暴露；颊肌瘫痪时引起闭嘴时口角下垂，鼓腮漏气，鼻唇沟变浅，不能吹口哨，进食时，食物滞留于患侧齿颊内不能自出，并常有口水从患侧口角流出；由于泪点随下睑外翻，使泪液不能按正常引流而外溢。

通过定性诊断确定是完全性面瘫还是不完全性面瘫，临床上常用的是House-Brackmann分级法，作为判断面瘫预后恢复情况的主要指标，它分为6级：I级两侧对称，各区面肌功能正常；II级轻度面肌功能不良，静态对称；稍用力能闭目，用力时可动口角，可略不对称，能察觉联带运动，无挛缩及半面痉挛；III级中度面肌功能不良，肌张力差别明显但无损面容，不能抬眉，用力闭眼能闭拢，用力时可动口角，但不对称，有明显的联带运动或痉挛；IV级中重度面肌功能不良，肌张力明显减弱和（或）畸形不对称，有严重的联带运动和痉挛；V级重度面肌功能不良，静态不对称，额无运动，闭目不全，用力时口角略动，常无联动、挛缩和半面痉挛；VI级面全瘫，无张力，不对称，无联动、挛缩及痉挛。

（二）辅助检查

1.**放射学检查**　岩骨高分辨薄层CT扫描和MRI可发现内耳的结构异常。MRI还可显示面神经损伤的情况，如水肿、血肿、断裂等。

2.**面神经电图**　可了解面神经纤维变性的百分数，在伤后3~4天到2~3周内有诊断价值。

3.经皮神经兴奋试验 能在早期（伤后3~4天）查出面神经轴突再生情况。

4.肌电图 能在10~14天后反应面神经再生情况。

五、诊断

根据患者整个发病过程，尤其是听神经瘤切除手术治疗后出现面肌瘫痪的症状，不难做出听神经瘤手术后面神经麻痹的诊断。可以通过house-brackmann面神经功能分级，测定面神经传导速度及面肌肌电图检查有助于判断面神经麻痹的严重程度，对判断其预后亦有一定帮助。

六、治疗方法

（一）基础治疗

1.药物治疗

（1）激素类药物可以减少渗出及水肿，有利神经恢复。

（2）神经营养药如维生素 B_1 和 B_{12} 等。

（3）神经生长因子（NGF）可以全身用药或局部用药。

（4）血管扩张剂早期可应用。

（5）口服中草药制剂牵正散。

2.物理疗法

（1）表情肌功能训练适用于神经损伤后各期，主要包括额、眼、鼻、唇4个主要表情肌运动功能区的锻炼，以损伤后2周至3个月尤为重要。

（2）离子导入适用于神经损伤后早期，主要包括维生素和碘离子导入等，能促进神经功能的恢复。

（3）神经电刺激一般在神经损伤后中晚期应用，主要用多功能电刺激。

（4）高压氧能迅速改善神经纤维的缺氧状态、缓解水肿、增强吞噬细胞的活力和纤溶酶的活性，促进面神经的功能恢复。

（二）针灸治疗

1.体针疗法

处方： 主穴：阳白、太阳、四白、地仓、颊车、合谷。随症配穴：鼻唇沟歪斜加水沟、迎香，颏唇沟歪斜加承浆。

操作方法： 除合谷用双侧外，其余均用患侧。穴区常规消毒后，选用30

号毫针。向下平刺阳白（0.6±0.2）寸，直刺太阳（0.5±0.2）寸，向下斜刺四白（0.4±0.2）寸，相向平刺地仓、颊车（0.8±0.2）寸，直刺合谷（0.8±0.2）寸，向患侧斜刺水沟、承浆（0.4±0.1）寸，沿鼻唇沟向内上方斜刺迎香（0.5±0.2）寸。

每次留针20~30min，留针期间行针2~3次，均用中等强度捻转手法，每次行针5~10s。每日针刺1次，5~6次为一个疗程，疗程间隔1~2天。

方义：阳白、太阳、四白均位于眼睛周围，能疏导局部经气，以调和气血；地仓、颊车同属阳明，平刺透穴以推动经气；合谷善治头面诸疾，素有"面口合谷收"之说，为循经远取法，治口角㖞斜最为有效。

2.电针疗法

处方：参照体针疗法。

操作方法：进针操作与体针疗法一样。选择阳白和下关、地仓和颊车两组穴位，分别连接电针治疗仪的两极导线，采用连续波，刺激量的大小以出现明显的局部肌肉颤动或患者能够耐受为宜。每次电针治疗30min，每日治疗1次。没有接电疗仪的穴位，按普通体针疗法进行操作。

3.灸法

处方：参照体针疗法。

操作方法：每次选3~5个穴位即可，用艾条雀啄灸，每穴灸15min，使局部有明显的温热感为宜。每日治疗1次。

4.耳针疗法

处方：面颊、口、额、神门、目。单侧取穴。

操作方法：每次选用3~5穴，常规消毒后，用28号1.0寸毫针斜刺或平刺耳穴。每日针刺1次，每次留针20min，留针期间行针2~3次，均用中等强度捻转手法，每次行针5~10s。

5.耳穴贴压疗法

处方：参照耳针疗法。双侧交替取穴。

操作方法：先在各穴区探得敏感区，常规消毒后，选用5mm×5mm的医用胶布将王不留行籽对准穴位贴压、固定，每穴固定1粒。患者每天自行按压3~5次，每个穴位按压3~5min，以患者能耐受为度。3天更换1次，两侧耳穴交替使用。

除了综合运用以上针灸方法治疗外，还可以指导病人搓热双手，按于面颊部，从下往上推摩，以促进局部血液运行；并嘱患者避免面部受凉，禁止涂抹刺激性药品；进食质地柔软和温度适中的食物；做闭眼、张口、鼓腮、吹气等动作训练10min，每天3次；对眼睑不能闭合的病人要注意角膜的保护，每天早晚2次滴眼药水或涂眼膏，外出时戴墨镜，睡觉时戴眼罩。

七、预后

听神经瘤切除术后，造成的面神经麻痹，与临床上常见的周围性面瘫类似，但其临床症状往往更为严重，多为Ⅳ级、Ⅴ级、Ⅵ级的中重度面瘫，治疗起来更加困难，相对恢复时间也比较长。一定要鼓舞病人战胜疾病的信心，坚持针灸治疗，可适当减低治疗频次，从开始每周治疗6次，逐渐过渡为每周治疗3次。

第二节　开颅术后脑梗死

一、概述

开颅术后脑梗死（Cerebral Infarction after Craniotomy，CIC）是指神经外科开颅术治疗颅内疾病后，患者可出现因局部脑组织区域血液供应障碍，导致脑组织缺血缺氧性病变坏死，进而产生临床上对应的神经功能缺失表现。这种严重的术后并发症，直接关系到手术的成败及患者的预后。

二、流行病学

有文献报道，1451例常规择期开颅术后，脑梗死并发症的发生率为3.38%；动脉瘤术后脑梗死率更高，直径>4.0cm的血供丰富的脑膜瘤，术后发生脑梗死的危险性高于其他肿瘤。

三、病因病理

90%的动脉瘤分布在Wills环附近，常以蛛网膜下腔出血为首发症状。动脉瘤术后脑梗死与以下因素有关：蛛网膜下腔出血后4~6天的手术，脑梗死的发生率会明显增高；手术操作可引起血管痉挛，亦可引起动脉瘤或邻近血管的内皮细胞勃附物脱落，导致远隔手术区部位的梗死；在处理动脉瘤的过程中，采用临时阻断血流、控制性降低血压等措施，会增加手术后梗死发生的概率；术中误夹载瘤动脉；术中动脉瘤破裂时，动脉瘤处的顺应性下降，血液由破裂处流出，不再由穿通支动脉供应邻近部位，导致周围区域缺血，术后发生梗死的危险性大大增加。并且，当术中出现动脉瘤破裂出血时，在狭窄的操作空间下，不易看清和分离一些血管，仓促地夹闭伤及穿通支从而引起术后脑梗死。

开颅手术切除肿瘤时，为减少肿瘤出血，运用控制性低血压，脑血流降低，会发生术后脑梗死；开颅手术中颅内压板应用不当会造成局灶性脑梗死，使用颅内压板在脑表面产生的压力，可传导到邻近的脑组织；牵拉脑组织时压力过大，时间过长，使受压脑动脉闭塞，降低局部脑血流量，从而引起脑缺血；进行肿瘤分离和切除的过程中，损伤肿瘤周围动脉穿通支或止血不当，伤及主要脑动脉如大脑中动脉分支，也是术后脑梗死的重要原因；脑静脉损伤时可由其他侧支静脉代偿，侧支静脉代偿不足时，可由血细胞的渗出引起脑水肿和脑内出血，最终出现出血性梗死。术中病人颈静脉被压、静脉回流不畅；病人心功能不全；女性病人口服避孕药后或产褥期血液的高凝状态，都可以造成开颅术后脑梗死。

老年人脑动脉硬化、脑侧支循环功能较差，开颅术后也易发生脑梗死；围手术期心房颤动的病人，血栓更容易脱落，进入体循环，进而导致脑梗死；术前存在低血压、高或低碳酸血症（$PaCO_2 > 45mmHg$ 或 $PaCO_2 < 35mmHg$）、红细胞压积的减少、贫血等，都是诱发缺血性脑梗死的危险因素。

四、临床表现

（一）症状体征

开颅术后脑梗死多发生在术后2~3天。病人意识模糊，严重者可昏迷，根据脑梗死的不同位置而出现偏侧肢体运动障碍、偏侧肢体感觉障碍、偏侧口角下垂流涎、伸舌偏向对侧、吞咽困难、饮水呛咳、语言障碍等症状。

（二）辅助检查

1.颅脑CT检查 应用最为广泛，术后CT出现新的低密度病灶，是脑梗死重要的特征性表现，系脑组织缺血性水肿所致。局部脑组织肿胀，CT上表现为脑沟消失，脑池、脑室受压变形，中线结构向对侧移位，一般在发病后4~6h可CT上观察到。

2.颅脑MRI检查 检查时间较CT长，适用于开颅术后病人一般情况平稳者。MRI能较早期发现脑梗死，特别是脑干或小脑的病灶，且能发现较小的梗死病灶，MRI弥散成像能反映新的梗死病变。

五、诊断

①开颅手术后1~2天迅速出现局灶性神经功能缺失症状并持续24h以上，症状可在数小时或数日内逐渐加重；②多数患者意识清楚，但偏瘫、失语等神经系统局灶体征明显；③头颅CT早期正常，24~48h后出现低密度灶，颅脑MRI弥散成像能反映新的梗死病变。

六、鉴别诊断

大面积脑梗死和脑出血症状相似。一般脑出血发病更急，数分钟或数小时内出现神经系统局灶定位症状和体征，常有头痛、呕吐等颅内压增高症状及不同程度的意识障碍，血压增高明显。二者可行颅脑CT予以鉴别。

另外，术后脑梗死需与脑栓塞加以鉴别，脑栓塞一般起病急骤，数秒钟或数分钟内症状达到高峰，并常有心脏病史，特别是心房纤颤、细菌性心内膜炎、心肌梗死或其他栓子来源时应考虑脑栓塞。

七、治疗

（一）基础治疗

应立即给予甘露醇或激素脱水，以减轻脑水肿；脑主要动脉及其主要分支引起的轻度到中度的缺血性脑梗死，在急性期可采用动脉内注溶栓剂如尿激酶进行溶栓治疗；使用脑保护剂如巴比妥类药物对预防和治疗脑缺血发作有一定作用；亚低温治疗（当体温降至33℃以下时，对脑细胞有较好的保护作用）。还可通过辨证采用中药汤剂治疗。针灸推拿、康复训练在病情稳定之后尤为重要。

（二）针灸治疗

1.体针疗法

处方：主穴：肩髃、曲池、外关、合谷、足三里、三阴交、太冲。随症配穴：口喝流涎加地仓、颊车、承浆；舌体麻木、味觉减退者加哑门、廉泉；失语加廉泉、通里。头痛眩晕加太冲、百会、风池；上肢不遂加极泉、手三里；下肢不遂加环跳、阳陵泉、绝骨；足内翻加绝骨、丘墟透照海；足外翻加中封、太溪；足下垂加解溪；昏迷者加水沟、素髎、百会。

操作方法：穴区常规消毒后，选用30号毫针。向下斜刺肩髃（0.6±0.2）寸，直刺曲池（1.0±0.2）寸，直刺外关（0.8±0.2）寸，直刺合谷（0.6±0.2）寸，直刺足三里（1.0±0.2）寸，直刺三阴交（0.8±0.2）寸，直刺太冲

（0.6±0.2）寸。每日针刺1次，每次留针30min，留针期间行针2~3次，每次行针5~10s。

方义：肩髃、曲池、外关、合谷疏通上肢经络，足三里、三阴交、太冲疏通下肢经络。三阴交为足三阴经交会穴，可滋补肝肾。脑为元神之府，督脉入于脑，素髎、水沟为督脉穴，可醒脑开窍，调神导气；百会亦属督脉，内络于脑，醒脑开窍。

2.电针疗法

处方：在患侧上肢、下肢部各选两个穴位。

操作方法：用毫针针刺，得气后加电针，用疏密波中弱度刺激，电流强度以患者肌肉微颤或能耐受为度。

3.头针疗法

处方：选顶颞前斜线，顶旁1线及顶旁2线。

操作方法：毫针平刺入头皮下，快速捻转1min，每次留针30min，留针期间反复捻转2~3次。行针时鼓励患者活动肢体。若术后存在颅骨缺如则不用此方法。

4.耳针疗法

处方：肾、肝、心、神门、皮质下、脑干、枕、额。

操作方法：以毫针刺入，产生酸胀感，留针30min，留针期间，每隔10min捻针1次。

八、预后

开颅术后脑梗死依据症状体征的轻重，预后差别较大。一般出现昏迷者，恢复最差；肢体肌力大于等于3级者一般预后较好，1到2级肌力恢复一般，0级肌力的病人恢复最差。总体来说，我们认为神经外科手术后出现的脑梗死比神经内科治疗难度更大，但坚持多疗程的针灸治疗对本病的后期恢复还是有很大的帮助的。

第三节　颅脑外科手术后癫痫

一、概述

颅脑外科手术后癫痫（Epilepsy after Craniocerebral Surgery，ECS）是指由

于各种颅脑外科手术的原因，导致的术后大脑神经元突发性异常放电，从而出现短暂的大脑功能障碍。其发作类型多为局限性抽搐，也有癫痫大发作，甚至癫痫持续状态。

二、流行病学

颅脑外科术后癫痫发生率与术前是否发生癫痫密切相关，术前有癫痫发作的颅内占位性病变患者，术后再出现癫痫的概率远高于术前无癫痫者。病灶偏良性，病程较长者比病灶恶性程度高者更易发生癫痫。术后癫痫的发生率为3%~17%，其中额叶手术后癫痫发生率高达40%~83%。

三、病因

颅脑外科手术后癫痫的发作原因大多为术后脑水肿、颅内出血、残余肿瘤、病灶、脑皮质损伤、异物刺激、术区脑胶质增生、硬膜下积液等。手术后发生的癫痫与手术部位、原发病灶、严重程度、手术前及手术中操作以及神经功能障碍等因素关系密切。如：原发性颅脑损伤、开放性贯通伤、颅骨碎片残留脑内等，是最为常见的癫痫危险因素；中央区、颞叶、顶叶内侧皮质病变，也是手术后癫痫发作的常见部位。手术操作中过分地牵拉、压迫以及创伤过大，造成脑表面光滑受损或者缺乏保护性措施等，都会导致手术后脑神经组织与纤维胶质瘢痕形成，是手术致癫痫的主要因素。手术前后如感染、低血钠、代谢紊乱、酸中毒等并发症是手术后癫痫的重要诱因。

四、发病机制

一般颅脑外科手术后出现癫痫的时间是3天左右，主要由于脑循环发生障碍后，局部脑皮层细胞因缺氧缺血出现损害，导致脑血管发生痉挛或受压，而引起癫痫。这种脑组织缺血缺氧，大脑皮层受到刺激引起，多数为暂时性发作，随着脑组织循环改善、脑水肿消失，癫痫可能停止发作。而手术后3个月出现的癫痫症状，往往是由于感染、肉芽肿或因颅骨缺损未能得到及时缝合；手术后数月发生的癫痫，则是因为手术区域组织瘢痕引起，持续时间往往较长。

五、临床表现

由于异常放电的起始部位和传递方式的不同，颅脑外科手术后癫痫发作的临床表现复杂多样。

1.失神发作　典型失神表现为突然发生，动作中止，凝视，呼之不应，可有眨眼，但基本不伴有或伴有轻微的运动症状，结束也突然。通常持续5~20s，罕见超过1min者。主要见于儿童失神癫痫。

2.强直发作　表现为发作性全身或者双侧肌肉的强烈持续的收缩，肌肉僵直，使肢体和躯体固定在一定的紧张姿势，如轴性的躯体伸展背屈或者前屈。常持续数秒至数十秒，但是一般不超过1分钟。强直发作多见于有弥漫性器质性脑损害的癫痫患者，一般为病情严重的标志。

3.肌阵挛发作　是肌肉突发快速短促的收缩，表现为类似于躯体或者肢体电击样抖动，有时可连续数次，多出现于觉醒后。可为全身动作，也可以为局部的动作。肌阵挛临床常见，但并不是所有的肌阵挛都是癫痫发作，既存在生理性肌阵挛，又存在病理性肌阵挛。同时伴EEG多棘慢波综合的肌阵挛属于癫痫发作，但有时脑电图的棘慢波可能记录不到。

4.全面强直－阵挛性发作　以突发意识丧失、全身强直和抽搐为特征，典型的发作过程可分为强直期、阵挛期和发作后期。一次发作持续时间一般小于5min，常伴有舌咬伤、尿失禁等，并容易造成窒息等伤害。全面强直－阵挛性发作可见于任何类型的癫痫和癫痫综合征中。

5.单纯部分性发作　发作时意识清楚，持续时间数秒至20余秒，很少超过1min。根据放电起源和累及的部位不同，单纯部分性发作可表现为运动性、感觉性、自主神经性和精神性，后两者较少单独出现，常发展为复杂部分性发作。

6.复杂部分性发作　发作时伴有不同程度的意识障碍。表现为突然动作停止，两眼发直，呼之不应，不跌倒，面色无改变。有些患者可出现自动症，为一些不自主、无意识的动作，如舔唇、咂嘴、咀嚼、吞咽、摸索、擦脸、拍手、无目的走动、自言自语等，发作过后不能回忆。其大多起源于颞叶内侧或者边缘系统，但也可起源于额叶。

7.继发全面性发作　简单或复杂部分性发作均可继发全面性发作，最常见继发全面强直－阵挛性发作。

颅脑外科术后出现癫痫者，必须尽早CT检查，必要时检测电解质和血气分析，以排除颅内血肿、脑梗死、脑水肿、脑损伤或电解质紊乱的原因。

六、诊断

详细询问患者本人及其亲属或同事等目击者，尽可能获取详细而完整的发作史，是准确诊断癫痫的关键。

脑电图检查是诊断癫痫发作和癫痫的最重要的手段，并且有助于癫痫发作和癫痫的分类。临床怀疑癫痫的病例均应进行脑电图检查。需要注意的是，一般常规脑电图的异常率很低，约为10%~30%。而规范化脑电图，由于其适当延长描图时间，保证各种诱发试验，特别是睡眠诱发，必要时加作蝶骨电极描记，能明显提高癫痫放电的检出率，可使阳性率提高至80%左右，并使癫痫诊断的准确率明显提高。

七、鉴别诊断

临床上存在多种多样的发作性事件，既包括癫痫发作，也包括非癫痫发作。非癫痫发作在各年龄段都可以出现，非癫痫发作包括多种原因，其中一些是疾病状态，如晕厥、短暂性脑缺血发作（TIA）、发作性运动诱发性运动障碍、睡眠障碍、多发性抽动症、偏头痛等，另外一些是生理现象，如屏气发作、睡眠肌阵挛、夜惊等。

八、治疗

（一）基础治疗

目前国内外对于癫痫的治疗主要以药物治疗为主。癫痫患者经过正规的抗癫痫药物治疗，约70%的患者其发作是可以得到控制的，其中50%~60%的患者经过2~5年的治疗是可以痊愈的，患者可以和正常人一样地工作和生活。因此，合理、正规的抗癫痫药物治疗是关键。

如果脑电图多次证实有明确的局限性癫痫灶，而患者可耐受手术且无其他手术禁忌证时应考虑手术治疗。手术切除瘢痕、松解粘连，证实对术后难治性癫痫的控制有效。

（二）针灸治疗

1.体针疗法

处方：发作期取穴：百会、水沟、大椎、后溪；间歇期取穴：内关、合谷、足三里、丰隆、太冲。随症配穴：昏迷者用十宣、涌泉；牙关紧闭者用下关、颊车；夜间发作者加照海，日间发作者加申脉；小发作者可配神门；痰涎壅盛者加中脘。

操作方法：根据病情可酌情选用4~6穴，穴区常规消毒后，选用30号毫

针。平刺百会（0.8±0.2）寸，向上斜刺水沟（0.4±0.1）寸，向上斜刺大椎
（0.8±0.2）寸，直刺后溪（0.8±0.2）寸。直刺内关（0.8±0.2）寸，直刺合谷
（0.6±0.2）寸，直刺足三里（1.5±0.5）寸，直刺丰隆（1.2±0.2）寸，直刺太
冲（0.6±0.2）寸。浅刺十宣（0.2±0.1）寸，直刺涌泉（0.8±0.2）寸，直刺
下关（0.8±0.2）寸，平刺颊车（0.8±0.2）寸，直刺照海（0.4±0.1）寸，直
刺申脉（0.4±0.1）寸，直刺神门（0.4±0.1）寸，直刺中脘（1.2±0.2）寸。

每日针刺1次，每次留针20~30min，留针期间行针2~3次，发作时用较强
捻转手法，7次为一个疗程。

方义：百会醒脑开窍，大椎清泄降逆，后溪通督脉，均为治疗癫痫要穴；
水沟醒脑开窍。内关理气宽中，养心安神；足三里为强壮穴，理中气，有利
湿化痰之功效；丰隆亦为治疗癫痫要穴，可化痰醒神。夜间发作病在阴跷，
故用照海；日间发作病在阳跷，故用申脉。小发作用神门安神醒脑。

2.电针疗法

处方：参照体针疗法取穴。

操作方法：进针操作与体针疗法一样。选择1~2组穴位，分别连接电针
治疗仪的两极导线，采用疏密波，刺激量的大小以出现明显的局部肌肉颤动
或患者能够耐受为宜。每次电针治疗20~30min，每日治疗1次。没有接电疗
仪的穴位，按普通体针疗法进行操作。

3.灸法

处方：大椎、肾俞、肝俞、足三里、中脘、间使。

操作方法：每次选3~5个穴位即可，用艾条温和灸，或用隔姜灸，每穴
灸15min，使局部有明显的温热感为宜。每日治疗1次。

4.耳针疗法

处方：心、肝、肾、脾、神门、脑点、皮质下。单侧取穴。

操作方法：每次选用3~5穴，常规消毒后，用28号1.0寸毫针斜刺或平刺
耳穴。每天针刺1次，每次留针20min，留针期间行针2~3次，均用中等强度
捻转手法，捻转的幅度为2~3圈，捻转的频率为每秒2~4次往复，每次行针
5~10s。

5.耳穴贴压疗法

处方：心、肝、肾、脾、神门、脑点、皮质下。双侧交替取穴。

操作方法：先在各穴区探得敏感区，常规消毒后，选用5mm×5mm的医
用胶布将王不留行籽对准穴位贴压、固定，每穴固定1粒。患者每天自行按压

3~5次，每个穴位按压3~5min，以患者能耐受为度。3天更换1次，两侧耳穴交替使用。

6.头针疗法

处方： 根据患者发作情况选用癫痫区、运动区、感觉区、足运感区等。双侧取穴。

操作方法： 局部常规消毒后，选用30号1~2寸毫针，针与头皮呈15°~30° 夹角，快速刺入头皮下，当针尖抵达帽状腱膜下层时，指下感到阻力减少，然后使针与头皮平行，沿刺激线刺入0.5~1.5寸。若患者有痛感且医者手下阻力大时，应改变进针角度，重新刺入。留针20~40min，留针期间每隔5min行针1次，每次捻转2~3min，捻转角度在180~720° 的范围内。亦可用电针代替手法运针，一般可选用疏密波或断续波。每日治疗1次，10天为一疗程，两疗程之间休息2~3天。若体针、头针综合运用，可提高疗效。若术后存在颅骨缺如则不取头针疗法。

九、预后

颅脑外科术后癫痫因为出现的原因不同，预后也差异很大。一般因为脑循环差，脑缺血而出现的癫痫恢复较快，针灸治疗的效果也更明显；而因为手术区域组织瘢痕引起的癫痫则恢复起来比较困难，有需要再行手术治疗的可能。

第四节　垂体腺瘤切除术后尿崩症

一、概述

垂体腺瘤切除术后尿崩症（Diabetes Inspidus after Pituitary Adenoma Resection，DIPAR）是指垂体腺瘤切除术后，垂体柄和垂体后叶出现不同程度的损伤，导致血管加压素（AVP，又称抗利尿激素，ADH）合成、转运和分泌不足而引起的一组症候群，其特点是多饮多尿、烦渴、低比重尿和低渗尿。中医学把尿崩症归属于"消渴"范畴，因其侧重喜饮或多尿之不同，而进一步分别归属于"上消"或"下消"症。

二、流行病学

尿崩症是垂体腺瘤切除术后最常见的并发症之一，其发生率15.38%~80.77%

不等。有文献报道，收集110例垂体腺瘤病人术后的临床资料，其中出现尿崩症的48例，发生率高达43.6%。促肾上腺皮质激素腺瘤术后尿崩症发生率明显高于其他类型腺瘤；向鞍上生长或向鞍旁生长的垂体腺瘤术后尿崩症发生率显著高于鞍内生长的垂体腺瘤病人。

三、病因病理

本病均为中枢性尿崩症，但不同临床表现的尿崩症其发生的原因也有所不同。①是由于手术过程中的牵拉刺激及损伤垂体后叶，或由于切除瘤体后瘤床减压残存垂体复位，可能牵拉压迫血管导致垂体血流减慢或微血栓形成，使该部位功能受损，造成AVP释放减少，而下丘脑不能及时合成补充，这种类型多在术后1~3d内发生，一般为暂时性尿崩症；②持续性尿崩症，是由于广泛性下丘脑和垂体柄高位损伤造成AVP的合成和释放减少；③三相性尿崩症，后多发展为持续型，第一相是由于垂体柄损伤，阻碍了AVP的释放，第二相由于神经内分泌细胞的变性和坏死，将贮存的AVP不受限制的释放到血液中使尿崩症状暂时改善，当贮存的AVP释放完，如果超过80%~90%下丘脑视上核分泌AVP的神经元已变性坏死，难以再生，第三相持续型尿崩就会发生。

四、临床表现

表现为因AVP不足引起的多尿、多饮、烦渴，大多数病人初期排尿次数增加，尿量增多，之后出现烦渴多饮、皮肤干燥、唾液汗液减少、消瘦、困倦乏力。根据尿崩症发生和持续的时间，分为暂时性、持续性和三相性尿崩症：暂时性尿崩症，常在术后突然发生，数天内恢复；持续性尿崩症常在1~3天内发生，数天后好转，但未恢复到正常，常合并水电解质紊乱；三相性尿崩症，包括急性期、中间期和持续期。

五、诊断要点

1.多饮多尿，尿量>4000ml（或200ml/h或6ml/kg/h），持续达24h以上。

2.尿比重≤1.005，尿渗透压≤200mOsm/kg·H_2O。

3.血浆渗透压≥300mOsm/kg·H_2O。

4.尿渗透压/血渗透压<1。

5.禁水试验：禁水4~6h后出现脱水症状，尿量恒定，尿比重不超过

1.015，尿渗透压不超过血浆渗透压。

6.垂体加压素试验：尿比重迅速上升≥1.018，尿渗透压>9%，尿渗透压/血浆渗透压>1。

7.血钠浓度≥150mmol/L。

8.血浆AVP测定：低于正常（正常人1~1.5ng/L）。

9.MRI：垂体后叶高信号消失。

10.肾功能正常。

六、治疗

（一）基础治疗

1.激素替代治疗　口服醋酸去氨加压素片，为治疗中枢性尿崩症的首选药物；静滴或肌注醋酸去氨加压素注射液；皮下注射垂体后叶素；皮下或肌肉注射水剂或油剂鞣酸。

2.非AVP类口服药　氢氯噻嗪或卡马西平。

（二）针灸治疗

1.体针疗法

处方：百会、气海、关元、中极、阴陵泉、三阴交。

操作方法：常规消毒后，选用30号毫针，平刺百会（0.8±0.2）寸，直刺气海、关元（0.8±0.4）寸，向下斜刺中极（0.8±0.2）寸，直刺阴陵泉（1.2±0.2）寸，直刺三阴交（1.0±0.2）寸。

每日治疗1次，重症患者每天治疗2次。每次治疗留针20~30min，留针期间行针2~3次。均用中等强度刺激手法，每次行针5~10s。

方义：百会位于颠顶，具有提升中气的作用，气海、关元、中极调补下焦。阴陵泉、三阴交均能滋阴润燥。

2.灸法

处方：关元、水道、中极。

操作方法：用艾条雀啄灸，每穴灸20min，使局部有明显的温热感为宜。每日治疗1次。也可用化脓灸，效果更佳。

3.耳穴贴压疗法

处方：内分泌、肺、肾、三焦、渴点。双侧交替取穴。

操作方法：先在各穴区探得敏感区，常规消毒后，选用5mm×5mm的医用胶布将王不留行籽对准穴位贴压、固定，每穴固定1粒。患者每天自行按压3~5次，每个穴位按压3~5min，以患者能耐受为度。3天更换1次，两侧耳穴交替使用。

七、预后

垂体腺瘤切除术后尿崩症为中枢性尿崩症的一种，治疗起来相对比较困难。一般来说，暂时性尿崩症针刺效果比较明显，能较快地改善多尿多饮烦渴的症状。持续性和三相性尿崩症一般需要治疗的疗程比较长，且效果一般。

（张磊）

参考文献

［1］韩东，蔡超蝉.听神经瘤外科治疗进展［J］.中华耳科学杂志，2012，10（3）：287-290.

［2］刘雪莱，骆文龙.听神经瘤术后并发症的预防现状［J］.现代医药卫生，2015，31（13）：1976.

［3］朱兴宝，罗俊力，刘石，等.经枕下乙状窦后入路单独内镜手术切除听神经鞘瘤（附10例报告）［J］.中国临床神经外科杂志，2012，17（7）：401-404.

［4］王鹏，赵洪洋，张方成，等.大型听神经瘤常见手术后并发症及其相关因素分析［J］.中国临床神经外科杂志，2009，14（8）：453-455.

［5］晋新军，李爱民，宋立坤，等.枕下乙状窦后入路在听神经瘤手术中对面神经功能恢复的影响因素［J］.医学信息，2011，24（5）：71-72.

［6］万伟庆，赵继宗，魏社鹏.开颅术后脑梗死的临床病因分析［J］.中国脑血管病杂志，2004，1（7）：295-297.

［7］余安斌.颅脑外科术后癫痫发作的相关危险因素及防治对策［J］.中国医药导报，2012，9（34）：70-71.

［8］Bao M, Zhou J, Luan GM. Treatment of drug-resistant epilepsy with vagus nerve stimulation［J］. Chin Med J, 2011, 124: 4184-4188.

［9］刘先进，孙青芳，卞留贯，等.垂体腺瘤切除术后尿崩症的病因和治疗［J］.中华临床神经外科杂志，2008，13（10）：617-618.

第五章　心血管外科手术后并发症的针灸诊疗

心血管外科治疗范围：先天性心脏病、后天性瓣膜病、缺血性心脏病、后天性大血管病、心包疾病、心脏肿瘤、心律失常、心衰终末期治疗。

手术分类：大方向来说分为非体外循环手术和体外循环手术。

搜集心血管外科之手术并发症包括：出血、心脏压塞、心搏骤停、低心排综合征、心律失常、肺动脉高压危象、水电解质紊乱、急性肾功能衰竭、脑损害、术后感染等。以上为心血管外科专业归纳，或许是出于并发症的危重及危害程度，有一部分消化系统和神经系统并发症未予归纳在内。笔者临床观察到部分心血管手术后患者会出现胃肠功能紊乱，临床表现有腹胀、恶心、呕吐、呃逆、纳差、便秘等，重者甚至会有肠梗阻发生。另外部分手术后患者还会出现截瘫和精神意识障碍。此类并发症恰恰是我科应邀会诊处理的高频病种。

针灸可介入病种，主要集中于神经系统并发症和消化系统并发症。

术后神经系统功能障碍分为TND和PND两种。TND多由于脑血流中断或灌注不足引起，发生率较高，表现为苏醒延迟，躁动，谵妄，意识模糊等，有报道这些症状出院时均消失，预后好；PND则主要包括脑梗死和脊髓损伤，为中枢神经系统的缺血性损伤导致，主要症状有偏瘫、截瘫和神志异常，预后较TND相对较差，此篇的主要内容就集中于此。

术后消化系统胃肠功能紊乱问题近乎外科手术的普遍问题，共性的原因为术中麻醉药品的应用和术后阿片类镇痛药的应用。我们在临床工作中体会到心血管手术术后的胃肠功能紊乱较泌尿外科术后胃肠功能紊乱的针灸治疗周期要长，我们思考除却麻醉和镇痛药物，心血管外科病人较泌尿外科病人是否有更多的不利于胃肠功能恢复的原因？是否与术中胃肠道供血减少有一定的相关性？另外，心血管外科与普外科手术后胃肠功能紊乱的针灸治疗周期互有参差，总体来讲心血管外科术后胃肠功能紊乱相对容易处理；单论心血管外科患者的术后并发症针灸治疗周期，意识不清者较意识清楚者为长。以上这些临床现象与问题值得我们进一步探讨与研究。

本章拟探讨的病种：主动脉夹层术后脑梗死、主动脉夹层术后脊髓损伤。体例上为求系统按照概述、流行病学、病因、病理生理、临床表现、诊断、治疗、预后和参考文献的规范。但需要注意的是我们要从概述、病理生理和临床表现中汲取我们所需要的中医思维指导下的处方构建因素，以冀取穴原理。

第一节 主动脉夹层术后脑梗死

一、概述

主动脉夹层术后脑梗死是指主动脉夹层手术中长时间心肺转流，深低温停循环，脑循环暂时中断，短期的脑部低灌注及手术操作引起动脉硬化斑块脱落入脑循环等因素导致脑部血液供应障碍、缺血、缺氧引起的局限性脑组织的缺血性坏死或脑软化。病人可表现为偏瘫、感觉障碍、昏迷等。

二、流行病学

有学者统计其所在医院2009年2月至2010年10月行主动脉替换术的A型主动脉夹层患者252例，发生脑梗死3例，占比约1.2%。

有学者系统收集1999年至2009年Medline收录的有关B型主动脉夹层腔内修复治疗文献，进行汇总分析，纳入文献共有病例数761例，8篇报道388例中5例出现脑卒中，占1.29%。

三、病因

根据既往研究，总结导致术后缺血性脑卒中的原因主要是：

1.病变主要累及升主动脉，动脉内层分裂向远端扩展，累及主动脉弓部的大分支，造成分支血管狭窄引起血流动力学急剧改变。

2.主动脉近心端粥样硬化。术后脑卒中最重要的预测因子为主动脉近心端粥样硬化程度，升主动脉粥样硬化与患者长期病死率及脑血管事件高度相关。

3.移植物覆盖优势左椎动脉患者的左锁骨下动脉，引起椎动脉急性闭塞，尤其当左锁骨下/椎动脉受覆盖而未行血运重建。

4.术中控制性降压或术中低血压时间过长。

5.手术操作过程中导丝、导管及鞘管等导致的血栓形成、空气栓塞、动脉粥样斑块或附壁血栓脱落，引起脑栓塞。

四、病理生理

手术的深低温和停循环技术、控制性降压会导致大脑皮质弥漫性缺氧，形成局灶性的脑损伤；术中脱落的粥样硬化斑块、血栓、组织碎屑等，或者术中形成的微血栓和气栓引起脑栓塞，均可引发脑梗死。借助脑结构影像检查（头颅CT、MRI）有脑组织缺血性坏死或脑软化表现，可明确诊断。

五、临床表现

偏瘫，偏身感觉障碍，口眼㖞斜，言语及吞咽功能障碍，短暂性精神异常、嗜睡、昏迷。

六、诊断

脑梗死神经系统体征；

头颅CT、MRI示：脑组织缺血性坏死或脑软化。

七、治疗

（一）基础治疗

控制血压、甘露醇脱水、神经营养、糖皮质激素、中医方剂治疗。

（二）针灸治疗

1.体针疗法

治则：疏通经络，行气活血，针刺为主，平补平泻。

处方：主穴：肩髃、曲池、合谷、足三里、三阴交、太冲。随症加减：口㖞流涎加地仓、颊车、承浆、下关、迎香；失语加廉泉、通里；上肢不遂加极泉、手三里、外关；下肢不遂加环跳、阳陵泉、绝骨；足内翻加绝骨、丘墟透照海；足下垂加解溪；昏迷者加水沟、素髎、百会。

操作方法：穴区常规消毒。肩髃，斜刺（0.6±0.2）寸；曲池，直刺（1.0±0.2）寸；合谷，直刺（0.6±0.2）寸；足三里，直刺（1.0±0.2）寸；三阴交，直刺（0.8±0.2）寸；太冲，直刺（0.6±0.2）寸。

方义：肩髃、曲池、合谷疏通上肢经络，足三里、三阴交、太冲疏通下肢经络。三阴交为足三阴经交会穴，可滋补肝肾。

2.电针疗法

处方：在患侧上肢、下肢部各选两个穴位。

操作方法：用毫针针刺，得气后加电针，用疏密波中弱度刺激，电流强度以患者肌肉微颤为度。

3.耳针疗法

处方：肾、肝、心、神门、皮质下、脑干、枕、额。

操作方法：以毫针刺入，产生酸胀感，留针40min。留针期间，每隔10min捻针1次。

4.头针疗法

处方：选顶颞前斜线，顶旁1线及顶旁2线。

操作方法：毫针平刺入头皮下，快速捻转2~3min，每次留针30min，留针期间反复捻转2~3次。行针后鼓励患者活动肢体。

八、预后

大量临床研究证实针灸治疗脑梗死疗效确切，但主动脉夹层术后脑梗死针灸临床资料匮乏。小样本临床观察12例此类病人，经甘露醇脱水、神经营养、糖皮质激素、适当控制血压结合针灸治疗，住院期间4例恢复5级肌力，2例恢复3~4级肌力。相比同期神经内科脑梗死病人阶段性治疗周期内主动脉夹层术后脑梗死疗效尚可，同样参照脑梗死的针灸治疗周期，相信经过一定时间的规范化针灸康复治疗，更高比例的患者会好转或痊愈。

第二节 主动脉夹层术后脊髓损伤

一、概述

主动脉夹层术后脊髓损伤是主动脉夹层开放手术、腔内隔绝手术术后的严重并发症，表现为截瘫或下肢轻瘫，严重影响患者的生活质量和预后。

截瘫是主动脉外科手术中灾难性的并发症，造成患者术后生活质量的严重下降。

二、流行病学

国内外报道主动脉夹层术后截瘫发生率约为4%~20%。李氏报道主动脉夹层动脉瘤手术后的截瘫的发生率为6.6%~10%。

有学者统计其所在医院2014年1月至2015年12月，接受手术治疗的患者330例，其中2例患者发生围术期脑血管事件导致昏迷未能判断是否存在脊髓缺血性损伤，其余328例患者中明确诊断脊髓缺血性损伤共19例。A型主动脉夹层术后脊髓损伤发生率为5.79%。

三、病因

在主动脉手术中发生截瘫的危险因素由以下4种独立的因素相互作用而决定：①脊髓血供中断的时期和程度；②神经组织的新陈代谢率；③脊髓血运重建失败；④术后缺血再灌注损伤。

术中脊髓保护的措施可以概括为单纯机械性和单纯药物性2种，前者如完全体外循环、暂时性左心转流、脑脊液排放、肋间动脉的再植入等；后者如血管扩张剂、氧自由基清除剂、氟碳等灌入蛛网膜下腔。深低温对脊髓保护很关键，既能明显降低脊髓的新陈代谢率，延长脊髓对缺血的耐受时限，降低脊髓液中的乳酸浓度，又能抑制起异化作用的氨基酸释放入细胞外区，导致不可逆的神经损害。肋间动脉和（或）腰动脉再植入则因置换胸、腹主动脉的范围而选用不同的重建方法，包括人工血管补片缝合、直接植入及大斜角端端吻合等。胸腹主动脉手术时保护Adamkiewicz动脉对保护脊髓功能具有重要作用。

四、病理生理

脊髓的缺血性损伤发生机制可能为：

1.动脉内膜撕裂至肋间动脉，致脊髓的滋养动脉闭塞，从而引起脊髓缺血损伤。

2.覆膜支架释放时要将血压降至50.25~69.76mmHg，休克时间过长可引起脊髓滋养动脉低灌注，造成脊髓的缺血损伤。

3.覆膜支架阻断胸腰段脊髓的主要供血动脉。

五、临床表现

脊髓缺血性损伤的临床表现主要包括运动障碍及感觉障碍。

六、诊断

根据临床症状和神经系统检查可诊断。

七、治疗

（一）基础治疗

目前主要的治疗方法包括脑脊液引流、系统使用糖皮质激素、控制血压、脱水利尿。

脑脊液引流（Cerebrospinal Fluid Drainage，CSFD）被认为是逆转神经损害最为有效的方法。常规行0.5%利多卡因局部麻醉下L3/4或L4/5椎间隙穿刺置管，置入硬膜外管进行引流。

（二）针灸治疗

1.体针疗法

治则：疏通督脉、调和气血，以针刺为主，平补平泻。

处方：以督脉经穴，华佗夹脊穴和下肢三阳经腧穴为主。脊髓损伤段后背投影的上、下1~2个棘突的督脉穴及夹脊穴、环跳、委中、阳陵泉、足三里、悬钟。随症选穴：上肢瘫痪加肩髃、曲池、手三里、外关、合谷疏通上肢经络之气；下肢瘫痪加秩边、风市、丰隆、太冲疏通下肢经络之气；大便失禁加长强、大肠俞调理肠道；小便失禁加中极、关元、肾俞、膀胱俞补肾固脬；小便不通加气海、关元、阴陵泉调理膀胱、利尿通便。

操作方法：穴区常规消毒。督脉穴，斜刺（0.8±0.2）寸；夹脊穴，斜刺（0.8±0.2）寸；环跳，直刺（2.5±0.5）寸；委中，直刺（1.2±0.3）寸；阳陵泉，直刺（1.2±0.3）寸；足三里，直刺（1.5±0.5）寸；悬钟，直刺（1.2±0.3）寸。

方义：截瘫病人针刺督脉直达病所，既能培补真阳，又可以疏通经气使之上下贯通，阳气通达，则截瘫可愈，故治瘫首取督脉。选用华佗夹脊穴，以调理上下肢阴阳平衡，疏通脏腑气血；选用足阳明胃经穴位，调胃健脾、养血荣筋，取"治痿独取阳明"之意；足少阳胆经穴，疏肝胆之气以荣筋利节；足太阳膀胱穴调脏腑之气机以益气和营。环跳、委中、阳陵泉、足三里可调理经气、舒筋活络，对肢体运动功能恢复有较好作用；悬钟为髓会，是治疗下肢痿痹的常用穴。

2.其他疗法　芒针、电针、头针、穴位注射等。

八、预后

小样本临床观察针灸治疗主动脉夹层术后脊髓损伤截瘫疗效可观，针灸介入的施行改良象鼻主动脉弓置换术后出现截瘫的10例患者，经脑脊液引流、针灸治疗后康复出院；治疗施行腔内修复术后出现截瘫的6例患者，经脑脊液引流、针灸治疗后4例治愈出院。

（肖学伟）

参考文献

［1］尚蔚，刘楠，闫晓蕾，等.A型主动脉夹层手术后早期并发症分析［J］.心肺血管病杂志，2011，30（3）：183-186.

［2］韩向军，徐克.B型主动脉夹层腔内修复治疗的荟萃分析［J］.介入放射学杂志，2011，20，（7）.530-533.

［3］李滨，孙立忠，赵鑫，等.支架象鼻技术治疗胸主动脉夹层动脉瘤早中期效果Meta分析［J］.山东大学学报，2010，48（6）：92-99.

［4］楚军民，卫金花，张海涛，等.A型主动脉夹层术后脊髓缺血性损伤的病例特征［J］.中国分子心脏病学杂志，2016，（2）：1640-1642.

［5］付树英，葛圣金.术后恶心呕吐的机制与防治研究进展［J］.上海医学，2016，39（6）：243-247.

第六章　骨科手术后并发症的针灸诊疗

现代骨科手术大致分为四部分：脊柱手术、关节手术、肿瘤手术和创伤手术。手术后并发症是骨科手术后常见的问题之一，在所有骨科手术中，术后并发症有近50种。其中各类骨科手术后具有共性的并发症情况有术后感染、神经损伤、血管损伤、血肿形成、运动功能障碍、术后疼痛、血栓形成、脂肪栓塞、局部瘢痕形成、软组织粘连、肺栓塞、压疮、术后症状加重等。

不同类的骨科手术也有各自不同的并发症。其中脊柱手术后并发症有脊髓损伤、输尿管损伤、硬脊膜损伤、脑脊液漏、食管瘘、肠麻痹、腹膜损伤、过敏反应、骨水泥致心脏骤停等；关节手术后并发症包括手术后复发脱位、创伤性关节炎、双下肢不等长、髌骨关节病、下肢深静脉血栓、假体松动、关节镜术后形成滑膜疝、损伤性骨化、缺血性坏死、关节僵化等；骨肿瘤术后并发症有肿瘤复发、病理性骨折、疼痛等；骨创伤术后并发症有骨折愈合延迟或不愈合、内固定松脱或断裂、缺血性坏死、瘘管形成、骨溶解、异位骨化、畸形复合等。

常见骨科术后并发症的原因

1.周围神经损伤　术后周围组织充血、水肿、粘连等对周围神经形成刺激和损伤。

2.脊髓损伤　为脊柱骨折和脱位的严重并发症，多见于脊柱颈段和胸腰段损伤手术后，仍出现损伤平面以下截瘫或感觉运动功能障碍。多因为损伤过于严重导致。

3.下肢深静脉血栓　多见于骨盆骨折或下肢骨折，下肢长时间制动，静脉血回流缓慢，加之创伤所致血液高凝状态，因此血栓形成较为常见。

4.创伤性关节炎　关节内骨折，关节面遭到破坏，骨愈合后使关节面不平整，长期磨损易引起创伤性关节炎，致使关节活动时出现疼痛。

5.损伤性骨化　又称骨化性肌炎。由于关节扭伤、脱位或关节附近骨折，骨膜剥离形成骨膜下血肿，处理不当使血肿扩大，血肿机化并在关节附近软组织内广泛骨化，造成严重关节运动功能障碍。

6.关节僵化　指患肢长时间固定，静脉和淋巴回流不畅，关节周围软组织中浆液纤维性渗出和纤维蛋白沉淀，发生纤维粘连，并伴有关节囊和周围肌萎缩，致使关节运动功能障碍。

针灸治疗对于骨科手术后并发的神经损伤，运动功能障碍和术后疼痛等症状效果明显。针灸治疗通过针刺特定的局部穴位和远端穴位，能够调节气血，具有活血化瘀、疏经通络、行气止痛的功效，对神经受损、血栓、软组织损伤后粘连形成等症状均有良好效果。

第一节　腰椎间盘术后致马尾神经综合征

一、概述

腰椎间盘术后致马尾神经综合征（Cauda Equine Syndrome，CES）是腰椎间盘手术中操作不当或术后血肿、椎管内瘢痕组织形成、感染等原因所致马尾神经受损（具体指脊髓所发出的，位于椎管内脊髓圆锥以下的腰、骶、尾神经根受损）所引发的一系列复杂症状和体征的症候群，主要临床表现以鞍区感觉、括约肌功能、性功能三大障碍为主。

二、流行病学

腰椎间盘术后马尾综合征是一种严重的术后并发症。国外文献报道，腰椎间盘术后出现马尾神经综合征的发生率为0.2‰~2‰。国内目前文献报道较少，有报道发生率为5.8‰。

三、病因

1.术中马尾神经急性损伤。术中硬脊膜损伤（撕裂），马尾神经暴露，器械撞击，尤其是负压吸引器将马尾神经吸入吸引管内，造成损伤。极少数病例因突出的椎间盘与硬脊膜前壁粘连而无法分离，在切开硬脊膜囊行椎间盘摘除时误伤马尾。

2.术后引流不畅，出现血块或水肿压迫马尾神经。

3.术后瘢痕组织过度增生，手术减压不彻底和术后瘢痕组织形成多节段的马尾神经的压迫，严重影响了马尾神经的血供，导致马尾神经综合征。

四、病理

马尾神经是指在脊髓圆锥以下的腰骶神经根称为马尾神经，马尾由L2~5、S1~5及尾节发出的共10对神经根组成。解剖横断面显示马尾神经的运动纤维排列在前侧（腹侧），而感觉纤维排列在后侧（背侧）。因此当损伤部位在马尾神经的前侧（腹侧）时，会导致运动功能障碍，而损伤马尾神经的后侧（背侧）时，会导致感觉神经功能障碍。

五、临床表现

CES的症状表现比较复杂，包括腰骶部的疼痛，可因咳嗽，打喷嚏或体位的改变而加重疼痛；下肢运动、感觉障碍，下肢反射减弱，可出现双下肢无力、软瘫，麻木的症状；鞍区感觉障碍，膀胱功能障碍（如尿失禁或尿潴留），大便失禁，性功能障碍等。

六、诊断

1.出现症状时均在腰椎间盘手术后，有明确诱因。

2.主要临床表现以鞍区感觉、括约肌功能、性功能三大障碍其中一个或多个症状及腰骶部疼痛等症状。

3.影像学改变。

脊髓造影：术前一般表现为突出物压迫硬膜囊，硬膜囊充盈缺损，形成凹形根袖缺失影；术后出现症状时，造影可见凹形加重或完全梗阻。

CT：术后常见硬膜外脂肪移位或缺失，椎管内可见异常软组织密度影（突出的椎间盘组织和后方的瘢痕组织）。

MRI、T2加强下可见硬膜囊后致密灰色软组织影，压迫硬膜囊，正常马尾神经分布消失，粘连不规则集聚。

CT和MRI均可见硬膜囊后瘢痕组织压迫，马尾神经不规则排列。

七、鉴别诊断

1.**坐骨神经痛** 坐骨神经痛主要以臀部疼痛和下肢痛为主要表现，症状出现或加重与活动有关，休息即明显缓解。有时可见臀肌萎缩，臀部深压痛及直腿抬高试验阳性，以单下肢症状多见，也可见于双下肢。无鞍区感觉障碍和括约肌功能障碍。

2.腓总神经损伤 腓总神经于腘窝沿股二头肌内缘斜向外下，经腓骨长肌两头之间绕腓骨颈，即分为腓浅、深神经。腓总神经损伤后会导致小腿前外侧伸肌麻痹，出现足背伸、外翻功能障碍，呈内翻下垂，以及伸趾功能障碍，和小腿前外侧和足背前、内侧感觉障碍。

八、治疗

（一）基础治疗

术后可给予患者地塞米松10mg静脉注射以缓解神经根水肿，同时给予营养神经药物；尿潴留及小便失禁者留置导尿管，关节持续被动活动以促进下肢功能恢复，足下垂者穿矫形器，并配合被动伸屈踝关节运动。若发现手术部位椎间隙狭窄，相应椎体后缘增生或腰椎管有明显的狭窄等必要时可行再次手术治疗。

（二）针灸治疗

1.体针疗法

治则：以疏经通络，活血化瘀为主。

处方：主穴：肾俞、大肠俞、次髎、委中、昆仑；随症配穴：下肢功能障碍加髀关、伏兔、梁丘、足三里、解溪；膀胱功能障碍加天枢、关元、中极、水道；鞍区功能障碍加环跳、长强、肛周阿是穴。

操作方法：穴区常规消毒后，选用30号毫针，肾俞、大肠俞、委中直刺（1.0±0.2）寸，次髎直刺（1.0±0.5）寸，昆仑直刺（0.5±0.2）寸均用平补平泻手法；下肢功能障碍时髀关、伏兔、梁丘、足三里直刺（1.0±0.5）寸，解溪直刺（0.7±0.2）寸用补法；膀胱功能障碍时关元直刺（1.0±0.5）寸用补法，天枢、中极、水道直刺（1.0±0.5）寸平补平泻；鞍区感觉障碍环跳直刺（2.5±0.5）寸，针刺时针尖向外生殖器及少腹方向。

每日针刺一次，每次留针20~30min，留针期间行针2~3次，均用中等强度捻转手法，捻转幅度2~3圈，捻转频率2~4个往复，每次行针5~10s，7次为1个疗程。

方义：腰椎间盘突出术后致马尾神经综合征属中医经络闭阻，气滞血瘀，因此治疗中以疏经通络，活血化瘀为治则。根据经络循行部位，故所选主穴以膀胱经穴肾俞、大肠俞、次髎、委中、昆仑等穴。"治痿独取阳明"，下肢无力感觉障碍用髀关、伏兔、足三里、解溪等足阳明胃经诸穴，以调节气血；气海、关元以调气补气，固遗止涩，天枢、中极、水道可通调水道，利水通便，共治膀胱功能障碍引起的小便不利等症状；环跳穴为足少阳、太阳二脉交会的穴位，针刺时针尖向外生殖器及少腹方向可治疗鞍区感觉障碍。

2.电针疗法

处方：根据病情不同分别在骶尾部、腹部或下肢选取穴位。

操作方法：针刺后加脉冲电，用连续波中强度刺激，每次20~30min。

3.灸法

处方：八髎、关元、中极等穴。

操作方法：将艾条插入艾灸盒，每个穴位灸30min。

九、预后

马尾神经完全性损伤时表现为膝关节及其以下诸肌受累，膝、踝关节及足部功能障碍，步态明显不稳；大、小便失禁；股部后侧、小腿后侧、足部及马鞍区感觉减弱或消失；肛门反射和跟腱反射消失，病理反射不能引出，阴茎勃起也有障碍时预后较差。不完全性马尾损害则仅表现为损伤的神经根支配区的肌肉运动和感觉区功能障碍，未受损伤的马尾神经仍能正常发挥感觉和运动功能时预后较好。

第二节　胸廓出口综合征前斜角肌切断与颈肋切除术后并发臂丛神经损伤

一、概述

胸廓出口综合征前斜角肌切断与颈肋切除术后并发臂丛神经节经损伤是指胸廓出口综合征手术后致周围神经损伤，出现上肢活动功能部分受限或者完全受限，并伴有不同程度疼痛的症状。臂丛神经损伤是较为常见的一种周围神经损伤，由于受损伤的部位神经肌肉等组织受损复杂，不易愈合康复，所以严重影响患者的健康和生活质量。

二、病因

1.手术过程中，视野不清时盲目用止血钳夹。

2.瘢痕或粘连组织时操作粗暴。

3.手术过程中对臂丛神经牵拉过度。

4.锐性分离刀锋切割损伤。

三、病理

胸廓出口综合征前斜角肌切断与颈肋切除术后并发臂丛神经损伤明显时，在肌电图（EMG）检查中神经根及其分支肌群显示有较多自发电活动，少数MUP，运动神经传导速度（MCV）及感觉神经传导速度（SCV）提示发生显著减缓，复合肌肉动作电位（CMAP）波幅低且潜伏期显著延长。

四、临床表现

臂丛神经上干损伤时，可致术后肩外展、屈肘功能障碍。在胸廓出口综合征前斜角肌切断时，需将臂丛神经拉向内侧，如用力不当，可能损伤臂丛神经上干。

臂丛神经下干损伤时，主要表现为患侧上肢酸痛、不适、无力、怕冷、手部麻木；同时可伴有患肢肌力差，手尺侧特别是前臂内侧针刺痛觉异常，还可能存在大、小鱼际肌萎缩。

全臂丛神经损伤时，可表现为上、中、下干均有受压的临床表现，大多数患者有颈肩部疼痛、不适和手麻痛，后逐渐出现上肢无力，及整个上肢感觉减退。

五、诊断

1.症状出现在胸廓出口综合征前斜角肌切断与颈肋切除术后，诱因明显。症状多表现为肩和上肢的疼痛，运动功能和感觉功能障碍，并伴有肌肉萎缩等症状。

2.结合神经电生理学检查。参考肌电图（EMG）的变化。

3.参考影像学检查。

六、鉴别诊断

1.**颈椎病** 颈椎病多见于40岁以上人群，多以颈肩部疼痛为主，也可见手部麻木疼痛；颈椎病很少有大小鱼际肌萎缩，没有血管受压体征；颈椎正侧位X射线片、颈椎MRI有助于确诊。

2.**下运动神经元病变－进行性肌萎缩症** 该病前臂内侧皮神经支配区无感觉障碍；尺侧腕屈肌常受损；尺神经传导速度减慢部位完全不同；无血管受压症状与体征。

七、治疗

（一）基础治疗

切割伤或钳夹伤致臂丛神经损伤严重时，可在显微镜下行修复手术；牵拉伤时可配合应用营养神经药物。

（二）针灸治疗

胸廓出口综合征前斜角肌切断与颈肋切除术中牵拉造成臂丛神经损伤时，可进行针灸治疗恢复。

1.体针疗法

治则：以活血行气，通络止痛为主。

处方：主穴：曲池、极泉、外关、合谷、云门。配穴：肩井、肩贞、肩髎、臂臑、手三里。

操作方法：穴区常规消毒后，选用30号毫针，曲池直刺（1.0 ± 0.5）寸，外关、合谷（0.5 ± 0.2）寸均用平补平泻手法；针刺极泉时避开腋动脉，直刺（0.5 ± 0.2）寸使整个腋窝有酸胀感，有麻电感向前臂或指端放散；上肢感觉功能障碍时，针刺云门穴时，嘱患者双手叉腰或肩关节外展，取肩胛骨喙突上方，锁骨下窝凹陷处，直刺（1.0 ± 0.5）寸，产生向手臂或手指尖有放电样针感为宜；局部疼痛明显时，针刺阿是穴，以泻法为主，出现局部肌肉萎缩时，用补法。

每日针刺一次，每次留针20~30min，留针期间行针2~3次，均用中等强度捻转手法，捻转幅度2~3圈，捻转频率2~4个往复，每次行针5~10s，7次为1个疗程。

方义：胸廓出口综合征前斜角肌切断与颈肋切除术后并发臂丛神经损伤属中医经络闭阻，气滞为主，因此治疗中以疏经通络，行气止痛为治则。根据经络循行部位，故所选以手阳明经和手少阳经为主。

2.电针疗法　根据病情不同分别选取穴位，针刺后加脉冲电，用连续波中强度刺激，每次20~30min。

八、预后

胸廓出口综合征前斜角肌切断与颈肋切除术后并发臂丛神经损伤，切割伤或钳夹伤致臂丛神经损伤严重时，容易造成上肢功能受限或完全消失；术中牵拉造成臂丛神经损伤时，可通过针灸及其他方式治疗恢复，预后较好。

第三节 胫骨平台骨折术后关节僵化

一、概述

胫骨平台骨折（Fracture of Tibial Plateau，FTP）多是由直接暴力或间接暴力引起。当膝关节内侧或外侧遭受暴力的撞击，或坠落造成的压缩暴力等均可导致胫骨髁骨折。由于胫骨平台骨折术后伸肌结构瘢痕的形成，膝关节纤维化常导致关节僵化。其主要表现为膝关节活动度减弱。关节僵化是胫骨平台骨折术后的常见并发症，其发生率约占4.4%。

二、病因

1.创伤本身引起关节面及周围辅助结构破坏。

2.手术靠近关节处，损伤关节囊或周围韧带。

3.内外固定不当或外固定时间过久。

4.功能锻炼不到位，为尽早进行锻炼或拆除外固定后害怕疼痛不敢进行有效锻炼。

三、病理

胫骨上端与股骨下端形成膝关节。与股骨下端接触的面为胫骨平台，有两个微凹的凹面，并有内侧或外侧半月板增强凹面，与股骨髁的相对面形成运动轨迹，并增加膝关节的稳定性。由于胫骨平台内外侧分别有内、外侧副韧带，平台中央有胫骨粗隆，其上有交叉韧带附着，当胫骨平台骨折时，常发生韧带及半月板的损伤。周围结构的损伤及术后伸肌瘢痕的形成，从而造成膝关节僵化。

四、临床表现

胫骨平台骨折术后关节僵化临床表现主要以胫骨平台周围半月板及韧带损伤，术后局部肌肉或韧带修复过程中瘢痕组织形成，膝关节活动度受限明显。通常认为膝关节固定超过3~4周就会形成一定程度的关节僵化。因此关节僵化是胫骨平台骨折术后最常见的并发症之一。

五、诊断

1.出现症状时均在胫骨骨折术后，有明确诱因。

2.主要临床表现以膝关节运动功能障碍，活动范围明显受限。

3.膝关节局部及周围可有瘢痕或组织纤维化形成。

六、鉴别诊断

创伤性骨关节炎 创伤引起膝关节面受损导致关节面毛糙，膝关节运动发生改变，导致膝关节不稳定或下肢轴向对线不良是创伤性关节炎发生的重要原因。其症状主要以关节疼痛和畸形为主。

七、治疗

（一）基础治疗

可给予理疗如蜡疗、超短波治疗和关节松动，必要时可行关节成形术。

（二）针灸治疗

1.体针疗法

治则：以疏经通络，活血化瘀为主。

处方：主穴：梁丘、血海、足三里、阳陵泉、犊鼻、外膝眼。配穴：委中、三阴交、阿是、四强、鹤顶。

操作方法：穴区常规消毒后，选用30号毫针，所选梁丘、血海、足三里、阳陵泉、内外膝眼穴位直刺（1.0 ± 0.5）寸均用平补平泻手法。

每日针刺一次，每次留针20~30min，留针期间行针2~3次，均用中等强度捻转手法，捻转幅度2~3圈，捻转频率2~4个往复，每次行针5~10s，7次为1个疗程。

方义：胫骨平台骨折术后关节僵化属中医经络闭阻，气滞血瘀，因此治疗中以疏经通络，活血化瘀为治则。术后伸肌挛缩，韧带瘢痕增生，治法多以舒筋活血，根据症状局部选穴。

2.其他疗法 可配合膝关节局部隔药灸或中药熏洗，以增强舒筋活血效果。

八、预后

胫骨平台骨折术后关节僵化的恢复程度首先决定于局部损伤程度，局部组织损伤程度越严重，关节僵化程度越高。术后尽早进行治疗和功能锻炼，对后期症状缓解有较大帮助。

第四节　胫骨平台骨折术后创伤性关节炎

一、概述

胫骨平台骨折术后创伤性关节炎是当膝关节内侧或外侧遭受暴力的撞击，或坠落造成的压缩暴力等因素导致胫骨髁骨折时，由于韧带撕裂，半月板损伤，关节面塌陷及骨折移位造成膝关节不稳定或下肢轴向对线不良等原因而形成的继发性关节炎。其主要表现为膝关节疼痛剧烈，功能严重障碍。创伤性关节炎是胫骨平台骨折术后的最为常见并发症之一，其发生率较高，约占10.2%。

二、病因

1.创伤本身引起关节囊、滑膜及韧带等组织结构破坏。

2.关节复位不良，造成关节面不平整，膝关节不稳定。

3.关节内出血及纤维粘连。

三、病理

胫骨上端与股骨下端形成膝关节。与股骨下端接触的面为胫骨平台，有两个微凹的凹面，并有内侧或外侧半月板增强凹面，与股骨髁的相对面形成运动轨迹，并增加膝关节的稳定性。由于胫骨平台内外侧分别有内、外侧副韧带，平台中央有胫骨粗隆，其上有交叉韧带附着，当胫骨平台骨折时，常发生韧带撕裂、半月板损伤、关节面塌陷及骨折移位造成膝关节不稳定或下肢轴向对线不良。这是创伤性关节炎形成的主要原因。

四、临床表现

胫骨平台骨折术后创伤性关节炎临床表现主要以胫骨平台周围半月板及韧带损伤，膝关节稳定性被破坏，关节疼痛剧烈，功能障碍受限明显。还可出现关节反复肿胀，疼痛持续并逐渐加重，关节积液、畸形和关节内游离体，关节活动时出现粗糙摩擦音等症状。创伤性关节炎是胫骨平台骨折术后最常见的并发症之一。

五、诊断

1.出现症状时均在胫骨骨折术后，有明确诱因。

2.早期膝关节酸痛感明显，关节运动功能受限。

3.后期关节可有肿胀，活动时可出现粗糙摩擦感，可出现关节交锁或关节内游离体，关节变形。

4.影像学检查，X线可见关节间隙变窄，软骨下关节面硬化，关节边缘有程度不等骨刺形成。严重时可出现关节面不整，骨端变形。

六、鉴别诊断

膝关节退行性关节炎　又称膝关节肥大性关节炎，多见于老年人。主要表现膝关节开始活动时疼痛明显，稍活动后疼痛减轻，然而负重和膝关节活动过多时，疼痛又会加重。是膝关节退行性变的一种表现。与胫骨平台骨折术后并发创伤性关关节炎鉴别时明确是否有外伤史和手术史。

七、治疗

（一）基础治疗

可给予理疗如蜡疗、超短波治疗和关节内注射玻璃酸钠。若保守治疗无效，关节疼痛剧烈，功能受损严重可行关节融合术或全膝关节置换术。

（二）针灸治疗

1.体针疗法

治则：以疏经通络，活血化瘀为主。

处方：梁丘、血海、阳陵泉、犊鼻、外膝眼、阴陵泉。

操作方法：穴区常规消毒后，选用30号毫针，所选梁丘、血海、阳陵泉、犊鼻、外膝眼、阴陵泉等穴位直刺（1.0±0.5）寸，均用平补平泻手法。

每日针刺一次，每次留针20~30min，留针期间行针2~3次，均用中等强度捻转手法，捻转幅度2~3圈，捻转频率2~4个往复，每次行针5~10s，7次为1个疗程。

方义：胫骨平台骨折术后创伤性关节炎属中医经络闭阻，气滞血瘀，因此治疗中以疏经通络，活血化瘀为治则。

2.其他疗法　可配合膝关节局部隔药灸或中药熏洗，以增强舒筋活血效果。隔药灸属于针灸治疗的方法之一。

八、预后

胫骨平台骨折术后创伤性关节炎的恢复程度首先决定于局部损伤程度，

局部组织损伤程度及关节平面损伤越严重，恢复越缓慢。术后尽早进行治疗和功能锻炼，对后期症状缓解有较大帮助。

第五节　腰椎间盘手术后并发腰背肌衰弱综合征

一、概述

腰背肌衰弱综合征常见于腰椎后路手术后，由于腰背肌萎缩继发腰椎不稳，局部韧带、肌肉、椎间小关节及其他软组织损伤而产生的一系列腰腿痛症候群。腰背肌肉衰弱综合征是腰椎后路手术后常见的并发症，有报道其发生率可达10.45%。

二、病因

1.腰椎后路手术破坏多节腰椎后柱结构。

2.手术切口过长，过多的损伤腰神经背支，使其支配的肌肉发生萎缩。

3.手术对局部肌肉韧带等软组织形成一定损伤，术后未能及时进行锻炼，导致肌力下降，肌肉衰弱。

三、病理

从解剖排列上肌肉可分为两组：直接作用于腰脊柱的肌肉与间接作用于腰脊椎的肌肉。直接作用于腰脊柱的肌肉包括：①背肌：浅层有背阔肌、后下锯肌，深层有骶棘肌、横突棘肌、横突间肌、棘突间肌；②腰肌：腰方肌、腰大肌。间接作用于腰脊柱的肌肉包括：①腹前外侧肌：腹直肌、腹内斜肌、腹外斜肌、腹横肌；②臀肌：臀大肌；③骨后肌：肱二头肌、半腱肌、半膜肌。从主要功能上看，上述肌肉可分为背伸肌、前屈肌、侧屈肌及旋肌。在不同收缩组合时，各肌共同完成腰脊柱的各种运动。

腰椎神经的背支向后走行，在关节突峡部附近穿过横突间韧带分为两支，内侧支支配该平面小关节及相邻上下平面的小关节，外侧支分布支配该平面腰背的肌肉和皮肤。在脊柱后路手术中，若损伤背支的外侧支神经或直接损伤腰背部肌肉或韧带，则会使该平面腰背肌肉发生萎缩，导致腰背肌衰弱综合征的发生。

四、临床表现

腰椎间盘术后腰背肌衰弱综合征的临床表现为腰椎后路手术后腰背部反复发作有酸软、乏力、疼痛等感觉，在需要肌肉支持的坐立或站立的动作时症状加剧。严重者有神经损伤症状和腰背部肌肉萎缩及肌力下降。

五、诊断

1.出现症状时均在腰椎间盘后路手术后，有明确诱因。

2.主要临床表现以反复发作或持续性腰背痛，坐骨神经痛及其他神经损害症状，在活动或需要肌肉支持的坐位及站位情况下加重。也会出现腰背部肌肉萎缩，肌力下降的症状。

3.CT、椎管造影、MRI等影像学检查正常，无法用神经根受压或损伤解释，但手术临近段面背部肌肉存在失神经性萎缩现象。

六、鉴别诊断

腰肌劳损　又称功能性腰痛、慢性下腰损伤、腰臀肌筋膜炎等，实为腰部肌肉及其附着点筋膜或骨膜的慢性损伤性炎症，是腰痛的常见原因之一，主要症状是腰或腰骶部胀痛、酸痛，反复发作，疼痛可随气候变化或劳累程度而变化，如日间劳累加重，休息后可减轻时轻时重。腰部有压痛点，多在骶棘肌处，髂骨脊后部、骶骨后骶棘肌止点处或腰椎横突处。其诊断要点为慢性长期劳累史。

七、治疗

（一）基础治疗

腰椎手术后要加强腰背部肌肉的锻炼，同时避免腰部过重负荷体力劳动。

（二）针灸治疗

1.体针疗法

治则：以疏经通络，补气养血为主。

处方：肾俞、大肠俞、委中、阿是穴及相应节段的背俞穴。

操作方法：穴区常规消毒后，选用28~30号毫针，肾俞、大肠俞及相应背俞穴直刺（0.7±0.2）寸，委中直刺（1.0±0.5）寸所选穴位均补法。

每日针刺一次，每次留针20~30min，留针期间行针2~3次，均用中等强度捻转手法，捻转幅度2~3圈，捻转频率2~4个往复，每次行针5~10s，7次为1个疗程。

方义：腰椎间盘术后并发腰背肌衰弱综合征，属于中医气血亏虚，术后腰背部肌肉萎缩，支撑无力，因此治疗中补气养血为治则。

2.其他疗法 可配合电针，以增强补气养血效果。

八、预后

腰椎间盘术后并发腰背肌衰弱综合征的恢复程度首先决定于腰椎后柱结构的破坏程度以及腰神经背外侧支的损伤程度。术后尽早对腰背肌进行治疗和功能锻炼3个月以上，并避免重体力劳动，对后期症状缓解有较大帮助。

第六节　腰椎间盘术后并发神经根损伤

一、概述

腰椎间盘术后并发神经根损伤，是指椎间盘突出症患者的神经根因机械压迫及髓核化学刺激而产生的充血、水肿、粘连等不同程度的改变及手术中操作不当引起的损伤。

二、病因

1.术后周围组织充血、水肿、粘连等对神经根形成刺激和损伤。

2.术中探查或取椎间盘组织时，必然要推拉神经根，若牵拉时间过长或过猛，会使神经根缺血或挫伤神经根。

3.手术时常常向外侧扩大骨窗或合并侧隐窝狭窄时，使用骨凿或咬骨钳操作时易使前方的神经根不同程度挫伤或断裂。

4.椎管内出血时使用电凝血不当，常烧伤神经根从而造成损伤。

5.麻醉药物导致神经根损伤，一般是椎管内麻醉药物局部浓度过高引起。

三、病理

神经根是指周围神经与脑或脊髓的连接部，是人体各种发射条件必须要经过的部位。每一对脊神经都有一对前根和一对后根，前、后根在椎间孔处汇合为脊神经。前根属运动性，后根属感觉性。因此腰神经根损伤后其所支配区域肌肉和皮肤会出现运动功能障碍或感觉功能障碍。

四、临床表现

腰椎间盘术后并发神经根损伤的临床表现除有局部疼痛或感觉异常以外，腰3神经根损伤时仅在大腿外侧及前面出现感觉减退或者过敏，疼痛从臀部后面放射到股骨粗隆，大腿前、外侧、股骨下端及内踝部，膝腱反射减弱或消失；腰4神经根损伤时，臀部外侧，股骨外上至膝关节前面，小腿前内侧至足的内面出现感觉障碍，且以下段明显，疼痛沿此分布区自臀部向足弓放射，同时伴有股四头肌及胫骨前肌麻痹；腰5神经根伤时，小腿外侧、足跟背面、踇趾背面及外侧感觉减退，疼痛自臀后经大腿、膝关节、小腿外侧斜向足背放射至踇趾；腰4~5神经根伤时，除有腰4和腰5神经根损害的各自表现外，尤为小腿外侧面至足背的感觉障碍突出，伴有足趾背屈障碍，尤以踇趾背屈障碍为著。

五、诊断

1.出现症状时均在腰椎间盘手术后，有明确诱因。

2.主要临床表现以运动功能障碍和感觉功能障碍为主，叩击试验（Tinel征）即按压后叩击神经干，局部出现针刺性疼痛并有麻痛感向该神经支配区放射，可以判断损伤神经根。

3.神经电生理检查：肌电检查和提干诱发电位对于判断神经损伤的部位和程度具有重要作用。

六、鉴别诊断

马尾神经损伤　马尾神经损伤后常见肛门会阴部及下肢出现异感、烧灼样痛，严重者有大小便障碍。马尾神经根损害时，也可以表现为腰2以下各种神经损害症状。全马尾损害时，感觉障碍分界清楚，上界前为腹股沟，后为髂骨上端的水平线，在此以下，臀部、会阴及下肢全部出现感觉障碍.

七、治疗

（一）基础治疗

神经根损伤的治疗原则是尽可能早的进行恢复治疗。一般应用必要的营养神经药物和物理疗法及适当的功能锻炼，防止肌肉萎缩。

（二）针灸治疗

1.体针疗法

治则：以疏经通络，活血化瘀为主。

处方：主穴：肾俞、委中、腰阳关、环跳、昆仑。随症配穴：下肢功能障碍加髀关、解溪、阳陵泉、足临泣、足三里。

操作方法：穴区常规消毒后，选用30号毫针，肾俞、腰阳关、昆仑直刺（0.7±0.2）寸，委中直刺（1.0±0.5）寸，环跳直刺（2.5±0.5）寸，所选穴位均用平补平泻手法；鞍区感觉障碍环跳针刺时针感可放射至下肢或脚趾。足三里、阳陵泉直刺（1.5±0.5）寸，髀关直刺（1.0±0.5）寸，解溪、足临泣直刺（0.7±0.2）寸。

每日针刺一次，每次留针20~30min，留针期间行针2~3次，均用中等强度捻转手法，捻转幅度2~3圈，捻转频率2~4个往复，每次行针5~10s，7次为1个疗程。

方义：腰椎间盘突出术后并发神经根损伤属中医经络闭阻，气滞血瘀，因此治疗中以疏经通络，活血化瘀为治则。"经脉所过，主治所及"根据经络循行部位，根据症状局部选穴，故所选以膀胱经和胆穴为主。当大腿外侧及前侧出现感觉异常时选用环跳、髀关等穴位；当小腿外侧和足背出现感觉异常时选用足三里、阳陵泉、昆仑、足临泣；足趾背屈障碍时加解溪穴。

2.电针疗法　根据病情不同分别在骶尾部、腹部或下肢选取穴位，针刺后加脉冲电，用连续波中强度刺激，每次20~30min。

八、预后

腰椎间盘手术后并发神经根损伤，除了麻醉药物所致的损伤外，其他损伤较轻者可完全恢复或部分恢复，神经根损伤较重者，预后不良。

第七节　踝部骨折术后小腿肌肉萎缩

一、概述

踝部骨折术后小腿肌肉萎缩主要是指横纹肌营养不良，从而导致人体肌肉体积逐渐缩小，远低于正常水平，严重的情况下，甚至会造成肌纤维变细或者消失。

小腿肌肉萎缩对于患者而言，造成的影响是全方位的，一旦人体小腿部位发生不同程度的问题，患者将很难行走，在这种情况下，如果患者得不到及时有效的诊断治疗，很有可能造成终身残疾。大量研究证明电针刺激具有延迟肌肉萎缩的作用，在用于失神经支配骨骼肌萎缩的治疗方面有较为满意的效果。

二、流行病学

踝关节骨折是当前医学临床创伤骨科中最为常见的一种关节内骨折，该骨折占到了患者全身骨折的3.92%。据统计，踝部骨折术后10%的患者会出现不同程度的并发症。

三、病因

患者踝关节骨折术后，为了使骨折处尽快恢复，多要求患者运动制动或运动过程中下肢肌肉不负荷重量。因此患者需卧床或限制手术下肢活动数月时间，从而造成踝关节术后小腿肌肉萎缩。

四、病理生理

小腿肌肉组织长时间不活动，或者活动量较之前明显减少，造成退行性改变，进而导致下肢组织内神经感受器丧失了最基本的刺激性，即向心性刺激或离心性刺激冲动减少，甚至呈现消失状态，造成小腿部位血液供应严重不足以及组织代谢大幅度降低，小腿横纹肌营养不良，从而导致小腿骨骼肌体积逐渐缩小至远低于正常水平，严重情况下甚至会造成肌肉纤维或者消失。

五、临床表现

小腿肌肉萎缩表现为横纹肌营养不良，肌肉体积较正常缩小，肌纤维变细甚至消失。主要临床表现为肌肉重量和体积减少，肌纤维直径（以横截面积计算）缩小；同时肌纤维类型也发生改变，表现为慢肌纤维数量减少而快肌纤维数量增加。

六、诊断

肌肉结构形态的变化，如小腿部肌肉的重量和体积减少，肌纤维类型和肌肉超微结构的改变等。而且小腿部肌肉的生化代谢与功能活动也可发生明显的变化如血清肌酸激酶增高，乙酰胆碱酯酶增高。

MRI表现：肌肉萎缩的相应脊髓节段发生萎缩性病变等；肌电图：发生巨大电位、纤颤电位，但运动神经传导速度大部分正常；脑脊液检查腰部穿刺脑脊液成分及压力无明显异常。

七、治疗

（一）基础治疗

踝关节骨折术后治疗主要是康复治疗。

1.主动运动训练 如果术后24~48h切口正常，可以在医师指导下进行足趾的屈伸活动；术后1~2周可在双拐支撑下进行不负重行走，并可进行踝关节的屈伸及趾屈伸静力性收缩练习；术后6周，通过X线检查，患者可根据医师的指导做进一步主动运动训练，可增加踝背伸、跖屈、内外翻等练习，并可在双拐支撑下进行部分负重，逐渐过渡到单拐负重直到完全负重。

2.持续性被动运动 踝关节骨折术后应积极进行持续性被动运动，可减轻疼痛，改善关节活动度，防止其退行性变化，获得更好的关节功能。

3.关节松动技术 可明显改善踝关节骨折患者经过长期石膏固定后出现的疼痛、肿胀、僵硬、肌肉萎缩等症状。并且直接牵拉了关节周围的软组织，故可以保持或增加其伸展性，改善关节活动范围。

4.物理因子治疗技术 踝关节骨折术后常用的物理因子治疗技术包括电疗法、超声波疗法、磁疗法、光疗法等。

5.矫形器 常见的踝足矫形器主要包括全接触踝足矫形器、带踝关节铰链的塑料踝足矫形器、金属条踝足矫形器、免荷踝足矫形器和软性踝足矫形器五种，均可用于踝关节扭伤、稳定性骨折、术后和康复等。

（二）针灸治疗

1.体针疗法

针刺取穴主要以手足阳明经、膀胱经为主。

处方：足三里、外丘、丰隆、三阴交、筑宾、地机。

操作方法：穴区常规消毒后，选用30号毫针，足三里直刺（1.5±0.5）

寸，丰隆直刺（1.2±0.2）寸，地机直刺（1.2±0.2）寸，三阴交直刺（1.2±0.2）寸，外丘直刺（0.4±0.2）寸，筑宾直刺（0.6±0.2）寸，所选穴位均用平补平泻手法。

每日针刺一次，每次留针20~30min，留针期间行针2~3次，均用中等强度捻转手法，捻转幅度2~3圈，捻转频率2~4个往复，每次行针5~10s，7次为1个疗程。

方义：足三里穴对应的为胫骨前肌，外丘穴对应的为腓骨长短肌，丰隆穴对应的为趾长伸肌，足拇长屈肌、胫骨后肌趾长屈肌对应的为三阴交穴，筑宾穴对应的为小腿三头肌，地机对应的为比目鱼肌。

2.电针疗法 在术后1周后即可在小腿肌肉相对应的穴位电针治疗。类针灸有止痛、松解粘连、舒筋活络的原理，使挛缩的肌肉松解，疼痛缓解，恢复肌肉弹性，电刺激可以促进萎缩肌肉发生等长收缩，改善血液循环，有助于维持肌肉正常的张力和肌紧张取穴。

3.耳针疗法

处方：踝、坐骨神经、肾、交感、内分泌。

操作方法：每次选用3~5穴，中等强度刺激。每次留针30min，留针期间行针2~3次，每日针刺1次。

八、预后

踝部骨折术后，由于长时间的制动，造成小腿周围各个肌肉出现不同程度的失用性萎缩。预防和治疗的措施主要以康复治疗为主，常规的康复运动治疗虽然能一定程度的缓解肌肉萎缩，但是由于患者个体差异的不同以及依从性等多方面的原因，多数均存在疗效不确定或不满意的结果。在常规康复运动治疗的基础上增加穴位电针治疗可以得到更为有效的预防治疗作用。

电针疗法可延缓肌萎缩及僵化进程。研究发现，健康肌肉与神经受损后所支配的肌肉在机体中是混合着的，后者往往需要更大刺激强度才能得到最有效的刺激；通用电针仪电刺激后首先引起健康肌肉的收缩，进一步加大刺激强度会造成健康肌肉的过度收缩。低频电刺激不但能抑制废用SOLI型肌纤维横截面积和肌原纤维及总蛋白质含量的减少以及快肌球蛋白的表达和糖酵解能力的增加，而且还能阻止其功能活动的损害，维持其正常的肌肉张力和肌紧张。

针灸能刺激巨噬细胞释放白细胞介素，从而起到抗炎和镇痛作用。针灸还可增强骨的力学性能，延迟钙的流失，增强胶原蛋白的活性等，对骨折愈合有重要意义。

（唐滨　葛晓彬）

参考文献

［1］苏连山.腰椎间盘术后马尾神经损伤综合征的处理［J］.中国社区医师，2010，（12）：28

［2］刘成，卡索，陈德玉，等.腰椎间盘突出症手术后马尾神经损伤综合征［J］.颈腰痛杂志，2003，（24）：33-34

［3］史建刚，贾连顺，袁文，等.腰椎间盘手术致马尾神经综合征的影像学分析［J］.中国矫形外科杂志，2001，（8）：91-92

［4］王亚军.臂丛神经损伤的临床诊治分析［J］.中国医药指南，2017，（15）：52-53.

［5］夏海，范晓华，焦兆德，等.胫骨平台骨折术后并发症的Meta分析.实用骨科杂志［J］.2015，21（11），993-997

［6］刘亚，邱金玉，赵相民，等.腰椎后路手术与腰背肌衰弱综合征.骨与关节损伤杂志［J］.1996，11（4）：204-206

［7］杜启军，蒋素珍，冯石莲，等.踝部骨折术后应用穴位对应肌肉电针疗法预防小腿肌肉萎缩的临床研究［J］.当代医学，2017，23（06）：21-22.

［8］Qin L, Appell HJ, Chan KM, et al.Electrical stimulation prevents immobilization atrophy in skeletal muscle of rabbits［J］. Arch phys Med Rehabill，1997，78（5）：512-517.

第七章　妇产科手术后并发症的针灸诊疗

妇产科手术种类繁多，主要包括普通妇科手术，如宫外孕手术、卵巢囊肿手术、子宫内膜异位症手术、子宫肌瘤剔除术、子宫切除术、阴道前后壁修补术、曼市手术、人工阴道手术、子宫颈手术；妇科计划生育手术，如人工流产术、腹部小切口绝育术、产后绝育术、腹腔镜绝育；助孕及内分泌手术，如腹腔镜取卵术、超声取卵、GIFT手术；妇科肿瘤手术，如宫颈癌手术、卵巢癌手术等；内窥镜手术，如腹腔镜手术、宫腔镜手术、阴道镜手术等；产科手术，有会阴侧切术、吸引器手术、产钳术、转胎术、剖宫产术等。

妇产科手术绝大多数手术效果是满意的，但如果适应证掌握不严，术前准备不够，手术方法不当，技术操作失误，术后处理欠妥等，均可导致并发症的发生。手术并发症往往比原发病更难处理，轻者增加患者痛苦，重者危及患者生命。如妇产科术后急腹症有术后腹腔出血、术后腹膜炎、术后肠梗阻（包括麻痹性肠梗阻和机械性肠梗阻）；常见并发症有术后泌尿系损伤、术后直肠损伤、术后创口愈合障碍、出血、感染（创面感染或盆腔感染）等。除了上述并发症，普通妇科手术可能出现的并发症有输卵管通液术后输卵管痉挛、子宫内膜异位症、输卵管积水、输卵管破裂等，阴道前后壁修补术后压力性尿失禁，曼市手术后尿失禁、性交困难，子宫颈手术后宫颈狭窄、不孕等，卵巢囊肿术后急性胃扩张、围绝经期综合征；计划生育术后最常见的并发症有术后月经异常、盆腔感染、子宫穿孔等，此外还有宫内节育器术后位置下移、异位妊娠等，人工流产术后吸宫不全、子宫穿孔、人工流产综合反应、不孕等；产科其他并发症有产科臀位助产术后新生儿臂丛神经损伤、剖宫产术后羊水栓塞、肠粘连、再次妊娠子宫旧瘢痕破裂等。

在诸多的妇产科并发症中，发生概率比较高且适宜采用针灸治疗的为妇产科术后麻痹性肠梗阻、术后泌尿系损伤引起的尿潴留、术后创口愈合障碍、卵巢囊肿术后围绝经期综合征、优生计划生育术后月经异常及急慢性盆腔炎、人流术后不孕等疾病。妇产科手术常导致气血耗伤、脏腑功能失调，或经脉损伤，气血津液运行失常，从而导致一系列并发症的发生。针灸具有调脏腑、通经络、益气血、除瘀滞的作用，对上述并发症具有较好的治疗作用。

第一节　宫颈癌根治术后尿潴留

一、概述

宫颈癌根治术后尿潴留是指宫颈癌手术后引起膀胱功能受损，以残余尿量增加为主要表现的疾病，一般术后2周仍不能自行排尿，或能自行排尿但残余尿量超过100ml者，或术后8h内患者不能排尿而膀胱尿量超过600ml即可诊断为该病。尿潴留是宫颈癌根治术后常见的并发症，可致膀胱过度膨胀和永久逼尿肌损伤。

二、流行病学

目前尚缺乏权威的流行病学调查，文献报道中因术者操作技术的差异及所用标准不同，宫颈癌根治术后尿潴留的发病率也相差很大，国内文献报道其出现率为4.39%~44.91%，国外文献报道发病率为3.8%~21.0%。

三、病因及危险因素

该病的主要病因为广泛手术切断位于宫底韧带和主韧带处支配膀胱的神经而发生神经性膀胱麻痹；或手术时广泛剥离膀胱，使膀胱壁神经受损，血液供应受影响，膀胱位置的改变等。患者的年龄、术前并发症、手术时间、静脉输注量、麻醉与镇痛等因素均可增加术后尿潴留出现的概率。有研究表明大于50岁的人群尿潴留风险增加2.4倍。全身麻醉药通过影响自主神经系统造成膀胱收缩无力，手术时间延长必定造成术中输液量的增加以及麻醉和镇痛的时间延长，从而导致尿潴留发生概率增加。

四、发病机制

本病发病机制主要是支配膀胱的神经受损。膀胱支配神经中的传入神经为内脏传入纤维，由膀胱壁发出（牵张感受器）传出神经，有交感神经、副交感神经和体神经组成。副交感神经的传出支一般起自S2~S4脊髓灰质中侧区，最后形成盆神经，其胆碱能受体分布膀胱体内。副交感神经的作用是收缩逼尿肌和舒张膀胱颈，实现排尿。交感神经起源于T11~L2/L3的胸腰段脊髓中侧核区，横穿腰神经节并加入到骶前神经。其相关肾上腺素能受体（包括α受体和β受体）的α受体主要分布在尿道和膀胱颈，β受体主要分布在膀胱体内。交感神经起放松逼尿肌和收缩尿道内括约肌的作用。手术引起相关神经受损，就会引起膀胱麻痹从而出现尿潴留。

五、临床表现

腹部膀胱区有胀痛感，不能自行排尿或尿量减少。腹部的不适感有时候会被麻醉效果所掩饰。查体可见小腹部浊音。

六、诊断

根据病史、症状、体征及辅助检查可以诊断该病。术后2周仍不能自行排尿，或能自行排尿但残余尿量超过100ml者，或术后8h内患者不能排尿而膀胱尿量超过600ml即可诊断为该病。尿量的估测可以通过以下3种方式。

1.体格检查　查体方面，叩诊最为常用，平脐的浊音估计尿量最少已达500ml。一般不主张深触诊，因为此操作不仅带来明显的不适，还可能由于疼痛引发迷走神经反射。

2.辅助检查　超声检查测定残余尿作为术后尿潴留的诊断方式，不同的超声仪器有不同的公式设定，一般测定尿液深度来估计膀胱各径线，然后相乘再辅助系数矫正来估计膀胱容量。

3.尿管导尿　尿管导尿即可以起到治疗作用，又有诊断意义，通过导尿量可以诊断该病。

七、鉴别诊断

1.肾功能衰竭　出现无尿症状并不一定都是尿潴留，如肾功能衰竭，肾脏不能产生足够的尿液也会表现为无尿，通过B超检查可进一步诊断。

2.膀胱颈部结石　膀胱内有尿潴留，下腹部有绞痛史，疼痛向大腿会阴部放射，疼痛当时或疼痛后出现肉眼血尿或镜下血尿。

3.膀胱肿瘤　尿潴留的同时伴有肉眼或镜下无痛性血尿是其特点，膀胱镜下取活检可以确定其性质。

八、治疗

（一）基础治疗

1.留置导尿管 术后常规留置导尿管2周。若每次自解小便200~300ml，或24h尿量在1500ml左右，估计膀胱功能恢复良好。但必须测残余尿量，若残余尿两次在50ml以内，表示膀胱功能恢复良好；若在50~100ml之间，白天拔出导尿管，夜间留置；若在100ml以上者，则昼夜留置尿管，每2~3h开放。

2.药物治疗 应用α受体拮抗剂，使用多沙唑嗪控释片（可多华）4 mg，每天1次或者应用坦洛新（哈乐）0.2mg，每天1次，均可以降低尿道与膀胱颈部内压，改善梗阻性尿潴留。有临床试验结果支持该法有效，需要注意其可能造成体位性低血压。还可以用M受体激动剂，为了拮抗阿片类受体可使用纳洛酮。

3.辅助治疗

（1）预防感染：膀胱冲洗把残留在膀胱最低处的脱落上皮冲洗出，并加有抗菌能力药物。但操作不当会造成人为严重感染，并可能会产生耐药菌株。故主张多饮水，增加尿量达到引流目的。

（2）盆底肌肉训练：自主、有效的提肛肌训练可增强盆底肌的作用，提高尿道括约肌的功能。使腹部、会阴、肛门同时收缩，使腹肌、盆底肌、肛门括约肌收缩加强，有利于尿道括约肌收缩，可促进膀胱功能的恢复。比如缩肛运动与排尿中断训练。

（3）物理疗法：热敷法使腹部、膀胱区局部血液循环加快，尿道括约肌松弛，并促使膀胱和尿道消肿，反射性刺激膀胱逼尿肌收缩，以促排尿。

（4）排便诱导排尿法：肛门注入开塞露刺激排尿。肛门括约肌与膀胱括约肌具有内在的协同作用，即排便腹压增加时肛门括约肌松弛，膀胱括约肌也松弛，尿液即可随之排出体外。

（5）生物反馈疗法：生物反馈法是通过特殊仪器辅助，让患者采取主动方式进行排尿。方法是膀胱注入无菌0.9%氯化钠液后夹闭尿管，做有意识排尿动作并同时观测自己膀胱内压变化。目标使患者用力时膀胱内压力达到60~100cm H_2O。此法容易建立正常排尿反射。训练时让患者协调动作，学会有效提高膀胱内压，提高逼尿肌的协调性。

4.中药治疗 该病属于中医"癃闭"的范畴，病位在膀胱，术后诸证多虚多瘀，故中药治疗以补肾益气，活血化瘀，通利小便为原则处方用药。

（二）针灸治疗

1.电针疗法

治则：健脾益肾，通利水道

处方：一组：关元、水道、阴陵泉、三阴交、太冲。二组：肾俞、膀胱俞、次髎。

操作方法：两组腧穴可交替应用。穴区常规消毒，采用30号针灸针，关元、水道斜向下刺（1.0±0.2）寸，平补平泻，使针感下传至外阴处；阴陵泉直刺（1.0±0.2）寸；三阴交向上斜刺（1.0±0.2）寸，平补平泻，使针感上传；太冲透涌泉的方向针刺（0.8±0.2）寸；肾俞、膀胱俞、次髎针刺（1.5±0.5）寸，使针感放射到前阴。

每日针刺1次，每次留针20~30min，留针期间行针2~3次，每次持续5~10s；或使用电针。

方义：本病病位在膀胱，与肝、脾、肾相关，关元、水道既属于局部取穴，根据"腧穴所在，主治所在"，关元、水道具有通利膀胱的作用，又有益气温阳利水的作用；阴陵泉具有健脾气、降浊阴、利水道的作用；三阴交是足三阴经的交会穴，可以疏调下焦气机，开闭通窍；太冲为肝经原穴，可以疏泄气机，以通利水道；肾俞、膀胱俞、次髎具有补肾益气，促进膀胱气化，通窍启闭的作用，同时该腧穴所在的位置对应支配膀胱功能的神经，从现代解剖学的角度看具有促进神经修复，改善膀胱功能的作用。

2.灸法

采用针刺治疗中一组腧穴进行温和灸或麦粒灸，温和灸每穴艾灸5~10min，一日一次；麦粒灸每穴5~7壮，隔日一次，灸后局部皮肤涂少量红霉素药膏预防灸疮感染。

3.耳针疗法

用肾、膀胱、肺、脾、三焦、神门、交感、皮质下、尿道，每次选取其中3~5个腧穴，以王不留行籽贴压一侧耳郭，每日一次，双耳交替使用。

4.穴位注射疗法

取阴陵泉或三阴交注射新斯的明0.5mg，一日1次，两穴交替使用。

九、预后

术后尿潴留是子宫颈癌手术治疗常见的并发症，该病症属于针灸治疗的优势病种之一，一般预后良好。针灸不仅可以在出现尿潴留时起到治疗作用，还可以在术后拔出尿管前进行预防性治疗，降低术后尿潴留的出现率。

第二节 人工流产术后月经失调

一、概述

人工流产术后月经失调是指因人工流产手术（负压吸引术、钳刮术）导致的月经周期、经期、经量的改变，主要表现为月经经量减少、周期延长，甚至发展为闭经，严重时可导致不孕。

二、流行病学

月经失调是人工流产术的远期并发症之一，目前尚没有针对并发症的权威性流行病学报道，有文献提出人工流产术后远期并发症如宫颈粘连、宫腔粘连、慢性盆腔炎、月经失调、继发性不孕等的发病率为16.6%。

三、病因

人工流产术时过度或不按顺序搔刮宫腔、负压过高、吸宫时间过长、刮宫过深或在有负压的情况下吸头多次进出宫口、手术粗暴等，均可导致子宫内膜损伤和宫腔粘连，引起月经失调。且随着宫腔操作次数的增多或大月份钳刮、引产后清宫的次数增加，导致宫腔粘连和内膜损伤的概率增加，尤其是内膜损伤的概率增加，从而导致月经失调的概率也相应增加。

四、发病机制

1.内膜损伤、宫腔粘连　上述因素均可导致子宫内膜损伤、裸露或破坏内膜基底层，引起子宫内膜变薄、缺如，或引起子宫壁对合，形成瘢痕、粘连，使内膜失去功能，内膜的腺组织被纤维组织代替，当纤维组织日渐收缩时，内膜面积及子宫腔面积相应缩小，导致经血量减少。

2.下丘脑-垂体-卵巢轴系调节功能失调　人工流产一方面使正常生长的子宫内膜受到损伤，对卵巢激素不能产生反应；另一方面，人工流产术时患者的恐惧紧张情绪扰乱了中枢神经与下丘脑间的功能，从而影响下丘脑-垂体-卵巢轴的功能。此外，妊娠后与生殖有关的各种激素发生相应变化，并对下丘脑垂体卵巢轴系统功能产生较强的抑制，妊娠终止之后这种抑制仍将保持一段时间，妊娠及术后下丘脑垂体卵巢轴系统功能紊乱，从而出现月经失调。

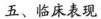

五、临床表现

主要表现为月经量减少、月经周期延长，甚至闭经，也有部分患者表现为月经量增多或月经周期缩短。

六、诊断

1.病史与症状体征

明确手术流产病史，并伴有以下1个或多个临床症状即可诊断：

（1）月经周期改变，超过35天或者短于21天。

（2）月经经期改变，超过7天或者短于2天。

（3）月经量改变，月经量明显增多或者明显减少，或者经期短于2天，或者点滴即净（增加1/3及以上或者减少1/3及以上）。

（4）月经停闭3个既往周期或者停闭6个月及以上。

2.辅助检查

（1）B超检查：超声检查可以发现子宫内膜变薄，及子宫、卵巢、盆腔状况。

（2）内分泌测定：目前可以测定卵泡刺激素、黄体生成素、泌乳素、雌激素、孕激素、睾酮、三碘甲腺原氨酸、四碘甲腺原氨酸、促甲状腺激素等下丘脑、卵巢、甲状腺及肾上腺皮质分泌的激素。以了解下丘脑–垂体–卵巢轴的功能。

七、鉴别诊断

1.宫颈管粘连　宫颈管粘连也是人工流产术后并发症之一，因宫颈粘连导致月经流出不畅，月经量减少，但其伴有明显下腹坠痛，通过宫腔镜检查可以鉴别。

2.人工流产后意外妊娠　人工流产后月经停止来潮要首先排除流产后意外妊娠的可能，通过血或尿妊娠免疫实验测定，必要时通过B超排除宫外孕的可能。

八、治疗

（一）基础治疗

人工流产后月经失调，部分患者可自然恢复，少数按月经功能失调治疗。

1.西药治疗　一般应用雌激素、孕激素单一或联合的周期治疗，多用口服避孕药、孕激素类药物。

2.中药治疗　该病以肾虚、冲任失调为基本病机，兼有肝郁、血瘀，故中药治疗以补肾疏肝、活血化瘀、通调冲任为原则处方用药。

3.手术治疗　伴有宫腔粘连的患者多采用宫腔镜治疗。

（二）针灸治疗

1.电针疗法

治则：益气养血，调冲通任

处方：关元、归来、三阴交、肾俞、脾俞。

辨证选穴：肝郁者配太冲，血瘀者配血海。

操作：关元直刺（1.0±0.2）寸，提插捻转补法；归来斜向下刺（1.0±0.2）寸，提插捻转平补平泻，使针感传导至外阴；三阴交向上斜刺（1.0±0.2）寸，提插捻转平补平泻，使针感向上传导；脾俞、肾俞直刺（1.0±0.2）寸，提插捻转补法；太冲斜刺（0.8±0.2）寸；血海直刺（1.0±0.2）寸。

每日针刺1次，每次留针20~30min，留针期间行针2~3次，每次持续5~10s；或使用电针。

方义：《素问·上古天真论》曰"二七而天癸至，任脉通，月事以时下，故有子。"只有肾精充盛，冲任流通，天癸方可如期而至月事以时下。人工流产似果未熟而强采之，直接损伤脏腑、气血、冲任，导致冲任、胞脉瘀滞，肝肾之精耗损，以致气血化生无源，气血化生不足而致经少，甚至闭经。此外，人流术时胞宫受到手术器械损伤，易使痰浊内留，阻滞冲脉，以致瘀血不去，新血难生，影响月经。且人流术会给患者带来惊恐焦虑等不良情绪，易导致肝郁，气机不调冲脉阻滞，经血排出不畅。

故治疗上选取关元为任脉与足三阴经交会穴，可以固本护元，调冲通任，且与归来均属局部取穴，具有调节胞宫功能的作用；三阴交是足三阴经交会穴，八脉隶属于肝肾，通过调节肝脾肾功能来调节冲任以使经血来复；脾俞、肾俞，可以通过补益后天之本与先天之本来增加气血生化之源；太冲为肝之原穴，具有疏肝理气、调肝解郁的作用；血海具有活血化瘀的作用，尤其针对下焦瘀血。

2.灸法

（1）温和灸：取神阙、关元，温和灸，一次30~60min，一日一次或隔日

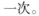

一次。

（2）温针灸：取穴同针刺组，关元、归来、脾俞、肾俞均直刺，并在针柄处加艾炷，每次三壮，留针30min，每日一次。

3.耳穴贴压疗法 取神门、内生殖器、肝、肾、内分泌、皮质下，以王不留行籽贴压一侧耳郭，每日一次，双耳交替使用。

九、预后

针灸治疗可以有效改善月经失调的症状，调节内分泌紊乱，促进规律排卵；但对于伴有宫腔粘连的患者应配合宫腔镜治疗。

第三节 妇科术后慢性盆腔炎

一、概述

妇科术后慢性盆腔炎是指因妇科手术引起的女性盆腔生殖器官及周围结缔组织、盆腔腹膜发生慢性炎症性病变。常见于腹腔镜手术、人工流产术、宫外孕手术、绝育术等妇科手术后的远期并发症中。该疾病病情容易迁延、反复，继发的盆腔粘连则容易引起慢性盆腔痛、不孕及异位妊娠。若长期反复发作，则盆腔组织增厚、粘连，甚至包裹形成包块，以至局部循环障碍。

二、流行病学

慢性盆腔炎是腹部小切口绝育术术后常见远期并发症，其流行病学不详，但有报道称腹腔镜绝育术后远期并发慢性盆腔炎的概率为0.12%~0.2%；人工流产术导致感染的概率国内为0.11%~1.8%，国外为1.6%~2.0%；至于腹腔镜术后及人工流产术后、宫外孕术后慢性盆腔炎的发病率尚没有权威报道。

三、病因及危险因素

1.手术过程中无菌操作不严格，可引起感染，原有生殖器炎症术前未经治疗，或术后感染未及时控制。

2.手术后机体防御功能减低、宫颈内口松弛和宫腔创面，而细菌上升侵入宫腔，发生内生殖器炎症。

3.人工流产术吸宫不全，引起子宫长期出血；或人工流产术后过早性交或盆浴。

四、发病机制

病原体进入机体后，在导致机体感染的同时，刺激了免疫系统，使机体产生了抗感染免疫。这种抗感染免疫具有两方面的作用：其一能抑制病原体生长，杀灭病原体，有效地阻止病原体侵入机体；其二在某些特定条件下，这种抗感染免疫中还可导致继发性感染，使机体产生病理性的免疫损伤，这是其间接致病机制。

腹腔内感染、炎症及腹膜损伤是形成腹膜粘连的重要启动因素，而相邻部位腹膜的损伤是其形成的空间基础。在生理状态下，腹膜间皮细胞存在着纤维蛋白原释放与纤维蛋白溶解之间的平衡关系，若这种平衡关系被打破，纤维蛋白原释放就会增加，与此同时，纤维蛋白溶解发生障碍就将形成粘连。

五、临床表现

1.下腹一侧或双侧隐痛或腰骶部酸痛为临床主要症状，疼痛常在劳累、性交、月经前后加重。

2.下腹坠胀感，大便时牵扯痛，经期加重。

3.白带增多呈黄色或淡黄水样，或黄绿色，可有臭味。

4.月经不调，以月经量多或经期延长多见。

5.常有原发或继发不孕病史。

6.有时可伴有低热，或反复的泌尿系感染。

六、诊断

1.**病史**　曾行宫腹腔镜术、输卵管结扎或宫外孕手术等妇科手术；此次发病前可有急性盆腔炎疾病史，抑或此前没有此类病史。

2.**症状**　同临床表现。

3.**体征**　子宫常后倾后屈，活动受限或粘连固定，宫颈可有举痛。若为子宫内膜炎时，子宫增大、压痛；若为输卵管炎，则在子宫一侧或两侧触及条索状增粗输卵管，并有压痛；若为输卵管积水或输卵管卵巢脓肿，则可触及包块且压痛明显，活动受限；若为盆腔结缔组织炎时，则在子宫一侧或两侧触及片状增厚、压痛，或有宫骶韧带水肿、增粗，压痛明显。

上述体征至少需同时具备下列2项：子宫（活动受限或粘连固定）有压

痛；附件区（索状增粗或片状增厚或包块）压痛。

4.辅助检查

（1）血常规可有白细胞总数及中性粒细胞轻度增高。

（2）血沉检查若有炎性包块形成，可有血沉稍增快。

（3）B超、CT或MRI检查可探及输卵管增粗、积液，或盆腔炎性包块。

（4）阴道或子宫颈管分泌物涂片检查或培养可有异常或检出病原菌。

（5）血清CA125：若有炎性包块形成，可有血清CA-125升高。

（6）腹腔镜检查可见子宫输卵管粘连病灶或盆腔炎性包块形成。

七、鉴别诊断

1.子宫内膜异位症　二者均具有广泛粘连、痛经、不孕及月经改变等表现。但慢性盆腔炎患者痛经可随炎症逐渐减轻而好转或消失；子宫内膜异位症患者痛经明显且呈进行性加重趋势。子宫内膜异位症患者体格检查时可发现子宫峡部和子宫直肠窝有不规则结节，触痛明显；形成内膜异位囊肿时，在附件区可扪及活动度差的囊块，B超可见囊壁粗糙，囊肿内回声为液性暗区，伴稀疏光点腹腔镜下可见子宫直肠窝、宫骶韧带及卵巢上典型的蓝黑色、棕黑色结节或卵巢巧克力囊肿等病灶而确诊为子宫内膜异位症。

2.盆腔淤血综合征　其临床表现为下腹痛、骶臀部疼痛、痛经、性交痛、月经改变、膀胱直肠刺激症状及自主神经症状，与慢性盆腔炎极相似，须仔细鉴别。盆腔淤血综合征疼痛症状较重，但体征常常较少。下腹部轻度深压痛为盆腔淤血综合征腹部检查的唯一体征。腹腔镜下可见盆腔脏器无明显炎症病变和粘连，子宫体一致增大，呈紫蓝色，或有淤血斑点使子宫表面呈花斑状；盆腔静脉曲张增粗如蚯蚓状，尤其是盆底、阔韧带及卵巢周围可见大的静脉曲张团即可确诊盆腔淤血综合征。

3.盆腔肿瘤　盆腔炎性包块易与卵巢癌混淆。卵巢癌多为实质性，较硬，表面不规则，常有腹水，患者一般状态差，晚期可有下腹痛。可借助超声、CT及检测肿瘤标记物等进行鉴别。

4.陈旧性宫外孕　陈旧性宫外孕与慢性盆腔炎一样可有下腹痛及不规则阴道流血，但陈旧性宫外孕多有停经史，妇科检查时其包块多为单侧，形状不规则，实质有弹性，轻压痛，而盆腔炎性包块多为双侧。陈旧性宫外孕时后穹窿穿刺可抽出陈旧性血液或小血块，亦可通过腹腔镜及检测血、尿β-HCG等进行鉴别。

5.盆腔结核 盆腔结核是慢性盆腔炎的特殊类型，临床诊断更为困难。患者常有低热、消瘦、腹痛、腹部肿块和消化道症状，偶有闭经史，常有其他脏器结核史和不孕史。实验室检查结核菌素试验阳性。腹腔镜下可见很具典型特征的灰白色或黄白色大小不等的干酪病灶，病灶活检可确诊为结核，实验性药物治疗亦为常用的有效诊断方法。

6.慢性阑尾炎 应与慢性附件炎区别。本病可有急性阑尾炎病史，其症状为下腹部间歇性疼痛或持续性隐痛。腹部检查右下腹麦氏点有压痛或不适感；直肠指诊可发现直肠前壁右侧有轻压痛；腹腔镜下可见阑尾及回盲部粘连，阑尾增粗、迂曲、固定。

7.心理性慢性盆腔疼痛 在临床工作中考虑慢性盆腔疼痛的病因时，排除了器质性疾病后，就必须考虑是否存在心理性慢性盆腔疼痛。其疼痛呈持续性钝痛，弥漫性，疼痛部位可发生转移和改变，但长年累月维持同样的疼痛。经手法检查后不会触发或增加疼痛，处理人际关系不当或情绪激动时会发生。

八、治疗

（一）基础治疗

1.适当休息 避免过度劳累，可适当进行体育锻炼，增强体质，促进炎症治疗。

2.物理疗法 下腹部热敷、超短波透热电疗，离子导入或蜡疗等。

3.抗感染治疗 可酌情应用抗生素或抗生素与激素并用治疗。

4.手术疗法 如已经形成盆腔炎性包块及输卵管积水，保守治疗无效，可采取手术疗法，切除炎症肿块，引流积水，必要时做子宫与附件炎性肿块的切除。

5.中药治疗 中药治疗慢性盆腔炎主要分为湿热瘀阻、气滞血瘀、寒湿瘀阻、气虚血瘀等4个证型，以清热药、祛湿药、活血药、补益药、理气药应用较多。

（二）针灸治疗

1.体针疗法

治则：清热祛湿，化瘀止痛

处方：关元、中极、水道、三阴交、次髎。

辨证选穴：脾肾气虚者加肾俞、脾俞；肝经湿热者加蠡沟、行间；气滞血瘀者加血海、太冲。

操作方法：穴区常规消毒，采用30号针灸针，关元、中极、水道斜向下刺（1.0±0.2）寸，平补平泻，使针感下传至外阴处；足三里直刺（1.0±0.2）寸；三阴交向上斜刺（1.0±0.2）寸，平补平泻，使针感上传；次髎、肾腧针刺（2.0±0.5）寸，使针感放射到前阴；脾俞斜刺（1.0±0.2）寸，提插捻转补法；蠡沟平刺（0.8±0.2）寸，提插捻转泻法；行间直刺（0.3±0.2）寸，提插捻转泻法；血海直刺（1.0±0.2）寸，平补平泻；太冲直刺（0.5±0.2）寸，平补平泻。

每日针刺1次，每次留针20~30min，留针期间行针2~3次，每次持续5~10s；或使用电针。

方义：本病为本虚标实之症，以肾虚、脾虚为本，痰湿、湿热、瘀血为标，病位主要在胞宫，涉及肝、脾、肾，关元、中极为任脉与足三阴经的交会穴，针刺二穴能起到调节冲任，补肾填精的作用；水道利水渗湿，次髎渗湿止带。慢性盆腔炎疼痛反应部位通常在小腹和腰骶部，因此小腹和腰骶部选穴对其治疗十分重要，腹部关元、中极、水道，腰骶部次髎皆是调理局部气机、活血止痛的要穴。三阴交为足三阴经交会穴，具有健脾和胃、清热祛湿、调节冲任、补肾填精、舒筋通络等作用。

肾俞、脾俞为肾、脾之背俞穴，具有补益脾肾的作用，针刺二穴可温肾健脾利湿；蠡沟为肝经络穴，行间为肝经荥穴，两穴相配具有泻肝火清湿热的作用；血海具有行气活血的作用，尤其对于下焦瘀血，太冲为肝之原穴具有疏调气机的作用，两者相配可行气血、去瘀滞，使气机调达，湿浊得以运化消散。

2.灸法

（1）隔姜灸：取气海、关元、肾俞、归来、次髎，用0.2cm厚的鲜姜片，刺数孔，放置在施灸穴位上，然后放上中艾炷点燃，每穴施灸5~7壮，每日1次，10次为1疗程。

（2）温针灸：选穴同体针疗法选穴，诸穴直刺，中度刺激，得气以后，在针柄处加艾卷点燃，使热量从针柄传到穴位局部，留针30min，每次选3~4个穴位，隔日1次，10次为一疗程。

3.穴位注射疗法　取三阴交，每穴注入当归注射液或红花注射液、胎盘注射液、小檗碱等0.5~1ml，双穴交替使用。

4.耳针疗法　取内生殖器、脾、肾、三焦、肾上腺，毫针刺法，或埋针法、压籽法。

5.刺络拔罐 取十七椎穴、腰眼及"八髎"周围络脉，三棱针点刺出血后拔罐，约5~10min取罐，出血量最少3~5ml，最多可达60ml，起罐后酒精棉球针孔消毒，每3~5天治疗一次。

九、预后

针刺治疗妇科术后慢性盆腔炎疗效颇佳，但是该病易于反复，患者平时应注意休息，避免过度劳累；加强锻炼，增强体质，提高抵抗力；保持情绪舒畅，注意卫生，经期严禁房事。

第四节　妇产科腹式手术术后切口愈合不良

妇科腹式手术是现代治疗子宫和附件的良恶性肿瘤、黄体破裂、异位妊娠以及严重的盆腔脓肿等妇科疾病的重要手段。即使近年来诊疗技术的发展，妇科腔镜手术日益发展，但腹式手术仍在妇科手术中占据重要地位。切口愈合不良是妇产科腹式手术术后较常见的并发症，主要包括切口感染、切口脂肪液化、切口血肿、切口裂开、切口疝等。本病病因及危险因素、发病机制、临床表现、诊断及治疗参见本书第二章《外科手术一般并发症的针灸诊疗》之第一节相关内容。

（周清辰）

参考文献

［1］杨曦，陆叶，廖秦平，等.妇科手术后尿潴留［J］.实用妇产科杂志，2011，3（27）：176-178.

［2］彭秀娟，梁琪，张永臣，等.针灸治疗尿潴留常用腧穴文献研究［J］.中医杂志，2013，23（54）：2046-2048.

［3］安彩萍，常翠芳，赵文洁，等.妇科术后尿潴留的病因及针灸治疗进展［J］.中国针灸，2013，11（33）：1052-1056.

［4］鲁娣，宋殿荣.韩冰教授运用奇经八脉理论辨治无痛人工流产术后月经失调经验［J］.河北中医，2016，38（10）：1445-1448.

［5］曾敏慧.流产后月经失调的相关因素及相关性分析［D］.成都中医药大学，

2013.

　　[6]王敏，刘美娜.慢性盆腔炎的诊断与鉴别诊断[J].中国全科医学,2001(08)：598-599.

　　[7]张登山.活血补肾法调控慢性盆腔炎模型大鼠抗炎抗氧化及细胞凋亡相关机制的实验研究[D].山东中医药大学，2011.

　　[8]张丽娟.中西医结合治疗输卵管结扎术后慢性盆腔炎40例疗效观察[J].河北中医，2011，33（12）：1818-1819.

　　[9]林娜.中医综合治疗对腹腔镜术后湿热瘀结型慢性盆腔炎性疾病的临床研究[D].福建中医药大学，2010.

　　[10]邱周凌潇，陈东林，寇智君，等.针灸治疗慢性盆腔炎的取穴规律分析[J].浙江中医药大学学报，2017，41（05）：425-429.

第八章 泌尿外科手术后并发症的针灸诊疗

本章内容主要讨论泌尿外科手术后并发症的针灸治疗。

泌尿外科的主要诊疗范围包括肾脏、输尿管、膀胱、尿道、肾上腺、前列腺等部位的疾病，如泌尿系结石、肿瘤、增生、狭窄、畸形等。临床常选用常规术式对上述各疾病进行手术治疗，如泌尿系结石切开取石术、泌尿系肿瘤根治性切除术等。

20世纪70年代起，伴随着微创外科技术及各种窥镜设备的发展，腹腔镜开始在泌尿外科应用。近20年来，腹腔镜手术进入快速发展的高潮期。截至目前，大多数泌尿外科手术都可以经腹腔镜施行。相较于传统的开放手术，腹腔镜手术无疑是损伤较小，较为安全的手术方式，但其与传统手术一样，仍然会出现各种手术后并发症，影响患者预后。据统计，腹腔镜手术后并发症的发生率为1%~3%。

针对临床常见的泌尿外科手术后并发症，如泌尿系结石手术后复发、前列腺术后尿失禁等问题，我们探索了行之有效的针灸治疗方法，在缓解症状、防止复发、避免累及其他脏器形成更加严重的全身性疾病、提高患者生活质量方面发挥了重要的作用。

第一节 肾结石术后结石复发

一、概述

肾结石（Renal Calculi）的外科治疗包括：①体外冲击波碎石（ESWL）治疗；②输尿管内放置支架；③经输尿管镜碎石取石术；④经皮肾镜碎石术；⑤腹腔镜切开取石术等。以碎石过程中形成的结石碎片为核心，加之机体代谢异常（如甲状旁腺功能亢进、皮质醇增多症、高血糖）、长期卧床、营养缺乏（维生素B_6缺乏、缺镁饮食）、尿路梗阻、感染、异物，及某些药物的使用等，共同促成了肾结石术后复发。年龄、性别、种族、遗传、环境、饮食习惯和职业等因素也是术后结石复发的相关影响因素。

二、流行病学

肾结石多见于20~40岁的青壮年，男性发病多于女性，其手术后复发率很高，有报道称，其1年复发率为3.30%，5年复发率为13.00%，10年复发率为12.50%，15年以上复发率高达23.80%。平均每10年约有50%以上的患者会因结石复发而不得不再次接受手术治疗。

三、病因

碎石过程中形成的结石碎片是术后结石复发的核心，年龄、性别、种族、遗传、环境因素、饮食习惯和职业与结石的形成相关。其他如机体的代谢异常、长期卧床、营养缺乏、尿路的梗阻、感染、异物和药物的使用都是促使结石复发的常见原因。

四、病理

肾结石术后，结石碎片在体内存留，当尿液中一种或多种晶体物质浓度升高或溶解度降低，呈过饱和状态时，析出的结晶以结石碎片为核心生长、聚积，最终导致结石复发。

五、临床表现

肾结石复发的患者可没有症状，当复发的肾结石从肾脏掉落到输尿管造成输尿管阻塞时，可出现腰腹部绞痛、恶心、呕吐、烦躁不安、腹胀、血尿等症状。如果合并尿路感染，也可能出现畏寒发热等现象。复发的肾结石可引起尿路梗阻、肾积水，当结石导致严重肾积水时，可在腰部或上腹部扪及包块。

六、诊断

1.肾结石手术史。

2.临床表现：如腰腹部绞痛、恶心、呕吐、烦躁不安、腹胀、血尿等。

3.具备导致术后结石复发的高危因素，如饮食习惯、家族史、用药等。

4.实验室检查：如尿常规、X线、B超、CT、MRI等。

七、治疗

（一）基础治疗

1.**大量饮水**　较小结石有可能因大量尿液的推送、冲洗而排出，尿液增多还有助于感染的控制。

2.**调整饮食**　饮食成分应根据结石种类和尿液酸碱度而定。

3.**去除诱因**　对于病理性因素所导致的肾结石术后复发，要积极治疗原发病。

4.**药物治疗**　如使用解痉止痛、控制感染等药物。

5.**手术治疗**　再次手术治疗。

6.**中药治疗**　金钱草、鸡内金、海金沙、石韦、瞿麦、川牛膝、三棱、莪术、丹参、赤小豆、当归尾、蒲黄、黄芪、黄柏、白芍、川楝子、滑石、萹蓄、车前子、茜草、生甘草等，水煎服，每日1付，分早晚2次服用，每次200ml，4周为1个疗程。

（二）针灸治疗

1.**体针疗法**　本病针灸治疗的最好时机是结石的活动期，绞痛发作时。此时针刺，不仅可消除疼痛，而且能因势利导以助排石。

处方：中极、肾俞、三阴交、膀胱俞、阿是穴。

操作方法：患者先取俯卧位，常规消毒后，取30号毫针直刺肾俞、膀胱俞及腰部阿是穴（1.0±0.5）寸，待患者有胀麻感时出针；后取仰卧位，中极穴向曲骨穴方向斜刺（1.0±0.5）寸，使针感向会阴部传导；三阴交穴针身与胫骨内侧面呈45°向后斜刺，使麻电感向足部传导；腹部阿是穴直刺（1.0±0.5）寸；针刺中极前应排空小便，不可进针过深，以免刺伤内脏。各穴得气后留针30min。急性期和症状较重者每日治疗1~2次，慢性期及症状较轻者，每日或隔日治疗1次。

2.**电针疗法**　肾俞、三阴交。针刺得气后给予高频脉冲电流刺激5~10min。

3.**耳针疗法**　肾、膀胱、交感、肾上腺、输尿管、神门、皮质下、三焦、脑、腰椎区压痛点。每次选3~4穴，毫针强刺激，留针30~60min。

4.**皮肤针疗法**　三阴交、曲泉、关元、曲骨、归来、水道、腹股沟部、L3~S4夹脊穴。用皮肤针叩刺，至皮肤红润为度。

5.**腕踝针疗法**　小腿内、外侧面中线上和内、外踝高点上3横指处各取一

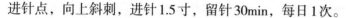

进针点，向上斜刺，进针1.5寸，留针30min，每日1次。

6.拔罐疗法　肾俞、阿是穴，拔罐并留置5~10min，用于疼痛发作时。

7.穴位注射疗法　取腰部压痛点、肾俞、京门、中极、关元、三阴交、阴陵泉。每次选3~4穴，分别选用5~10%葡萄糖注射液、2%利多卡因、注射用生理盐水、当归注射液等。每穴3~5ml（维生素K_3注射液每穴4mg），每日一次。

八、预后

1.肾结石手术后复发率较高，故本病的预防非常重要。

2.结石梗阻造成的肾积水，如果梗阻时间短，在去除结石后肾积水可能完全缓解，肾功能保持正常；如果梗阻时间长或反复出现结石复发，去除结石后肾积水可能部分缓解，受损的肾功能可能难以恢复。

第二节　尿失禁

一、概述

经尿道前列腺电切术（TURP）是治疗良性前列腺增生（BPH）比较满意的手术方法之一，但TURP的患者在拔除尿管后非常容易出现暂时性的急迫性或压力性尿失禁（Incontinence of Urine），表现为由于膀胱括约肌损伤或神经功能障碍而丧失排尿自控能力，尿液不自主地流出。国际尿控协会将尿失禁定义为"确定构成社会和卫生问题，且客观上能被证实的不自主的尿液流出。"

二、流行病学

从20世纪90年代中期起，尿失禁就已成为世界五大疾病之一。前列腺病变是引起男性尿失禁最常见的原因。当前，TURP是治疗BPH比较满意的手术方法之一，但约50%的TURP患者在拔除尿管后出现暂时性的急迫性或压力性尿失禁。其他术式如经尿道双极等离子前列腺剜除术（PKERP）与经尿道双极等离子前列腺电切术（PKRP）等，拔除尿管后尿失禁的发生率也高达25%~55%。

三、病因

TURP后尿失禁的原因主要有：①术中操作不当，损伤外括约肌和远端尿道平滑肌纤维；②盆底肌松弛，加上增生腺体长期压迫和止血气囊置入或滑入前列腺窝压迫括约肌，使括约肌处于过度伸长状态，括约肌和远端尿道括约肌的阻力不足；③前列腺摘除手术后局部炎性水肿刺激，存在不稳定性膀胱。其中，不稳定膀胱（膀胱逼尿肌不稳定）、尿路感染、术后导尿管牵引时间过长等是术后尿失禁发生的最主要原因，而前列腺体积过大、尿潴留及留置导尿管是发生早期尿失禁的高危因素。

四、病理

男性后尿道有近端尿道括约肌（PUS）和远端尿道括约肌（DUS）两个排尿控制带。前列腺切除术后PUS被破坏，术后控制漏尿完全依靠无损伤的DUS机制，尿道关闭功能受损，则排尿失去控制，尿液不自主流出。

尿道外括约肌与提肛肌均属盆底肌结构，两者收缩运动受来自阴部神经的躯体神经支配。盆底的肌肉筋膜和韧带是连接提肛肌至尿道的主要组织，对尿道发挥收缩作用。通过刺激盆底肌，能降低膀胱逼尿肌代谢水平，有效缓解急迫性尿失禁。再加上对提肛肌收缩功能的强化，增加尿道筋膜的张力，使DUS保持适当张力，增加尿道关闭功能，使尿道始终保持高于膀胱内压的阻力，从而达到控制排尿的目的。

五、临床表现

1.急迫性尿失禁 因前列腺窝感染影响上皮生长，或炎症、水肿刺激而引起强烈的逼尿肌无抑制性收缩，出现严重的尿频、尿急，称为急迫性失禁。

2.充盈性尿失禁 残留的增生腺体或瘢痕导致膀胱颈狭窄，使膀胱残余尿量逐渐增多，当膀胱内压上升到一定程度并超过尿道阻力时，尿液不断地自尿道中滴出，称为充盈性尿失禁。该类患者的膀胱呈膨胀状态。

3.压力性尿失禁 当腹压增加时（如咳嗽、打喷嚏、上楼梯或跑步时）即有尿液自尿道流出，称为压力性尿失禁。

4.间歇性尿失禁 当外括约肌严重损伤后，可导致真性尿失禁，此时患者不自主地间歇排尿，排尿没有感觉。

六、诊断

根据病因、手术史、临床表现和辅助检查确诊。

1.测定残余尿量　以区别因尿道阻力过高（下尿路梗阻）与阻力过低引起的尿失禁。

2.膀胱尿道造影　如有残余尿，行排尿期膀胱尿道造影，观察梗阻部位在膀胱颈部还是尿道外括约肌。

3.膀胱测压　观察有无抑制性收缩，膀胱感觉及逼尿肌反射。

4.站立膀胱造影　观察后尿道有无造影剂充盈。尿道功能正常者造影剂被膀胱颈部所阻止；若有关排尿的交感神经功能受到损害则后尿道平滑肌松弛，造影片上可见到后尿道的近侧1~2cm处有造影剂充盈，因这部分尿道无横纹肌。

5.闭合尿道压力图

6.同步检查　必要时行膀胱压力，尿流率，肌电图的同步检查，以诊断咳嗽-急迫性尿失禁，逼尿肌括约肌功能协同失调以及由括约肌无抑制性松弛引起的尿失禁。

7.动力性尿道压力图　用一根特制的双腔管，末段有二孔，一孔置于膀胱内，另一孔在后尿道，尿道功能正常者在膀胱内压增加时（如咳嗽时）尿道压力也上升，以阻止尿液外流，有少数压力性尿失禁患者，膀胱内压增高时，尿道压力不上升，从而尿液外流。

七、鉴别诊断

尿崩症　尿崩症（DI）是由于下丘脑-神经垂体病变引起精氨酸加压素（AVP）又称抗利尿激素（ADH）不同程度的缺乏，或由于多种病变引起肾脏对AVP敏感性缺陷，导致肾小管重吸收水的功能障碍的一组临床综合征。前者为中枢性尿崩症（CDI），后者为肾性尿崩症（NDI），其临床特点为多尿、烦渴、低比重尿或低渗尿。尿崩症常见于青壮年，男女之比为2：1。血尿渗透压测定和禁水-加压素试验可帮助明确尿崩症的诊断，并有助于评估尿崩症的程度和分类。其与尿失禁的鉴别点为是否失去排尿自控能力。

八、治疗

（一）基础治疗

1.雌激素替代疗法

2.运动疗法　加强盆底肌张力训练。

3.手术治疗　保守治疗适于轻度尿失禁患者，对于中、重度的患者，必须采取手术治疗。传统的手术方法一般采取阴道前壁修补，远期疗效差，且仅限于轻度尿失禁患者。国外有学者采用无张力"尿道悬吊术""膀胱颈悬吊术"治疗女性压力性尿失禁取得良好效果。

4.其他药物治疗

（1）盐酸丙哌维林、托特罗定等。

（2）宁泌泰胶囊：主要成分为四季红、白茅根、大风藤、三棵针、仙鹤草、芙蓉叶、连翘等。

（二）针灸治疗

1.体针疗法

处方：关元、中极、气海、百会、三阴交、膀胱俞、水道、肾俞。

操作方法：患者取俯卧位，穴区常规消毒后，选用30号毫针，直刺肾俞、膀胱俞（1.0±0.5）寸，均匀小幅度提插捻转行针1min后出针；患者取仰卧位，取中极、关元、水道向会阴方向斜刺（1.0±0.5）寸；气海直刺（1.0±0.2）寸；三阴交与胫骨内侧面成45°向后斜刺（1.0±0.2）寸，使麻电感向足跟部放散；百会向后平刺（1.0±0.2）寸。各穴针刺得气后行快速提插捻转手法1min，中极、关元及双侧水道穴分别连接电针治疗仪，连续波，刺激量的大小以出现明显的局部肌肉颤动或患者能够耐受为宜。每次治疗20~30min，每日治疗1次。

2.灸法 艾灸关元穴，每次0.5h，每天1次，直至拔尿管之日。

九、预后

通过鼓励患者放松心情，加强盆底肌的训练，结合呼吸运动，使得尿道口的收缩作用得到锻炼，一段时间后尿失禁症状能得到缓解。

（杨振杰）

参考文献

［1］唐桂良，李俊龙，应向荣，等.肾结石术后泌尿系感染与结石复发的临床探讨［J］.中华全科医学，2015（6）：1027-1029.

［2］李仁华.阶梯式提肛训练联合关元穴艾灸在预防前列腺电切术后尿失禁的应用研究［J］.实用临床护理学杂志，2018，3（5）：53-54.

［3］黄启斌.良性前列腺增生电切术后并发尿失禁的临床治疗策略分析［J］.世

界最新医学信息文摘，2018，18（59）：82，85.

［4］何惠斌，于世超.丙哌维林联合宁泌泰胶囊治疗前列腺电切术后膀胱过度活动症疗效观察［J］.现代中西医结合杂志，2018，27（21）：2345-2347.

［5］刘俊峰，刘春晓，谭朝晖，等.经尿道双极等离子前列腺剜除术与电切术后尿失禁发生率的随机对照研究［J］.中华男科学杂志，2014，20（2）：165-168.

［6］徐国法.研究经尿道前列腺电切术后并发症的发生原因及防治措施［J］.世界最新医学信息文摘，2018，18（33）：37-38.

第九章　五官科手术后并发症的针灸诊疗

本章内容主要讨论五官科手术后并发症的针灸治疗。

临床常见的五官科疾病主要包括：①鼻科疾病，如过敏性鼻炎、萎缩性鼻炎、肥厚性鼻炎、鼻窦炎、鼻息肉、鼻出血、鼻中隔偏曲、鼻甲肥大、鼻咽癌等；②耳科疾病，如耳鸣、耳聋、耳炎、耳膜穿孔等；③喉科疾病，如咽喉炎、扁桃体炎、咽喉癌等；④眼科疾病，如眼睑病、泪器病、结膜病、角膜病、晶状体病、玻璃体病、视神经与视路疾病、视网膜病、眼外肌病、眼外伤等；⑤口腔科病，如拔牙、唇腭裂、牙周病、颌面肿瘤等。

手术治疗是很多五官科疾病的首选治疗方法。然而，由于头面部血管丰富且相互交通、神经密集、皮肤嫩薄柔软、皮下组织疏松、多腔窦利于细菌繁殖扩散、与颅脑和胸腔等重要组织毗邻等，使得五官科手术创伤较大、区域广泛、手术时间较长，术后的包扎和术后渗出物的处理都有一定的难度，因此，手术过程尤其需要操作细致，稍有不慎，就有可能造成一系列术后并发症。

针对部分五官科手术后并发症，我们常采用针灸疗法进行治疗，取得了良好的疗效，如拔牙术后反应性疼痛、眼部手术后继发性青光眼、喉镜检查或气管插管后声带麻痹等。由于眼、耳、鼻、唇、咽、舌等均为暴露在外的器官，故使用针灸方法，除了帮助恢复各器官功能，使患者保留视、听、嗅、咀嚼、吞咽、语言等功能，还维护了术后面部各器官的外观，使患者面容尽量接近正常状态，从而显著提高和改善患者的人际交往欲望和心理状态。

第一节　眼部术后继发性青光眼

一、概述

眼部术后继发性青光眼（Secondary Glaucoma，SG）是在手术治疗原有眼病后，某些因素干扰或破坏了房水的正常循环而引起眼压升高的青光眼。

二、流行病学

青光眼是世界范围内第一位不可逆性致盲眼病，全球约有6700万人患有各种类型的青光眼，预计到2020年全世界青光眼患者将达到7960万。其中，眼部手术后继发性青光眼作为一类重要类型的青光眼，有报道称其发生率为7.05%。

三、病因

引起继发性青光眼的手术操作主要包括白内障摘除术、人工晶体植入术、穿透性角膜移植术及玻璃体视网膜手术等。

四、病理

手术导致的瞳孔阻滞、前房积血、炎性渗出、虹膜周边前粘连、晶状体皮质残留等，阻碍房水排出，使眼压升高，导致本病。

五、临床表现

起病急，在眼压急剧升高时，可产生雾视、虹视、头痛、眼痛、恶心、呕吐等症状，但也可以没有明显不适，直到视力丧失时才被发觉，症状消失后，视力、视野大多无损害。因此，当出现原发疾病没有的新症状和新体征，或者原有的症状和体征加重，例如眼痛、眼胀和眼红等，应测量眼压是否升高。

六、诊断

1.眼压升高。眼压升高时的眼部表现：轻度混合充血，角膜水肿，有少许较粗大的灰白色角膜后沉降物，前房不浅，房角开放，房水有轻度混浊，瞳孔稍大，对光反应存在，眼压可高达5.32~7.98kpa（40~60mmHg），眼底无明显改变，视盘正常，在眼压高时可见有动脉搏动。

2.有原发眼病或引起眼压升高的全身疾病的表现。

3.眼部手术史。

七、鉴别诊断

本病常与急性闭角型青光眼相混，可根据年龄较轻，前房不浅，有典型的灰白色沉着物，房角开放，房水闪光明显阳性，有浮游物，缓解后视功能一般无损害等特点进行鉴别。

另外，本病发作时，常有头痛、恶心、呕吐等症状，可被误诊为脑血管疾病或胃肠系统疾病，应详细询问病史，做必要的眼部检查，如眼压测定，帮助做出正确诊断。

八、治疗

（一）基础治疗

1.针对各原发眼病进行治疗。

2.抗青光眼治疗。

3.清淡饮食，忌烟酒。

4.中药治疗给予补阳还五汤、桃红四物汤、五苓散等方剂，以活血化瘀、利水渗湿，在降低眼压的同时，更对视神经有保护作用。

（二）针灸治疗

1.体针疗法

治则：平肝熄风，滋阴明目，行气利水。

处方：太阳、睛明、风池、四白、攒竹。

操作方法：穴区常规消毒后，选用30号毫针。太阳穴直刺（1.0±0.2）寸。刺睛明时，嘱患者闭目，医者左手轻推眼球向外侧固定，右手持针于眶缘和眼球之间缓慢直刺（0.5±0.2）寸。直刺风池（1.0±0.2）寸，针尖朝向对侧眼球方向，使胀感沿头侧部向太阳穴方向放散。刺四白，针尖略向下斜刺（0.5±0.2）寸，刺攒竹，向鼻尖方向平刺约（0.5±0.2）寸。每日针刺1次，每次留针30min，留针期间行针2~3次，其中睛明不可行大幅度提插手法。

2.耳针疗法

处方：皮质下、心。

操作方法：常规消毒后，用28号1.0寸毫针斜刺或平刺耳穴，每日针刺1次，每次留针30min。

3.放血疗法

处方：耳尖。

操作方法：常规消毒后，三棱针点刺放血，至血色由暗红变为鲜红为止。

4.梅花针疗法

处方：颈后部膨隆处（位于颈后部双侧风池穴附近）。

操作方法：以梅花针叩刺消毒后的颈后部膨隆处，轻挤，待有少许黄水样体液渗出，用消毒纱布擦干，反复数次，至黄水样体液不再渗出为止。

5.穴位按摩法

处方：眼周五穴（睛明、攒竹、瞳子髎、四白、太阳）。

操作方法：眼球按摩配合眼周五穴按揉的方法。

6.穴位注射疗法

处方：睛明、太阳、合谷、球后、风池、太冲。

操作方法：将上述腧穴分为两组，用1%普鲁卡因注射液4ml配合维生素B_{12} 500μg/ml×2支，或川芎嗪注射液，对两组穴交替进行注射，每穴注射约2ml。

九、预后

经过相应治疗，患者视力大部分有所好转，但患者因为原发病较重或延误治疗视力丧失的比例仍较大，所以提前预防和早期的诊疗才能最大程度降低患者不必要的视力损害。

第二节 拔牙术后反应性疼痛

一、概述

拔牙术后反应性疼痛（Post-operative Oral Surgery Pain，POSP）是指在复杂拔牙术（长时间掏根、切开去骨、阻生智齿拔除等）后1~2日内出现的，由于创伤较大或牙槽窝神经末梢暴露等原因导致的明显疼痛，常需服用止痛药才能缓解症状。

二、流行病学

有研究表明，86.73%的患者在拔牙术后出现反应性疼痛。术后疼痛与焦虑和躯体化，及手术创伤大小和神经质性格呈正相关关系，与焦虑的相关性更高。患者术后前三天的VAS评分为3.98±2.37，3.56±2.76，2.76±1.89；其中，重度疼痛的发生率分别为5.34%，7.26%和4.10%。

三、病因

有研究表明，引起拔牙术后反应性疼痛的因素包括牙齿拔除难度、年龄、性别等。其中，决定牙齿拔除难度的因素中，除了牙齿本身的解剖结构特点外（如下颌第三磨牙拔除术后可能出现干槽症，引起疼痛），还涉及年龄、性别、拔牙创伤、拔牙时间、吸烟习惯、局部感染等相关因素。这些疼痛相关因素相互交叉、相互影响，在临床上表现出疼痛发作表象的不确定性，以及较为明显的个体差异性。

四、病理

术后早期疼痛主要为拔牙创伤破坏了牙槽窝及相邻组织神经末梢所致。这一时期机体对创伤产生应激性炎症反应，可以导致组织肿胀和局部压力升高，这是术后早期和中期疼痛的主要原因。术后3天左右的后期疼痛，一般为牙槽窝局部感染（干槽症）所致，或者是因为软组织炎症未能控制而发展为局部淋巴结炎，甚至导致间隙感染所致。

五、临床表现

局部疼痛，于术后当日即出现，多表现为轻度钝痛，少数表现为中度间歇性疼痛。疼痛一般不严重，呈逐渐减轻趋势，3~5天内基本消失。可伴有拔牙创口周围或面部肿胀明显。

六、诊断

1.拔牙手术史。

2.术后局部疼痛。

3.可伴有拔牙创口周围或面部肿胀明显。

4.疼痛多表现为轻度钝痛，少数表现为中度间歇性疼痛，一般不严重，且呈逐渐减轻趋势，3~5天内基本消失。

七、鉴别诊断

干槽症（Dry Socket） 也可称为纤维溶解性牙槽炎（Fibrinolytic Alveolitis）。为拔牙后常见的疼痛严重的并发症，最常发生于下颌阻生智牙拔除后。主要症状为拔牙2~3天后有剧烈疼痛，并可向耳颞部、下颌区、头顶部放散，一般镇痛药物不能止痛；拔牙窝内可空虚，或有腐败变性的血凝块，有强烈腐臭味。病理学上主要表现为牙槽骨壁的骨炎或轻微的局限性骨髓炎。国内报告下颌阻生智牙术后干槽症发生率为4%~10%。

八、治疗

（一）基础治疗

1.对于不同的疼痛病因，可以相应采取减少创伤、控制炎症、防止感染3种对策以综合预防拔牙术后反应性疼痛。超前镇痛现已成为预防疼痛的主流措施，术前预防性口服非甾体类药物（如阿司匹林、水杨酸镁、二氟尼柳、双水杨酯、布洛芬、吲哚美辛、双氯芬酸钾、洛索洛芬钠等），术后24h内冰敷等处理可有效减轻拔牙术后反应性疼痛。拔牙后过2h才能饮食，可吃流质或半流质，不吃过硬、过热的食物。术后24h内禁止刷牙漱口。

2.中药内服。胃火牙痛用清胃散加减，虚火牙痛用玉女煎加减，风火牙痛用银翘散加减。

3.云南白药药末填塞创口区。

4.甲硝唑口服。

5.冷冻疗法。

6.激光照射。

（二）针灸治疗

1.体针疗法

治则：散瘀止血、消肿止痛、防腐生肌。

处方：合谷、下关、颊车、地仓、阿是穴。

操作方法：穴区常规消毒后，选用30号1.5寸毫针，直刺各穴（1.0±0.2）寸。合谷得气后使针感沿上肢上传，患侧下关、颊车、地仓、阿是穴得气后使针感向病灶传导，留针20min，每天治疗1~2次。

2.眼针疗法

处方：下焦（患侧）。

操作方法：柔缓按压，以患者觉酸胀可以承受为度，按压时可以在安全的前提下向眼眶内侧抠压。

3.穴位埋线疗法

处方：足三里（双侧）、上巨虚（双侧）、下巨虚（双侧），左右交替使用。

操作方法：穴位常规消毒后，用2%利多卡因在穴位入针处分别注入0.5ml，将长2cm的1号羊肠线装入无菌的9号注射针头内，快速直刺入穴1.5寸许，寻找强烈针感向上或四周传导、扩散后，缓慢退针，边退边用9号腰穿针芯内推，回到皮下后拔针，用碘酊棉球压按创口片刻，外用创可贴固定。每3日1次，3次为1疗程。

九、预后

本病预后良好，一般3~5日后疼痛可缓解。

第三节　声带麻痹

一、概述

声带麻痹（Paralysis of Vocal Cord，PVC）又称喉麻痹，常于直接喉镜检查或气管插管后出现，也可因颈部、胸部、中枢神经系统疾病和创伤累及喉返神经或迷走神经而引起，表现为支配喉肌的运动神经损害而引起声带运动障碍，分为声带外展、内收或肌张力松弛3种类型的麻痹。此症不是一个独立的疾病，而是多种局部或全身疾病的一种临床表现。本病按病变部位可分为中枢性和周围性两种，周围性多见。由于喉返神经为迷走神经分支，且接受大脑皮质运动区交叉，左侧迷走神经与喉返神经行径较长，故右侧更易损伤。

二、流行病学

10%~27%的声带麻痹是特发性的。甲状腺切除术是最常见的引起声带麻痹的手术。在非手术性病因中，插管损伤与汽车、摩托车事故最常见。

三、病因

声带麻痹的病因主要有：①中枢神经系统病变：如出血、血栓、外伤、脓肿、肿瘤等；②周围性病变：如鼻咽癌、甲状腺癌、食管癌、肺癌等肿瘤压迫；③颅底外伤、头颈部及胸腔手术创伤；④白喉、流行性感冒、麻疹、梅毒等。

在耳鼻喉科，声带麻痹的主要原因有：气管插管时声门暴露不够，插管动作粗暴；气管插管口径过大或气囊充气太多，气管留置时间过长，或术中头位改变角度过大等。

四、病理

气管插管时如声门暴露不够，插管动作粗暴，可使杓状软骨自环状骨关节面脱臼，一般多发生于一侧。杓状软骨脱位后，被插管向前带入喉腔，拔管时又被向后上带出停留于环状软骨后部，使声带活动障碍而致声嘶。

气管插管口径过大或气囊充气太多，插管留置时间过长，或在手术中头位改变角度过大等，都可在喉腔内对喉返神经末梢造成压迫而致麻痹。

极少数喉返神经是经环甲关节前方而不是经其后方进入喉内肌层，在麻醉喉镜托起时，如用力过大，可致环甲关节向前移位，挫伤其前方喉返神经。

五、临床表现

声带麻痹可以分为单侧声带麻痹和双侧声带麻痹。声音嘶哑是单侧喉麻痹的主要症状；呼吸困难是双侧喉麻痹的主要症状，严重者可导致喉阻塞，有窒息危险。

1.单侧不完全麻痹 主要为声带外展障碍，症状多不显著。间接喉镜下见一侧声带居近中线位，吸气时不能外展，发音时声带可闭合。

2.单侧完全性麻痹 患侧声带外展及内收功能均消失。检查见声带固定于旁中位，杓状软骨前倾，患侧声带较健侧低，发音时声带不能闭合，发音嘶哑无力。

3.双侧不完全性麻痹 少见，多因甲状腺手术或喉外伤所致。两侧声带均不能外展而相互近于中线，声门呈小裂隙状，患者平静时可无症状，但在体力活动时常感呼吸困难。一旦有上呼吸道感染，可出现严重呼吸困难。

4.双侧完全性麻痹 两侧声带居旁中位，既不能闭合，也不能外展，发音嘶哑无力，一般呼吸正常，但食物、唾液易误吸入下呼吸道，引起呛咳。

5.双侧声带内收性麻痹 多见于功能性失音，发音时声带不能内收，但咳嗽有声。

六、诊断

1.既往手术史。

2.出现声音嘶哑、呼吸困难等症状。

3.喉镜检查发现喉黏膜反射减退或消失。

4.喉肌电图、喉气管CT等检查。

七、鉴别诊断

环杓关节脱位 全麻手术结束并拔管后，患者清醒时出现声音嘶哑，应即刻行喉镜检查，如发现一侧声带固定，需要鉴别是环杓关节脱位还是喉返神经麻痹。前者杓状软骨的位置及形状有改变，与对侧者为对称；后者则无此形态变化。当在表面麻醉下行环杓关节拨动，前者不能拨动或活动不正常而后者活动正常。环杓关节脱位应及早在喉镜下行关节复位术，如超过1~3个月，则关节可能发生纤维固定，难于复位。若确诊为喉返神经麻痹，则即使不作处理，2个月左右可自愈。

八、治疗

（一）基础治疗

1.本病的治疗原则为针对病因治疗，解除呼吸困难，恢复喉返神经功能。针对病因，可局部及全身应用神经营养药、糖皮质激素及扩张血管的药物；已行气管切开的患者，根据呼吸改善情况以及纤维喉镜检查结果，部分患者可考虑拔除气管套管；患者要充分休息，禁食辛辣食品，禁烟酒，避免一切刺激咽喉部饮食；宜采取糊状黏稠食物进行吞咽锻炼；可以到嗓音康复门诊进行嗓音训练。

2.推拿合谷、人迎、风池、太阳等穴位。

3.中药桔梗、桃仁、红花、生地、赤芍、枳壳、玄参、柴胡、马勃、半夏、厚朴等加减口服。

4.语音发生训练。

5.声带内注射。

6.新斯的明、加兰他敏等患侧环甲关节或肌肉注射。

7.对双侧声带麻痹引起呼吸困难者，要及早行气管切开术，以改善患者呼吸状况；对有手术适应证的患者可行喉返神经探查，神经吻合术、神经肌蒂移植术、舌下神经喉返神经吻合术、膈神经喉返神经吻合术治疗。

（二）针灸治疗

1.体针疗法

治疗原则：舒筋活络，清喉利咽。

处方：廉泉、人迎、天突、列缺、太冲、扶突。

操作方法：穴区常规消毒后，选用30号1.5寸毫针，直刺廉泉穴（1.0±0.2）寸。以左手触及颈动脉搏动处，向外拨开固定，右手持针缓缓直刺入人迎穴（0.6±0.2）寸。天突穴先直刺0.2~0.3寸，然后沿胸骨柄后缘，气管前缘缓慢向下刺入（0.6±0.2）寸。扶突穴直刺（0.8±0.2）寸。太冲穴向涌泉方向斜刺（0.8±0.2）寸。各穴得气后施平补平泻法，留针20min，每天治疗1次。

2.头针疗法

处方：头部运动区、头部感觉区。

操作方法：穴位皮肤常规消毒，选用0.35mm×40mm毫针于双侧皮层运动区、感觉区呈30°平刺，行快速提插捻转手法，200转/min，行针3~5min。

3.点刺咽后壁

处方：咽后壁。

操作方法：操作者用压舌板抵住患者舌根，针尖点刺两侧咽后壁，以患者出现反射性咳嗽为度，不留针，每天治疗1次。

4.足针疗法

处方：主穴为内庭、侠溪、气关（在足底，气府穴下0.5寸处）、太溪、商丘。

配穴：风热闭肺型加喉风（在行间与太冲穴连线的中点）、气门（在足底，气府穴上1寸处）、气府（在足底，位于距跗关节向内，距赤白肉际约1寸处）、厉兑；肝气郁结型加清泉（在天顶穴与拇趾横纹连线的中点，天顶穴在足底，足趾尖边缘至大踇趾横纹之中央）、肝乐（在足底，涌泉穴后2寸，足中平后1寸处）、肝灵（在足底，肝乐穴内侧旁开1寸处）、足窍阴、下冲阳（在陷谷穴与冲阳穴之间凹陷处）；肺肾阴虚型加太冲、照海、清金（在足底，足跟后缘正中线前3寸，外侧旁开1寸）、清泉、宣白（在足底，足跟后缘正中线前3寸，内侧旁开1寸）。

操作方法：上述穴位常规消毒后，用28号1寸毫针指切进针法快速进针，其中气关、商丘、肝乐、肝灵、下冲阳、气门、气府深度为0.8寸，其余各穴深度均为0.1寸，以局部出现酸、麻、胀、重感为佳。得气后留针30min，留针期间每隔10min行手法1次。主穴均用平补平泻手法；配穴风热闭肺型用呼吸泻法，肝气郁结型用捻转泻法，肺肾阴虚型宣白、清金、清泉用呼吸补法，太冲用捻转泻法，照海用捻转补法。上述操作方法每日1次，每次针刺一侧，次日针刺另一侧，双足相交替。5次为一疗程，疗程间休息2天。

九、预后

本病经积极治疗，预后较好。

对发病半年以上，神经功能无恢复可能性者可行以下治疗：①对双侧喉返神经麻痹者，可行一侧杓状软骨切除术或声带外展移位固定术，使声门后部开大，改善呼吸功能。②对单侧喉返神经麻痹者，可行声带黏膜下脂肪组织充填术、甲状软骨成形术，使声带向内移位，改善发声。

（杨振杰）

参考文献

［1］刘志丹，杨森，朱蓓菁.针刺治疗青光眼研究进展［J］.中医学报，2015，30（1）：149-151.

［2］陈晓莉，徐智科，宾莉，刘宗顺等.继发性青光眼治疗及预后的临床分析［J］.2013，13（11）：2327-2330.

［3］庞晓瑜，路明.中医治疗青光眼的临床研究进展［J］.江西中医学院学报，2009，21（1）：81-84.

［4］李菁，杨斌.拔牙术后疼痛与人格特点及心理因素的相关分析［J］.现代口腔医学杂志，2010，24（6）：437-438.

［5］周宏志，胡开进.下颌第三磨牙拔除术后疼痛的临床分析及预防［J］.华西口腔医学杂志，2010，28（2）：153-157.

［6］Benediktsdóttir IS，Wenzel A，Petersen JK，et al. Mandibular third molar removal：Risk indicators for extended operation time，postoperative pain，and complications［J］.Oral Surg Oral Med Oral Pathol Oral Radiol Endod，2004，97（4）：438-446.

第十章 儿外科手术后并发症的针灸诊疗

针灸疗法在成人外科手术后并发症中的应用较为广泛，在小儿外科中的应用则相对较少。针灸治疗儿外科手术后并发症主要在小儿外科结肠手术、直肠肛管手术、急性阑尾炎、先天性心脏病、尿道下裂等应用较多，主要表现为术后肠梗阻、术后神经系统并发症、术后恶心呕吐、术后尿潴留等病症。

小儿腹腔镜手术后常出现并发症的手术病种主要为小儿阑尾炎、小儿肠套叠、先天性幽门肥厚性狭窄、小儿先天性巨结肠、肠粘连松解等，其术后并发症主要为术后窒息、幽门肥厚术后呕吐等。

在消化系统方面，腹部外科手术后，由于手术刺激、麻醉及腹部炎症等因素，患者术后常出现胃肠功能紊乱，表现为腹胀、呕吐、排气排便障碍等症状。针灸治疗患儿腹部术后胃肠功能紊乱，促进胃肠功能的恢复。

先天性巨结肠术后小肠结肠炎，表现为术后腹胀、腹泻，每日排便8~15次，水样大便，粪味奇臭，针灸治疗可改善腹泻状况。

阑尾炎术后肠梗阻主要为腹腔脓液清除不彻底，或手术损伤严重有关。腹内炎症严重者术后早期多有肠蠕动恢复慢和肠麻痹等表现，患儿表现以腹胀为主，腹痛不明显。晚期肠梗阻多发生在术后数月。

微创手术在小儿外科占有非常重要的地位，在小儿外科领域广泛开展。现在小儿腔镜技术已在急性阑尾炎、肥厚型幽门狭窄等外科手术治疗中广泛应用。术后并发症幽门肥厚术后呕吐原因为术后24h进食过早、过多或过频，手术松解不完全。

在循环系统方面，先天性心脏病术后神经系统并发症是心脏手术后常见、严重的并发症之一。国外文献报道心脏手术后神经系统并发症总发病率为0.8%~9.1%，以脑血管受损为主。

其他方面，小儿颈部淋巴管瘤是小儿常见的先天性脉管畸形，颈部为其好发部位。由于颈部解剖复杂、肿瘤浸润性生长，手术治疗难度大，术后并发症较多，最常见的为面神经麻痹，表现为不同程度口角㖞斜、鼻唇沟变浅。

小儿体质具有"脏腑娇嫩、形气未充"的生理特点及"发病容易、传变迅速"病理特点。针灸不仅可以治疗多种儿科术后并发症，疗效好，而且治疗方法众多，除体针外，应用头针、耳针、电针、穴位注射、穴位贴敷等治疗方法也较多。不同的治疗方法具有不同的特点：耳穴贴压具有作用持久，患儿痛苦少的特点；穴位注射、穴位贴敷具有针药治疗的双重作用。在临床应用时，可根据患儿具体情况灵活选用不同的治疗方法，以提高治疗效果。

第一节 小儿肠套叠术后肠梗阻

一、概述

小儿肠套叠术后肠梗阻是指由于肠套叠术后引起的腹腔内肠粘连导致肠内容物在肠道中不能顺利通过和运行。当肠内容物通过受阻时，则可产生腹胀、腹痛、恶心呕吐及排便障碍等一系列症状，属于机械性肠梗阻范畴。

二、流行病学

目前暂缺小儿肠套叠术后肠梗阻的流行病学研究。60%的肠套叠患儿年龄在1岁以内，但新生儿较为罕见；80%的患儿年龄在2岁以内，男孩儿发病率多于女孩，约为4∶1；健康患儿多见。发病季节与胃肠道病毒感染流行相一致，以春季多见，常伴发于胃肠炎和上呼吸道感染。

三、病因

小儿肠套叠术后肠梗阻多由于腹腔内手术、炎症、创伤、出血、异物等刺激所致的纤维素渗出为主的慢性炎症所致，其病变后果可导致机体生理功能障碍，甚至可因其继发的穿孔、坏死、化脓等并发症最终导致死亡。临床上以手术后所致的粘连性肠梗阻为最多。粘连形成是机体的一种纤维增生的炎症反应，粘连起到血管桥的作用。

四、病理

腹膜含有大量的吞噬细胞，当腹腔内有任何损害，将释放大量细胞因子、递质，出现炎症反应，局部将有水肿、充血，释放组胺、多种激肽与其他血管活性物质，大量纤维素渗出并沉积在浆膜面上形成一网络状物，其中含有许多多核白细胞及其他炎性细胞，纤维网络使邻近的浆膜面黏合在一起，其后，成纤维细胞出现在其中。局部的炎性反应是否形成纤维性粘连的决定因素之一，是局部纤维分解的速度。若纤维素性网络能被迅速吸收，纤维增生将停止而无粘连形成；反之，成纤维细胞将产生胶原束，成为纤维粘连的基础，同时，许多毛细血管伸入其中，成纤维细胞在胶原网中增殖，数周或数月后粘连为之形成。

五、临床表现

最主要的临床表现即是机械性肠梗阻的症状：腹痛、呕吐、腹胀、停止排气排便。

1.腹痛　本病患儿年龄偏小，语言功能不完善，缺乏对疾病主观感受的言表达能力，多以哭泣、烦躁、吵闹为主要表现。

2.呕吐　呕吐的频度、呕吐量及呕吐物性状随梗阻部位的高低而有所不同。

3.腹胀　梗阻时因肠管扩张而引起腹胀。

4.停止排气排便　肠梗阻因为肠内容物运送受阻，不能排出体外，故肛门停止排气排便。

此外，小儿肠套叠术后肠梗阻的临床症状还有水、电解质和酸碱平衡紊乱，遇有绞窄性梗阻、肠坏死，可出现休克、腹膜炎和胃肠出血等表现。

六、诊断

小儿肠套叠术后肠梗阻在排除患儿存在的内疝、肠套叠、肠麻痹、肠扭转、吻合口等症状，根据患儿临床特征结合患儿腹部平片或CT检查多能诊断。

1.患儿腹痛、呕吐、腹胀、停止排便和排气等症状。临床症状主要以腹胀为主，出现轻微腹痛。

2.腹部无膨隆或略膨隆，无肠型、蠕动波，无包块，无腹肌紧张，叩诊多实音，多数患儿肠鸣音消失。

3.X线常规腹部透视或摄片，可见肠管明显胀气扩大，并可见多个阶梯状的气液平面；患儿腹部CT可见肠祥粘连成团、肠壁水肿增厚、肠管匀扩张、腹腔内渗出、腔内无显影剂以及肠腔内积液积气等。

七、鉴别诊断

1.梅克尔憩室穿孔　患儿剧烈腹痛，呕吐，烦躁不安，高热，腹部压痛，腹肌紧张可不明显，膈下可见游离气体，可并发肠梗阻。

2.过敏性紫癜　绝大多数患儿有出血性皮疹、关节肿痛，部分病例有蛋白尿或血尿。有阵发性腹痛，呕吐、便血，由于肠管有水肿、出血、增厚，有时左右下腹可触及肿块。该病由于肠功能紊乱和肠壁肿胀，也可并发肠梗阻。

八、治疗

目前对于小儿肠套叠术后肠梗阻的治疗原则是解除局部梗阻和纠正因梗阻带来的全身性生理紊乱。

（一）基础治疗

1.禁食和胃肠减压治疗　持续胃肠减压是解除肠梗阻的重要方法之一。通过胃肠减压，可以减轻腹胀，有利于改善局部病变和全身情况。

2.纠正水电解质紊乱和酸碱平衡　静脉输液以纠正水电解质紊乱和酸碱失衡须根据呕吐情况、缺水体征、血液浓缩程度、尿排出量和密度，并结合血清钾、钠、氯和血气分析监测结果而定。

3.防治感染和中毒　应用抗生素对于防治细菌感染，从而减少毒素产生有一定作用。

4.相关对症治疗　主要包括镇静剂、解痉剂等，慎用止痛剂。

5.中药灌肠　复方大承气汤是在临床上应用最多的中药灌肠方。功效为通里攻下，行气活血，涤荡实热。药理研究证实，大黄的主要成分大黄素、大黄酸、芦荟和鞣酸等可刺激肠壁，使肠内渗透压升高，增强肠道蠕动，促进肠道的收缩和肠液的分泌，加速病原体毒素和多种肠源性物质排出。芒硝是容积性盐类泻药，可阻止肠内水分的吸收，使肠内容积增大，引起机械性刺激而导泻；枳实含有黄酮类、生物碱类、挥发油等成分，既有解痉作用，又能兴奋胃肠、增加蠕动；厚朴亦有抗菌、促进消化液的分泌、调整胃肠运动功能的作用。

6.中药外敷疗法　有学者采用西医基础治疗配合食盐加小茴香热敷腹部以温通经络，调腑通气，有效率高于常规西医基础治疗。

（二）手术治疗

手术治疗的原则和目的是在最短手术时间内，以最简单的方法解除梗阻或恢复肠腔的通畅。具体手术方法要根据梗阻的病因、性质、部位及病人全身情况而定。

（三）针灸治疗

1.电针疗法

治则：调和气血、通腑调气。

取穴：天枢、足三里、气海、上巨虚、合谷。

操作方法：患者取仰卧位，常规消毒，用0.3mm×40mm毫针，针刺诸穴，捻转提插得气后，电针仪负极接近心端，正极接远心端，频率为2Hz，疏密波，电流大小以患儿能耐受为度，留针30min，每日1次，3d为1疗程，直至症状消除。

哭闹患儿可用中等强度捻转泻法手法，每穴捻转30~60s，针下得气即可出针。

方义：天枢为大肠募穴，合谷为大肠原穴，上巨虚为大肠的下合穴，三者调理肠间胀气；足三里为胃的下合穴、胃经合穴，通调腑气。气海位近腹部，调和元气。

2.灸法

处方：神阙、足三里。

操作方法：于上述穴位施回旋灸法，若脐中被纱布覆盖，可隔纱布施灸，时间相对延长，每次30 min。轻症患者每日1次，重症患者每日2次。

九、预后

针灸通过刺激腧穴起到激发经气、疏通经络、通调气血、和谐脏腑的作用，故对胃肠道的功能活动具有多方面的调整作用，有助于肠梗阻的恢复。针灸治疗肠梗阻疗效肯定，预后佳。高度肠梗阻的患儿，预后很差，术后就要特别注意预防。

第二节　先天性巨结肠术后便秘

一、概述

先天性巨结肠（Hirschsprung's Disease，HD）是小儿常见的消化道畸形，为局部肠壁神经节细胞缺如引起的病变。巨结肠症根治术术式很多，便秘是术后的主要并发症。先天性巨结肠术后便秘是一种特殊类型的便秘，是指患儿术后粪便在结肠内长期滞留，排便困难，常伴有明显腹胀、腹部膨隆、呕吐和营养不良等症状。

二、流行病学

根据国内外大宗病例术后随访统计及近期文献报道，HD根治术后并发症仍非常高，最近报道HD根治术后小肠结肠炎患儿约占3.2%~25%。

三、病因

造成先天性巨结肠术后便秘的原因主要有：

1.巨结肠同源病（HAD） 如神经节细胞减少症（hypoganglionosis）、神经节细胞未成熟症（immaturity of ganglia）、神经节细胞发育不良症（hypogenesis）等，这些疾病往往不易鉴别。过去多以先天性巨结肠而手术，文献已报道HAD是HD术后便秘的主要原因。

2.狭窄段切除不足 巨结肠的根本病因是由于结肠末段缺乏神经节细胞，丧失蠕动功能，造成功能性肠梗阻。近端结肠扩大肥厚，继发性神经节细胞变性，以致加重梗阻及全身症状。病变肠段切除不足或由于某术式而保留过长（5~7cm），术后必然发生无神经节细胞肠管痉挛狭窄、便秘。

3.近端扩大肠管切除不足 患儿病程越久，则近端结肠继发性扩大变性的肠段越长且严重。肠壁神经节细胞出现空泡变性，功能丧失。所以手术时宜尽量切除病变肠段，保证拖下肠管功能正常。倘若切除不足，症状复发，不但治疗不易，再次手术损伤及并发症更多。

4.肠炎反复发作 患儿术后小肠结肠炎反复发作经久不愈，大量细菌毒素吸收，肠壁神经节细胞变性退化，肠段失去蠕动功能。

5.合并神经系统病变 文献报道巨结肠合并有先天愚型、神经性耳聋以及中枢神经病变者，治疗效果不佳，易出现便秘症状。

四、病理生理

先天性巨结肠的病因为肠壁内交感神经节细胞从头端向尾端移行过程中在某时期发生停顿，致使远端结直肠交感神经节缺失或缺乏，引起病变肠段不能蠕动舒张，造成低位结肠梗阻，其近端结肠继发性扩张、肥厚、大便潴留，其中神经节正常区段与无神经节狭窄段之间形成漏斗状移行段。狭窄段病理检查，肌间神经丛和黏膜下神经丛内交感神经节细胞缺如。组织化学检查病变处黏膜下和肌间出现不同数量乙酰胆碱阳性的副交感神经纤维，酶活性增强。直肠肛管测压显示直肠肛管抑制反射消失，直肠顺应性明显降低。其中直肠肛管抑制反射消失是与特发性巨结肠最重要的鉴别方法。

先天性巨结肠病变多自肛管向近端直肠累及，范围不等。范围越广，便秘和肠梗阻出现的年龄越小，严重者在出生后即因严重肠梗阻行急诊手术。如果病人的病变仅累及直肠远端，或为较短的节段性，可表现为自幼开始的顽固性便秘或排便障碍，部分患儿成人以后才开始出现严重的顽固性便秘。

五、临床表现

主要表现为顽固性便秘，呈进行性加重，服用普通泻剂难以缓解，大便频数每周少于2~3次，且大便时有疼痛感，常伴有明显或持续腹胀加重、腹泻与便秘交替、腹部膨隆、呕吐和营养不良等症状。部分患儿可看到或触及腹部肠型，触及腹部活动度较好的质硬肿物（粪石）。

六、诊断

通过典型的病史和临床检查，即可诊断先天性巨结肠术后便秘。腹部X线平片，尤其是腹部CT和结肠气钡双重造影可获得明确、客观的诊断依据。

七、治疗

（一）基础治疗

根据患者既往病史、腹部体征及影像学检查，症状较轻的患儿可先行胃肠减压、营养支持、调整水电解质平衡及灌肠等对症治疗，平稳后行手术治疗。

术中可见扩张的结肠管壁增厚并且僵硬，肠管内为大量糊状便，远端肠管内有大量干硬粪块阻塞肠腔。伴有乙状结肠扩张的患儿行全结肠切除，一期回肠直肠吻合术。无乙状结肠扩张的患儿可行结肠次全切除，回乙状结肠吻合术，保留5~10cm乙状结肠。

（二）针灸治疗

1.体针疗法

中医学认为，先天性巨结肠术后便秘的主要病机为腑行不畅，浊气不降，大肠传导功能失常，从而导致便秘。

《景岳全书·小儿则》说："小儿饮食有任意偏好者，无不致病，所谓爽口味多终作疾也，极宜慎之。"小儿"脾常不足"，加之饮食不节，食物不能转化为水谷精微被人体吸收利用而停滞肠道，日久化热；且脾胃为气机升降之枢纽，大、小肠之运动受脾气运化功能的支配，脾气不足则升降失常，浊气不降而致便秘。取穴主要以督脉、手阳明经、足阳明经、足太阳经为主。选用合谷以通调腑气，大肠俞、次髎穴近靠病所，可直接刺激大肠腑气，"合治内腑"选用上、下巨虚调节大肠功能。

处方：天枢、上巨虚、合谷、足三里、大肠俞。

操作方法：患者取仰卧位，常规消毒，用0.3mm×40mm毫针，诸穴均常规针刺，采用平补平泻法。哭闹患儿可用中等强度捻转泻法手法，每次20min；10天为一疗程。亦可不留针，每穴捻转30~60s，针下得气即可出针。

方义：《素问·灵兰秘典论》指出："大肠者，传导之官，变化出焉。"大肠腑气以通为顺，天枢位于胃经上，又为大肠之募穴，可疏通大肠腑气，腑气通则大肠传导复常；合谷为大肠原穴，上巨虚为大肠下合穴，性主清下，通腑化滞，三者调理肠间胀气；足三里为胃的下合穴、胃经合穴，通调腑气；大肠俞为大肠的背俞穴，与天枢俞募配穴，前后同调。

2.耳针疗法

处方：大肠、肝、脾、神门、交感、内分泌。

操作方法：每次选用3~5穴，中等强度刺激。每次留针30min，留针期间行针2~3次，每日针刺1次。

八、预后

初期便秘，多由吻合口水肿、排便疼痛和炎症刺激等引起肛门括约肌暂时性失弛缓所致，经过3~6个月肛管扩张，症状可以得到改善。少数顽固性便秘者，其原因除了与直肠后间隙积血、吻合口血肿、感染、吻合口裂开瘢痕增生和吻合口缺血等有关外，与首次手术方式也有很重要的关系，如Rehbein术遗留部分病变直肠，Duhamel术易形成闸门综合征，各种术式都保留不同程度病理性肛门内括约肌等；这部分患者则必须再次手术。

应用针刺治疗小儿先天性巨结肠术后便秘，可促进胃肠蠕动，缓解症状，改善全身营养。

第三节　先天性巨结肠术后小肠结肠炎

一、概述

先天性巨结肠术后小肠结肠炎（Hirschsprung-associated Enterocolitis，HAEC）是先天性巨结肠最常见的术后并发症，美国Bill医生在1962年最早对此病的确切表现进行了描述，认为是由一种不完全性的肠梗阻所引起的。主要表现为腹胀、腹泻、粪汁带有气体并有奇臭，发热。由于腹泻及扩张肠管内大量肠液积存产生脱水酸中毒、高热、脂肪块、血压下降，若不及时治疗，可导致死亡。

二、流行病学

先天性巨结肠术后小肠结肠炎是临床上较为常见且较难以治疗的一种疾病，发病率为17%~26.2%，2岁内患儿发病率高达31%。病死率为1%~30%。

三、病因

先天性巨结肠术后小肠结肠炎病因学说较多，但对其病因和发病机制，目前仍不十分清楚。据文献报道主要与以下因素有关：①肠梗阻-肠扩张-肠缺血的基础上厌氧菌感染所致；②术后肠吻合口狭窄或内括约肌痉挛；③切除病变肠段彻底与否；④肠神经元发育不良；⑤过敏性血管反应。基于上述病因分析，小肠结肠炎是在各种因素作用下，肠管局部血运不良，导致肠功能障碍，出现腹泻、发热、腹胀、肠梗阻等症状。

巨结肠患儿存在肠道粘蛋白异常和不正常免疫细胞群及SIgA的跨膜转移受损，使正常的肠道防御体系受到破坏，导致肠道黏膜功能异常，也是发生小肠结肠炎的原因。

四、病理生理

先天性巨结肠术后小肠结肠炎的主要病理变化为黏膜水肿及出血；炎症渗出可引起肠粘连；炎症向黏膜下层、浆肌层发展致肠壁局限性或广泛性坏死，引起肠穿孔、腹膜炎。

五、临床表现

先天性巨结肠术后小肠结肠炎患儿均出现轻重程度不同的腹胀，可见肠型，肠鸣音弱，呕吐，呕吐物含胆汁或粪便样液，腹泻，大便为恶臭黏液水样便，发热，脱水及电解质紊乱，严重者可出现低蛋白血症，全身感染中毒症状。

先天性巨结肠术后小肠结肠炎的辨证分型，可分以下3种：

①湿热血瘀型：腹泻，以水泻为主，大便带有腥臭味；发烧，腹胀轻；舌红有瘀斑，或舌稍紫，苔黄燥，脉数或细数。大便镜检可见白细胞，轻中度脱水；腹部X线示肠管稍有扩张，肠壁水肿。

②气滞血瘀型：腹疼，腹泻，以血水便为主，伴发烧腹胀、呕吐；舌紫黯或舌红有紫斑，苔薄黄稍腻，脉涩弦。大便镜检有白细胞，轻中度脱水；腹部X线示肠管扩张，肠壁水肿僵硬，可见短小气液平面。

③肠燥气滞型：腹胀明显，疼而拒按，伴呕吐发热，便而不爽，伴臭秽，或便闭，舌红或有紫斑、苔黄或腻，脉实有力，指纹紫滞。腹部X线示肠管扩张明显，有气液平面或肠截断征。

六、诊断

小肠结肠炎的诊断可分为3型。

1.轻度 体温在38℃以下，腹泻次数每日不超过10次，轻到中度的腹胀，没有明显的全身症状。黏膜水肿、充血，有隐窝脓肿，炎性细胞浸润。

2.中度 突发腹泻，中到重度的腹胀，体温38~40℃、心率增快、脱水等表现，结肠镜检见结肠黏膜局灶性破坏和小型溃疡形成。

3.重度 暴发性水泻，每日达数十次，高度腹胀，高热或体温不升，精神萎靡，严重脱水，濒临休克或休克。结肠镜检见结肠黏膜有大面积溃疡，有的突破肌层和浆膜层，甚至肠穿孔。

七、治疗

（一）基础治疗

治疗上，主要是针对先天性巨结肠术后易发生小肠结肠炎的各种病因进行综合治疗，并在此基础上着重加强提高机体免疫力的治疗。如：扩肛、胃肠减压、清洁肠道、防止大便淤积、重视早期诊断；肌注丙种球蛋白提高机体免疫力，加强支持治疗；选用有效的广谱抗生素，控制感染；维持水电解质平衡及其他支持对症治疗，补液、纠正脱水、纠酸、防治低钠、低钙、低钾血症等。

避免和解除梗阻因素的同时改善患儿肠道黏膜功能，如用中药灌肠，静脉注射谷氨酰胺双肽等也许是降低该并发症发生和使其疗效有显著性改善的新途径。

（二）针灸治疗

1.体针疗法

中医认为，手术创伤可导致气血不畅，肠道气滞则腹痛，气机壅塞、糟粕秽气不得行则腹胀；腐浊秽气逆行则恶心呕吐。根据六腑以通为用，以降为顺，气血以和为要，以畅为贵的理论，故采用通调腑道，行气导滞之法，使气血调畅通达，浊气得化。因此积极采取措施，逆转或阻止病变的发展是治疗小肠结肠炎的关键。

取穴主要以手足阳明经、膀胱经为主。

处方：足三里、天枢、下巨虚、关元、合谷。

操作方法：诸穴均常规针刺，采用平补平泻法；每次20min，或不留针；10天为一疗程。

方义："合治内腑"，足三里作为足阳明胃经的合穴，胃腑下合穴，调和胃肠；《胜玉歌》中"肠鸣大便时泄泻，脐旁两寸灸天枢"，天枢近肠部，虚损者宜取天枢；选用下巨虚调节小肠，分清泌浊；关元为小肠募穴，从阴引阳；合谷以通调大肠腑气，降污泻浊。

2.耳针疗法

处方：小肠、大肠、胃、神门、交感、内分泌。

操作方法：患者取仰卧位，常规消毒，用0.3mm×40mm毫针，诸穴均常规针刺，采用平补平泻法。哭闹患儿可用中等强度捻转泻法手法，每次20min；10天为一疗程。亦可不留针，每穴捻转30~60s，针下得气即可出针。

八、预后

针灸治疗巨结肠术后小肠结肠炎是根据病变发展的不同阶段，在抗菌消炎、补液纠正水电解质紊乱、维持酸碱平衡同时，应用针刺手法，调理肠道，改善肠道内环境，促进肠功能恢复和炎症水肿的吸收，增强肠蠕动，减轻肠管扩张及肠壁压力，并驱除内滞液、积便，减少致病菌的生长繁殖，减少毒素吸收，使肠扩张、肠缺血、黏膜水肿、炎症渗出、感染坏死这一病理反应链停止或逆转达到治疗的目的，起到中西医结合，相辅相成的作用。

小儿巨结肠症应做到早诊断早治疗，且早期局部治疗可预防术后小肠结肠炎的发生。

（葛晓彬）

参考文献

［1］傅兴圣，陈菲，刘训红，等.大黄化学成分与药理作用研究新进展［J］.中国新药杂志，2011，20（16）：1534-1538，1568.

［2］魏从师，冯晶，王玮.浅谈大黄的临床研究与应用进展［J］.中医临床研究，2011，3（16）：7-48.

［3］方新社.食盐加小茴香治疗肠梗阻62例［J］.中国中西医结合消化杂志，2006，14（5）：339-340.

［4］傅传刚，徐晓东.巨结肠性便秘及其诊治有关问题［J］.中国实用外科杂志，2013，33（11）：910-913.

［5］虞贤贤，施诚仁，蔡威.先天性巨结肠小肠结肠炎发病机制及防治研究进展［J］.临床小儿外科杂志，2018，17（04）：295-300.

［6］张根岭，徐向荣，李萍.辨证治疗巨结肠术后小肠结肠炎30例［J］.陕西中医，2006（01）：56-58.

第十一章 放疗后并发症的针灸诊疗

放射治疗临床简称放疗，是在放射物理学、临床放射生物学及肿瘤学三种学科的基础上发展起来的，是根据肿瘤的生物学特性和临床特点，应用射线的物理特性及剂量分布的特点、生物学的特点进行治疗的方法。自1895年伦琴发现X线后第二年即用来治疗癌症，至今已有百年的历史。放射治疗是当今治疗恶性肿瘤最常用的方法之一，在肿瘤治疗中高能射线装置的出现和放射技术的进展，以及放射生物学、放射物理学和放射肿瘤学的结合，推动了现代放射治疗技术的进一步发展。放疗已成为当今治疗恶性肿瘤的几大主要方法之一，约有2/3的患者接受放射治疗。

放疗作为目前恶性肿瘤综合治疗手段中较重要的手段之一，是一种保存器官和功能的治疗方法，对某些敏感肿瘤的疗效较好，在恶性肿瘤临床治疗中居重要地位，最大限度地保护正常器官及其功能是放射治疗的最高原则。但是，在恶性肿瘤细胞受到杀伤的同时，恶性肿瘤邻近的正常组织和器官也不可避免地受到放射线的照射，产生一些不良反应，给患者带来不同程度的痛苦，重者还会影响治疗的顺利进行，使治疗被迫中断，从而影响疗效，甚者可因器官功能受损而危及生命。

随着放射治疗疗效的提高，生存期的延长，放射治疗并发症，尤其各种迟发性放射损伤的发病率不断增加。因此，预防、识别、及时治疗这些并发症非常重要。

一、放疗的适应证

按照各系统中的不同种类的肿瘤，目前治疗的适应证可以分为以下类别：

1.消化系统恶性肿瘤 口腔部癌早期手术和放射疗效相同，有的部位更适合于放射治疗，如舌根部癌和扁桃体癌；中期综合治疗以手术前放射治疗较好；晚期可作姑息性放射治疗。食管癌早期以手术为主；中晚期以放射治疗为主；另外颈段及胸上段食管癌因手术难度大、术后生活质量差等原因，一般行放射治疗。肝、胰、胃、小肠、结肠、直肠癌以手术治疗为主。结肠、直肠癌手术治疗可能较放射治疗有好处。早期直肠癌腔内放射的疗效与手术治疗相同。肝、胰癌的放疗有一定姑息作用。

2.呼吸系统恶性肿瘤 鼻咽癌以放疗为主；上颌窦癌以手术前放疗为好，不能手术者行单独放疗，一部分可以治愈；喉癌早期放疗或手术治疗，中晚期放疗、手术综合治疗；肺癌以手术为主，不适合手术又无远地转移者可行放射治疗，少数可以治愈；小细胞未分化型肺癌要行放疗加化疗。

3.泌尿生殖系统恶性肿瘤 肾透明细胞癌以手术为主，手术后放疗有一定好处；膀胱早期以手术为主，中期手术前放疗有一定好处，晚期可做姑息治疗；肾母细胞癌以手术或手术与放疗、化疗三者综合治疗为好；睾丸肿瘤应先手术，然后行手术后放疗；子宫颈癌早期手术与放疗疗效相同，Ⅱ期以上只能单纯放疗，且疗效较好；子宫体癌以手术前放疗为好，不能手术者也可放射治疗。

4.乳腺癌 乳腺瘤以手术治疗为主。凡Ⅰ期或Ⅱ期乳癌，肿瘤位于外侧象限，腋窝淋巴结阴性者手术后不做放疗；Ⅰ期而肿瘤位于内侧象限或Ⅱ期乳癌皆做手术后放疗；Ⅲ期手术前照射也有好处。

5.神经系统恶性肿瘤 脑瘤大部分要手术后放疗；髓母细胞应以放疗为主；神经母细胞瘤手术后应行放疗或化疗。垂体瘤可放疗或手术后放疗。

6.皮肤及软组织恶性肿瘤 皮肤黏膜（包括阴茎及唇）早期手术或放疗均可，晚期也可放疗；黑色素瘤及其他肉瘤，应以手术为主，也可考虑配合放疗。

7.骨恶性肿瘤 骨肉瘤以手术为主，也可做手术前放疗；骨网织细胞肉瘤、尤文瘤可行放疗辅以化疗。

8.淋巴类恶性肿瘤 Ⅰ、Ⅱ期以放疗为主；Ⅲ、Ⅳ期以化疗为主，可加用局部放疗。

二、放疗的禁忌证

1.绝对禁忌证 放射治疗的绝对禁忌证很少，尤其是低姑息性治疗，例如对局部转移灶的止痛大部分有效。但也要看患者和单位的条件决定，一般来讲，晚期肿瘤患者处于恶病质的情况下，可作为放射绝对禁忌证；另外食管癌穿孔、肺癌合并大量腔积液也应列为绝对禁忌证。

2.相对禁忌证 凡属于放射不敏感的肿瘤，应作为相对禁忌证，如皮肤黑色素瘤、胃癌、小肠癌、软组织肉瘤、骨软骨肉瘤等。一般行手术治疗后补充术后放疗。急性炎症、心力衰竭，应在控制病情后再做放疗。肺癌需作较大面积照射而肺功能又严重不全时不宜作放疗。

三、放疗的不良反应

1.局部反应　放射性皮炎（局部皮肤颜色变黑、皮肤粗糙、皮肤发红及破溃等）、放射性口腔炎（口腔黏膜发红或呈暗红色、黏膜糜烂、破溃等，伴局部黏膜疼痛）、放射性咽炎、放射性食管炎（进食或吞咽时胸骨后放射野内的食管处疼痛等）、放射性肺炎（刺激性呛咳或干咳、咯白色黏痰或泡沫痰，胸部X线片可见放射治疗野内肺纹理增粗或条索样改变）等。

2.全身反应　周身疲乏、四肢酸软、易疲劳、头晕头痛、嗜睡、反应迟钝、失眠等。

3.消化道反应　食欲下降、恶心、呕吐、腹痛、腹泻或便秘。

4.骨髓抑制　白细胞下降、血小板减少，重者红细胞及血色素减少，患者呈贫血貌。

5.其他反应　如全身衰竭、放射性心肌炎等。

四、针灸在放疗的不良反应中的应用

针灸配合其他治疗，可以改善临床症状，提高远期疗效，缓解癌性疼痛，减轻放疗的不良反应。针灸治疗癌症放疗的不良反应，在提高造血功能，调节免疫功能及镇痛方面是重要的突破点，可协助解决西医治疗肿瘤中的一些难题。取穴一般采取局部取穴、循经取穴配合辨证取穴，常取具有扶正作用的穴位，如足三里、三阴交、合谷、曲池、大椎及背俞穴等以益气养血扶正，针刺多用补法，或用灸法，以提高机体免疫力。针灸的免疫调节作用主要是从神经、体液、细胞和分子等不同水平上进行，较之免疫制剂单方面调节有较大的优越性。由于针灸具有激发或诱导体内调节系统的作用，协助体内固有的调节能力，使异常功能趋于正常化。因此，针灸能影响肿瘤发生、发展的整个过程，对改善临床症状、延长生存期及预防正常组织的癌变等具有独特的作用，即使是晚期癌肿患者，也能争取带瘤生存的机会。

第一节　放射性脑损伤

一、概述

放射性脑损伤又称放射性脑病（REP），由Fisher等于1930年首次报告，

是一种行头颈部放射性治疗后产生的神经系统损害，发病率低但预后很差。放射性脑损伤包括：脑水肿，表现为疲劳或嗜睡综合征的亚急性反应迟缓，神经认知功能障碍及脑白质坏死。

二、流行病学

放射性脑损伤与放射总量、分次剂量、疗程长短照射面积部位、年龄及个体放射敏感性差异等均有密切关系，在诸多因素中放射总剂量较其他因素的意义为大。在总剂量相同的情况下，单次大剂量照射比多次小剂量照射的危险性大，决定因素是分割次数。年龄小的未成年人脑放射敏感性比成人高，故儿童放射性脑病在剂量相同的情况下其发病率高于成人，发病也比成人早。其他还与身体状况、血管硬化、放射次数、免疫状态等因素有关。

三、病理生理

（一）直接损伤

1. 神经元损伤 一般认为成熟神经细胞对电离辐射有较高的耐受性，而处于发育时期（胚胎期、新生期）的神经元对电离辐射有较高的敏感性。相关实验显示在放射后第3天神经元细胞即可出现改变，主要为染色质疏松和细胞的水肿，第7天可见明显的凋亡改变。也有研究表明在放射性脑损伤早期神经元细胞较胶质细胞对放射线敏感。

2. 海马神经干细胞损伤 海马主要负责记忆和学习，与情绪及内分泌也有关。海马区神经干细胞受损，导致神经认知功能下降，特别是记忆力的减退。目前TOMO放疗技术的应用，不仅能很好地保护海马，还能精确地对颅内多发病灶投递剂量以达到控制肿瘤的效果。

3. 胶质细胞损伤学说 少突胶质细胞是髓鞘形成所需要的成分。其损伤是发生脱髓鞘性改变的重要原因，可能产生一系列免疫损害加重血管缺血改变及白质坏死。大鼠全脑照后（10~20Gy）数小时，胶质细胞开始凋亡，主要发生在少突胶质细胞，而且具有剂量、时间依赖性。O-2A细胞是少突胶质细胞的前体细胞，5Gy照射可使O-2A祖细胞增殖能力降低，死亡的少突胶质细胞得不到及时更新，即造成脱髓鞘。O-2A细胞的丢失也有时间、剂量依赖性。

星形胶质细胞和小胶质细胞在维持神经元的正常结构和功能状态上具有重要作用。这两种细胞在照后1~2周均表现为增殖反应。室管膜下区细胞从胚胎到成年都是神经元、星形胶质细胞和少突胶质细胞的主要来源。动物实

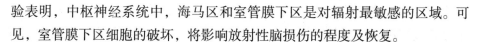

验表明，中枢神经系统中，海马区和室管膜下区是对辐射最敏感的区域。可见，室管膜下区细胞的破坏，将影响放射性脑损伤的程度及恢复。

此学说可以很好地解释放射性脑坏死多发生在白质的现象，但不能解释照射部位以外，甚至远隔部位的损伤以及晚期迟发性坏死的发生。

（二）血管损伤

脑血管的主要改变是血管坏死，内弹力板部分破坏、内膜纤维化、出现类纤维蛋白物质、内皮细胞消失、血管内腔出现血栓及闭塞。

1.血管内皮损伤的病理生理学变化　射线能引起血管系统结构和功能的改变，包括内皮细胞的不典型改变和凋亡、细胞间紧密连接完整性的改变、纤维素样物沉积、血管壁的增厚、管径的扩张、血管密度长度的减少及通透性的增加等，导致血管损伤、血管周围间隙渗出增多，进而引起脑缺血和血管源性脑水肿，晚期可出现血管壁变性坏死甚至瘢痕形成，又进一步减少到脑局部血流，最后发展到晚期迟发型脑损伤和白质坏死。

2.内皮细胞的凋亡　在单次大剂量射线所致的放射性脑损伤小鼠模型中，发现照射后早期血管内皮细胞的数量显著减少，并且呈时间和剂量依赖性。

单次全脑的电离辐射，通过激活酸性鞘磷脂酶（acid sphingomyelinase，ASM）的脂质第二信使神经酰胺，可在24h内造成内皮细胞的凋亡。而在ASM表达缺陷的遗传模型的辐射实验中发现了内皮细胞凋亡的减少，通过抑制ASM的活性可以减少辐射造成的内皮细胞凋亡。除了直接破坏细胞膜完整性，辐射亦可诱导DNA损伤，通过神经酰胺调控的线粒体和死亡受体通路中的P-53依赖的细胞凋亡机制导致内皮细胞死亡。

3.血脑屏障的破坏　内皮细胞的凋亡可导致血脑屏障的破坏，应用外源性指示剂发现血脑屏障通透性的改变呈现时间-剂量依赖，通透性长期的增高会导致晚期血脑屏障的损坏。紧密连接蛋白ZO-1蛋白与血脑屏障密切相关，其表达水平可作为血脑屏障损伤程度的指标，ZO-1蛋白的表达随照射后时间的延长而减少，提示X线全脑照射可以诱导血脑屏障长期进行性的损伤。

另有研究表明血脑屏障通透性的改变由其金属蛋白酶及其拮抗剂的表达失衡所致，包括IV型胶原的降解、Ang-1、Ang-2及VEGF的异常表达。

（三）氧化应激和炎症反应以及自由基损伤

由于中枢神经系统具有氧耗大，自由基产生量多，抗氧化能力相对弱的特点所以中枢神经系统对氧化损伤特别敏感。受放射线照射后，电离辐射的能量直接沉积于生物大分子上，引起电离和激发，经射线的直接和间接作用形成大量氧自由基，这些氧自由基攻击生物膜的多不饱和脂肪酸，引发脂质过氧化形成脂质过氧化物通过其介导组织细胞损伤。

丙二醛（MDA）是较有代表性的脂质过氧化产物，因此测定丙二醛可间接反映细胞受自由基损伤严重程度与超氧化物歧化酶（SOD）清除超氧阴离子自由基的能力，即其活力的高低可反映机体清除自由基的能力。

研究发现，大鼠受到30Gy剂量照射后6h，SOD即明显下降，MDA在照射后6h迅速上升，这说明放射线可产生自由基致使脑组织受损。

（四）自身免疫反应

放射性照后产生自身抗原，诱导自身免疫反应，导致脱髓鞘、脑水肿等改变。

有结果显示细胞凋亡、自由基损伤、钙离子内流、细胞因子、一些特殊基因的突变、相关酶活性的改变等参与了放射性脑病的发生和进展。

四、临床表现

1.早期急性反应　通常发生于放疗后的头几天，出现头痛、发热、嗜睡和原有的局部症状加重。由于照射量超过脑组织的耐受时，血管内皮损伤，血脑屏障功能受损，毛细血管壁渗透增加，血清、血浆渗出引起血管性脑水肿。临床上出现颅压增高症，形态上是急性炎性反应。这种急性期反应是可逆的，经脱水、激素治疗后，症状减轻或消失，预后良好。

2.早期延迟性反应　这种反应介于急性和迟发性反应之间，出现于放疗后数周到数月内，依据脑的放射部位产生相应的临床症状。表现为头痛、嗜睡，可伴有原来的病情恶化，一般能自行恢复，非致死性。其变化是受毛细血管支配营养的脑白质可能出现脱髓鞘反应和（或）胶质细胞脑损伤所致。皮质激素可使病情改善。

3.晚期迟发性反应　大多出现于放疗后数月或数年甚至十多年，包括局部放射性脑坏死和弥漫性放射性脑损伤，其病理变化为血管内皮损伤、破坏，形成血栓及纤维化等改变，造成血管腔阻塞，使脑组织缺血、软化、坏死，周围胶质细胞肿胀、变性，修复性胶质细胞增生，出现脑坏死性局部占位性改变或囊性退行性改变。

五、诊断

1.头颈部在短时间内有大剂量放射治疗病史，一般总剂量在60Cy以上。

2.放射治疗后数月或数年，尤以在1~2年之内，逐渐出现颅内占位性病变症状和体征且与照射部位有关，如鼻咽癌放疗后的颞叶放射性脑坏死。

3.CT、MR、PET、脑血管造影等检查的相对特异性表现。

4.脑电图显示病变部位出现δ波。

5.脑脊液检查表现为无特异性，蛋白含量可增高。

当然，最可靠的诊断有赖于手术后的病理组织学检查。放射性脑坏死的组织学变化包括：①凝固性坏死；②白质脱髓鞘；③巨噬细胞反应；④血管周围组织浸润；⑤血管呈纤维样坏死，实质性出血、栓塞、玻璃样物质、淀粉样变性等改变；⑥神经胶质的改变；⑦无细胞性纤维化。

六、鉴别诊断

需注意与肿瘤复发相鉴别。两者均可表现为明显强化、有占位效应，不易鉴别，但其灌注表现不同。放射性脑坏死灶内由于缺乏新生血管，测量局部脑血流量图可以见到坏死灶的局部rCBV明显降低，灌注曲线表现为低灌注或无灌注。如果是肿瘤复发，由于其内有许多新生的肿瘤血管，局部rCBV明显升高，曲线表现为高灌注（与对侧正常相比）。

七、治疗

（一）基础治疗

在放疗时要了解影响放射生物效应的多种因素，酌情安排治疗计划。在脑部放疗时要尽可能地减少正常脑组织受照射的容积和剂量，有条件者可配合使用立体照射、适形照射、近距离组织间照射等技术，最大限度地提高肿瘤的照射剂量，减少正常组织的受量。最大累积剂量不宜超过每6周60Gy。

1.**预防治疗**　在放疗时要了解影响放射生物效应的多种因素，酌情安排治疗计划。脑部放疗时必须考虑，治疗体积、总剂量、分次量及被照射脑组织的敏感性，正确掌握时间、剂量、分割次数积累放射效应。

辐射防护剂是对受到照射的机体产生针对性的对抗辐射，并保护机体细胞组织的材料。在现代医学中被广泛使用。其防护机制为针对放射线对细胞内大分子物质、细胞器及细胞结构产生的损伤，防护剂可以有效地保护放射线抢夺结合部位，或者可以形成保护膜防止放射线损伤。具体如自由基的竞争、形成双硫化合物、使组织细胞缺氧、降低体温以减少细胞活动等机制。

2.降颅压治疗　糖皮质激素能改变血脑屏障及持其完整的功能对细胞膜及溶酶体的活性有稳定作用，调整血管壁和细胞膜的通透性，从而减轻脑水肿，抑制变态反应。糖皮质激素对早期反应、早期迟发性反应疗效较好，配合应用甘露醇等脱水药物对晚期迟发性反应亦可缓解症状。

3.脑组织代谢活化剂　可改善脑的血循环，提供脑细胞能量，增加氧化代谢，激活脑细胞呼吸。常用药物有：都可喜、胞磷胆碱、辅酶Q10、脑活素、脑通等。

4.手术治疗　对扩张型放射性脑坏死，可以手术切除病灶，消除坏死组织，解除压迫，改善病灶周围的血液循环。

5.康复训练　根据大脑运动分区与人体肢体反射区对应，通过对病人形体训练反向反馈到大脑，从而达到促进脑部损伤恢复。通过精细运动的训练促进病人认知功能恢复。

6.中药治疗　放射性脑损伤属于中医学"头痛""眩晕""中风"等范畴。其发病多为素体肝肾阴虚，或脾虚失运，外受射线等邪侵扰，导致脑内经气壅滞或气机逆乱、脉络破损，营血离经，积而成瘀，阻塞清窍；瘀血郁而化热，热盛伤津，炼液成痰，致痰热蒙窍；痰瘀互结，蒙蔽清窍，使清阳不升，浊阴不降，气机逆乱，神明皆累而致癫狂、昏厥。治疗原则为滋补肝肾，平肝潜阳，清热解毒，健脾化痰、活血通络、醒脑开窍。用药多以经方为主方，如芎芷石膏汤、大补元煎、半夏白术天麻汤、通窍活血汤等加减。

（二）针灸治疗

1.体针疗法

处方：百会、风池、太溪、头维、太阳。

操作方法：常规消毒后，选用直径为0.30mm的毫针，直刺太溪（0.6±0.2）寸，平刺百会（0.6±0.2）寸，向对侧眼睛方向斜刺风池（0.6±0.2）寸，平刺头维（0.6±0.2）寸，平刺或斜刺太阳（0.4±0.1）寸。每日治疗1次，每次治疗留针20~30min，留针期间行针2~3次。

方义：肝阳偏亢，循经上扰清窍而发头痛。百会属督脉，位于巅顶，风池为足少阳与阳维脉之交会穴，两穴合用平肝潜阳清利头目、疏经止痛；太溪为肾经原穴，滋水涵木，育阴潜阳；头维、太阳通络止痛。

2.耳针疗法

处方：肝、颞、额、皮质下。

操作方法：每次选2~3穴，选用28号毫针直刺，每日1次，或王不留行子按压。

3.拔罐疗法

处方：阿是、太阳、印堂。

操作方法：用三棱针点刺出血，或用梅花针叩刺出血加拔火罐。

4.头针疗法

处方：感觉区上1/5，血管舒缩区1/2。

操作方法：针刺后通以电针10~30min，每日1次，10天为1个疗程。

八、预后

本病针灸的治疗效果明显，同时在放疗应用前使用针灸预防效果尤为明显。

第二节　放射性脊髓损伤

一、概述

放射性脊髓损伤是肿瘤放射治疗中发生的严重并发症，主要病理变化是以脊髓性神经细胞坏死及严重的血液循环障碍为基本病变，从而引起一系列相关的神经症状。目前随着肿瘤综合治疗手段的提高，患者的生存期逐渐延长，其发病率也得以显现。

二、流行病学

放射性脊髓损伤的发病与多种因素有关，如照射剂量、治疗时间、分割次数、照射部位的大小及个体放射敏感性差异等。单次剂量越大，发生放射性脊髓损伤的危险性就越大。放射性脊髓损伤与照射总剂量和照射体积呈正相关关系，总剂量越高，照射体积越大，放射性脊髓损伤的概率也越高。其中分次剂量最为重要。超分割放射会增加脊髓损伤，可能是由于超分割放射时总剂量相对过高，分割放射间隔的时间较短，晚反应组织不能完全修复。

人体脊髓的耐受剂量在常规治疗情况下每周照射5次，大致限于50Cry以内。但可以因放射脊髓的长度而有差异，如按受照射的脊髓为20cm，则4周内可给到40Gy，为10cm可给到45Gy，而5cm可增到50Gy。脊髓的颈段更为敏感，有人建议限定在40Gy。放射性脊髓损伤也与个体对放射线的敏感性的差异有关，有的病例虽然照射量在安全范围内仍可发病，有的病例脊髓受到60~70Gy照射量并无症状发生，这可能与个体对放射线敏感性差异有关。

三、病因病理

1.直接损伤　胶质细胞的损伤是发生脱髓鞘性改变和白质萎缩的原因，少突胶质细胞是脑损伤的主要靶细胞。

2.血管损伤　照射后脑组织血管系统的变化表现为内皮细胞损伤、血脑屏障破坏和血管性水肿等，它们与晚期损伤的发生有密切的关系，甚至有启动作用。血管损伤是晚期放射损伤的重要病理基础之一。

3.自身免疫　自身免疫反应机制与长达数年后发病、病灶超出照射野外及脑水肿和脱髓鞘改变有关。

4.自由基损伤　射线使组织内部分酶活性发生改变，使其处于功能不全状态。自由基损伤和免疫反应的参与，可引起缓慢、持久、进行性的病理变化，这是放射性脑损伤潜伏期长的原因。

四、临床表现

本病临床表现多种多样，起病一般多隐蔽，少数呈急性，最早的症状常为各种感觉障碍，如肢体麻木、刺痛、触电感、烧灼感以及颈肩部痛乏力等。包含以下分型：

1.短暂型放射性脊髓炎　主要表现为感觉异常，以及典型的低头曲颈触电样征，即当屈颈时，出现从颈部沿着背部脊椎向下肢或四肢放射性的触电感，头复位时，症状消失；屈颈动作愈迅速而有力，触电感亦愈强烈，如屈颈动作缓慢，触电感较轻微。此期多无神经系统异常体征，常为头颈部肿瘤放射治疗后放射损伤的一种短暂形式，一般发生于放射治疗后2~4个月，症状常在数周至几个月自发性消失，亦可作为慢性进行性放射性脊髓病的第1个征象出现，这是由于放射抑制髓鞘的形成使感觉神经暂时性脱髓鞘所致。

2.迟发横贯性放射性脊髓病　亦称慢性进行性放射性脊髓炎。多为脊髓放射性损伤的远期反应。常出现一侧或双侧下肢感觉障碍，以后逐渐进展出现运动障碍，脊髓半侧或完全性横贯性损伤表现为不同程度的同侧运动和深

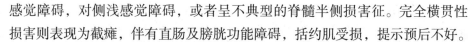

感觉障碍，对侧浅感觉障碍，或者呈不典型的脊髓半侧损害征。完全横贯性损害则表现为截瘫，伴有直肠及膀胱功能障碍，括约肌受损，提示预后不好。

3.选择性脊髓前角细胞损害或"肌萎缩"型放射性脊髓病 又称放射治疗后运动神经元综合征。临床表现主要为双下肢弛缓性瘫痪，其性质完全属下运动神经元损害，无明显的感觉或括约肌障碍，此型少见。

4.急性放射性脊髓病 少见，急性起病，常见在几小时至几天内发展为截瘫或四肢瘫痪，以后病情处于静止状态，由于放射诱导的血管性变化而发生脊髓梗死的结果。多表现上运动神经元损害的特征，双下肢肌张力增高，腱反射亢进，病理反射阳性，伴损害平面以下深、浅感觉减退。

五、诊断

1.有脊髓受照射病史，神经症状与受照射区相符。除个别病人的神经症状在照射区域以下外，多数病人损伤水平与照射区一致。

2.大多有潜伏期，脊髓损害的症状多在放疗后间隔一段时期逐渐出现，短的仅1个月，长的可达70个月或更长，平均为1~2年。高剂量时潜伏期不取决于剂量，而在较低总剂量时则潜伏期与剂量成反比关系。

3.全身状况好，原发肿瘤大多无复发，脊椎骨无明显压痛。

4.影像学检查无明显异常，脊髓造影正常，CT或MR主要是排除肿瘤脊髓转移和髓内出血。

5.脑脊液检查大多正常，部分病人脑脊液细胞数轻度增加，蛋白含量稍增高，脑脊液压力正常，脊髓腔没有阻塞。

六、鉴别诊断

放射性脊髓损伤一般需与脊髓肿瘤、脊髓炎相鉴别。

1.有无放疗史及病变部位 放射性脊髓损伤一定有放射照射的病史，其损伤的部位位于照射野内；脊髓肿瘤和炎症，可无放疗史，也可发生在非照射野内。

2.脊髓形态 放射性脊髓损伤脊髓轻度增粗或增粗不明显，病变范围较局限；脊髓肿瘤时脊髓常显著增粗，范围一般较长；脊髓炎时脊髓一般轻度增粗，病变范围可长可短。

3.病变形态 放射性损害，病灶多呈长、条片状；肿瘤多呈结节状或与脊髓形态一致；脊髓炎多呈小片状。

4.注射Gd-DTPA后改变 放射性损害病灶多呈条片状、小结节及弧形强化；肿瘤多呈大结节状或环形、不规则强化；脊髓炎多呈片状强化或不强化。

5.病变累及的部位 放射性损伤病灶主要位于白质或以白质为主；脊髓肿瘤常累及整个断面的脊髓；脊髓炎可发生于白质或灰质内。

6.发展速度 放射性损伤病灶症状呈渐进性、上行性发展，最后体征检查平面与脊髓损害平面一致；脊髓炎发病突然，症状较重，肿瘤发病也较急。

七、治疗

（一）基础治疗

1.西药治疗 主要是应用大剂量皮质激素、低分子右旋糖酐、甘露醇和抗凝剂。及早应用皮质激素可以使大多数晚期放射损伤患者的临床症状和影像学有所改善。治疗放射性脑、脊髓损伤的有效率可达33%。

2.高压氧治疗 高压氧可提高组织氧分压，刺激内皮生长因子生成，激活细胞及血管修复机制。患者采用高压氧治疗放射性脊髓损伤，可以有显著的治疗或预防效果。因此，高压氧可作为放射性脊髓损伤的常规治疗，并与药物治疗同时进行。

3.中药治疗 放射性脊髓损伤多属于中医学"痿证"、"癃闭"范畴。或因湿热蕴结，气血运行不利，筋脉肌肉失去濡养，膀胱气化不利；或因肺热气壅，肺气不能肃降，津液输布失常，四肢筋脉失养，水道通调不利所致；或脾气亏虚，气血生化之源不足，筋骨肌肉失养，清气不能上升，浊气不能下降，而致肢体痿软、小便不利；或因肝肾阴亏，髓枯筋痿，膀胱气化无权而致。常用方药：加味二妙散加减、清燥救肺汤加减、参苓白术散加减、虎潜丸加减。

（二）针灸治疗

1.体针疗法

处方： 华佗夹脊、阴陵泉、曲池、合谷，足阳明胃经（下肢）排刺。

随症配穴： 胸脘满闷者加中脘；呛咳咽燥明显者，加廉泉、列缺、照海；眩晕者加百会。

操作方法： 常规消毒后，选用30号毫针，直刺阴陵泉（0.6±0.2）寸，直刺华佗夹脊（0.4±0.1）寸，直刺曲池（1.0±0.2）寸，直刺合谷（0.6±0.2）

寸。足阳明胃经自髀关至解溪每隔1寸1针，针（1.0±0.5）寸深。直刺中脘（1.0±0.2）寸；针廉泉时针尖向咽喉部刺入（0.8±0.2）寸；刺列缺时针尖向肘部斜刺（0.2~0.3）寸；直刺照海（0.6±0.2）寸；平刺百会（0.6±0.2）寸。

每日治疗1次，每次治疗留针20~30min，留针期间行针2~3次。主穴均用捻转泻法，捻转幅度为2~3圈，捻转频率为每秒2~4个往复，每次行针5~10s。其他配穴针用泻法。

方义：华佗夹脊行气活血，通调诸筋。阴陵泉健脾利湿。曲池、合谷可清阳明之热。足阳明胃经排刺可疏通阳明气血，以润宗筋。

2.电针疗法　在瘫痪肌肉处针刺后加脉冲电刺激，强度适中。每次10min。

3.皮肤针疗法　用皮肤针反复轻叩背部肺、肝、脾、胃等背俞穴和手足阳明经线。隔日1次。

八、预后

脊髓损伤的治疗一直是世界性医学难题，但是中医在治疗上的优势越来越明显，虽不能治愈，但是通过调理，服用中药、针灸，配合康复治疗等，能够有不同程度的功能上的改变。

第三节　放射性周围神经损伤

一、概述

周围神经是指中枢神经（脑和脊髓）以外的神经。它包括12对脑神经、31对脊神经和植物性神经（交感神经、副交感神经），如脑神经、臂丛神经、交感神经干或神经节、腰骶丛神经等，这些神经的放射损伤是肿瘤放射治疗后最严重的后遗症之一，对病人的生活质量影响很大，甚至导致病人死亡。

二、流行病学

头颈部的肿瘤放疗常可引起脑神经的损伤，其中鼻咽癌放疗后脑神经损伤的发生率较高；鼻咽癌颈部淋巴结转移、喉癌、肺尖癌、乳腺癌、锁骨上区等的放射治疗可造成交感神经节、神经干的损伤；肺癌、乳腺癌锁骨上区放疗还可造成臂丛神经损伤，尤其是肺尖癌，单纯放疗要求剂量高，更易造成臂丛神经损伤；盆腔癌肿如宫颈癌、直肠癌，骶尾部肿瘤如骨巨细胞瘤、脊索瘤等，若外照射剂量过高可造成腰骶丛神经损伤。

三、病因病理

放射线物质直接或间接地损伤周围神经。

1.放射线物质直接损伤神经组织 在较大剂量射线照射后，机体各系统会有不同程度直接损伤，然机体对这种损伤有自行修复的可能性，这与照射剂量的大小相关。

2.放射线物质间接损伤神经组织 短期（约1个月）放射治疗后，血管壁发生炎性坏死及内皮细胞脱失；长期（约6个月）放射治疗后，血管改变以修复性增生为主，导致血管狭窄及微血栓形成，致使神经缺血。另外，放射区局部会因缺血、缺氧导致酸中毒，影响酶系统及细胞代谢，加重微循环障碍，从而导致神经缺血缺氧恶性循环。久之，放射区神经纤维变性，放射区远侧神经萎缩，并逐渐形成广泛的纤维化、瘢痕化乃至神经挛缩，患处产生自发性疼痛。

四、临床表现

临床主要表现为缓慢的、进行性加重的感觉障碍、肌肉萎缩、肢体无力、腱反射减低、疼痛、肢体水肿等。放射性臂丛神经病患者多数首先表现为手指感觉减退或感觉异常，部分可同时有手和指无力；随病情进展可逐渐出现受累肢体疼痛；少数患者以突发的运动障碍起病；上臂丛和下臂丛常同时受累，早期往往以上臂丛损害为主；极少数患者累及膈神经，引起膈肌麻痹。查体可见运动感觉均有异常，腱反射减弱。

五、诊断

目前，放射性周围神经损伤的诊断主要依据是：①有放射史；②数月至数年的无症状间歇期后出现缓慢的、进行性加重的神经支配区感觉运动功能失调，神经支配区功能丧失；③结合 CT、MRI、PET 等辅助检查，同时需要排除肿瘤复发、转移及其他疾病。

六、鉴别诊断

放射线致周围神经损伤有时与肿瘤复发转移压迫致神经损伤不易鉴别。

两种原因所致神经损伤的治疗是相互矛盾，做出正确诊断十分必要。放射线照射后到出现临床症状的无病间歇期，大多数学者统计资料认为是3个月到3年。放疗所致的周围神经损伤，其照射区软组织呈板样硬，局部较平坦，无隆起或结节样肿物；而癌肿所致的神经损伤在局部可触及进行性增大的肿物。

七、治疗

放射性周围神经病变为不可逆性损伤，治疗效果差，目前主要为对症治疗。

（一）基础治疗

1.预防

（1）合理制定放疗计划，注意放疗剂量分布与分割，避免神经所在区域受照射剂量过高或单次剂量过大。

（2）再程放疗须格外小心，周围神经放射损伤在肿瘤复发再程放疗时发生率较高，因此对于此类病人，可采用降低外照射剂量，配合后装近距离放疗技术，提高肿瘤局部照射量，减少正常组织照射量，从而降低周围神经放射损伤的发生率。

2.西药治疗

（1）积极应用糖皮质激素控制急性炎症反应以减少炎症相关的纤维化范围及密度。

（2）控制糖尿病、高血压。

（3）避免使用促纤维化药物及他汀类药物。

（4）避免放射范围内局部创伤。尽量避免不必要的照射，优化放射治疗方式。

3.中药治疗　中药（包括中成药制剂和汤剂）治疗能缓解周围神经损伤的症状，但其疗效的评估尚需进一步研究。

（二）针灸治疗

【桡神经损伤的针灸治疗】

1.体针疗法

治则：取手阳明经穴为主，用补法。

处方：曲池、外关、阳溪、合谷。腋部损伤者可加极泉。

操作方法：取仰卧位或坐位，曲池直刺（1.2±0.2）寸，外关直刺（0.8±0.2）寸，得气后使针感向腕部放射；阳溪直刺（0.4±0.1）寸；合谷直刺

（0.8±0.2）寸，使食指或拇指出现跳动感为佳。针刺极泉时用快刺不留针法，先使上肢上抬外展，避开腋动脉直刺0.3~0.5寸，有麻电感向肘、腕和手部放射，即可出针。其余穴位留针20min，中间行针1~2次。每日治疗1次，10~15次为1疗程。

2.皮肤针疗法　在上臂、前臂和手部，沿手阳明大肠经叩刺。在上臂和前臂用强刺激，使局部皮肤隐隐出血为度；在手部用中等强度刺激，使局部皮肤充血潮红为度。每日或隔日治疗1次。

【**正中神经损伤的针灸治疗**】

1.体针疗法

治则：取手厥阴经穴为主，用补法。

处方：曲泽、内关、大陵、合谷。

操作方法：取仰卧位或坐位，曲泽直刺（1.0±0.2）寸，内关直刺（0.8±0.2）寸，大陵直刺（0.6±0.2）寸，得气后使针感向腕和手部放射。合谷直刺（0.8±0.2）寸，使食指或拇指出现跳动感为佳。留针20min，中间行针1~2次。每日治疗1次，10~15次为1疗程。

2.皮肤针疗法　在上臂、前臂和手部，沿手厥阴心包经叩刺。在上臂和前臂用强刺激，使局部皮肤隐隐出血为度。在手部（包括大鱼际）用中等强度刺激，使局部皮肤充血潮红为度。每日或隔日治疗1次。

【**三叉神经痛的针灸治疗**】

1.体针疗法

治则：取手足阳明经穴为主，用泻法。

处方：第一支痛取太阳、鱼腰；第二支痛取下关痛取下关、四白；第三支痛取下关、夹承浆。以上各型均可远端取合谷、内庭。

操作方法：取仰卧位或坐位，太阳直刺（0.5±0.2）寸；鱼腰向下方平刺约（0.3±0.1）寸，有麻电感传至眼与前额；下关直刺（0.8±0.2）寸，有麻电感传至下颌；四白向下斜刺（0.4±0.2）寸，有麻电感传至上唇与上齿部；夹承浆向前下方平刺（0.4±0.2）寸，有麻电感传至下唇；合谷直刺（0.8±0.2）寸，得气后施持续小幅度捻转提插手法，力求针感向前臂、上臂和面部传导，若能到达面部则疗效甚佳；内庭向上斜刺（0.6±0.2）寸。病程较长，体质虚弱者，可加刺关元、足三里、太溪，关元、足三里直刺（1.5±0.5）寸，太溪直刺（0.8±0.2）寸，用补法。留针30min，中间行针2~3次。每日治疗1次，10次为1疗程。

2.耳针疗法

处方：面颊、颌、额、神门。

操作方法：每次选2~3穴，中、强刺激，留针30min，中间行针2~3次。两耳交替，每日治疗1次。

八、预后

针灸治疗可有效缓解本病的相关症状。

第四节　放射性胃炎

一、概述

放射性胃炎是上腹部接受放射治疗后引起的严重并发症。但因胃很少在放射区域内，放射性胃炎发病率较低，是引起胃肠道出血的少见原因，其发生发展受许多因素影响。随着放射治疗在食管癌术后胆管癌，原发性和转移性肝癌、胰腺癌中的应用，胃不可避免地会接受一定剂量的照射。虽然放疗技术不断发展，三维适形放疗成为发展的趋势，允许临床医师减少受照胃的体积和剂量，但胃仍经常不能被完全排除在照射野之外。以往人们将注意力主要集中在放射线对肠道的损伤上，随着疾病谱变化和放射线治疗的开展，放射性胃炎发病率的逐渐增高，其治疗也开始受到人们的关注。

二、流行病学

既往认为胃壁具有较厚的黏膜层和肌层，能够耐受放射性损伤；研究认为胃肠道可耐受的放射线剂量为4Gy，直肠为55Gy。但是用于治疗恶性肿瘤的放射线剂量常高于耐受剂量，放射性胃损伤不可避免。

三、病因病理

放射性胃炎最开始的损伤表现为胃黏膜的急性炎症，黏膜充血水肿伴片状渗血，病变常为弥漫性。随着损伤的进一步加剧，黏膜下血管性病变逐渐开始发生，最终进展为闭塞性动脉内膜炎，血管炎，内皮增殖，导致黏膜缺血，溃疡，毛细血管扩张和纤维化。

四、临床表现

临床表现为剑突下疼痛，吞咽困难，消化不良，胃灼热感和黑便。严重者反复黑便、便血。

五、诊断

1.发生于放疗后1~12个月，伴有胃窦部痉挛或狭窄。

2.胃镜下可发现平滑肌皱襞和黏膜萎缩，病理基础为黏膜下组织发生纤维化。

六、鉴别诊断

放射性胃炎的症状是非特异的，接受放疗的患者也有患急性单纯性胃炎的可能，两者在临床症状上很难区分。故对于接受过放疗且出现上述症状患者需要进行胃镜检查。放射性胃炎在内镜下表现包括黏膜弥漫充血水肿、质脆，多发毛细血管扩张，弥漫黏膜出血，浅或深溃疡，瘢痕形成。

七、治疗

（一）基础治疗

1.急性反应的恶心及呕吐等症状，降低分次剂量可有效地使之得以缓解，必要时可应用止吐药物。此外，在放疗前让病人稍进饮食可以有助于减轻症状。

2.对后期反应的处理，一般主张应用抗溃疡药物。包括组胺H_2受体拮抗剂及在局部黏附于溃疡面的胶体复合物。

3.对于穿孔、严重出血及幽门部阻塞等严重并发症，主张采用外科治疗，对受损部分的胃行部分切除术。

4.中药治疗可根据寒热虚实辨证施治，降逆止呕、理气止痛，常用方药加味逍遥散、麦门冬汤、理中汤、八珍汤加减等。

（二）针灸治疗

1.体针疗法

处方：足三里、中脘、脾俞、胃俞、章门、三阴交。

操作方法：穴区常规消毒后，选用30号毫针。直刺足三里（1.0±0.4）寸（根据体重，每个穴位的针刺深度均分为3种情况：标准体重患者刺入1.0寸，明显偏瘦者刺入0.6寸，明显超重者刺入1.4寸），直刺中脘（1.0±0.2）寸，斜刺脾俞（0.6±0.2）寸，直刺胃俞（0.6±0.2）寸，斜刺章门（0.6±0.2）寸，直刺三阴交（0.8±0.2）寸，得气为度。留针30min，中间行针2~3次。每日治疗1次，10次为1疗程。

方义：足三里、中脘疏通胃气以升清降浊，脾俞、胃俞、章门、中脘乃俞募配穴法，加足三里，可健脾和胃以促气血化生。三阴交补阴以养血，使阴液得复，胃得其濡养。

2.耳穴贴压疗法

处方：脾、胃、肝、神门、交感、皮质下。单侧取穴。

操作方法：每次选用一侧耳的3~5穴，常规消毒后，用耳豆贴压于上述耳穴，每3天更换一次，左右耳交替。

3.皮肤针疗法

处方：脊柱两侧。

操作方法：重点叩击胸5~12，中度或重度刺激。

八、预后

针灸在缓解放射性胃炎的症状上具有显著的效果。

第五节　放射性食管炎

一、概述

放疗广泛地应用于胸腔纵隔恶性肿瘤的治疗，但由于放射线对生物体产生的电离作用，亦可使正常组织和细胞遭受损伤和破坏。食管的鳞状上皮对放射性物质比较敏感，因此，在放疗过程中有可能发生放射性食管损伤，尤其当放疗与化疗同时进行时，这种食管损伤会更加严重。这种因放射线所引起的食管损伤，称之为放射性食管炎。放射性食管炎一方面影响放疗的完成率，另一方面，更重要的是导致患者生活质量的下降，严重者导致食管瘘及大出血，危及患者生命。

二、病因

放射治疗可使生物机体产生电离作用，并引起一系列病理生理反应，破坏和损伤组织细胞。放射性食管炎常发生于肺癌及纵隔等胸部恶性肿瘤的放疗过程中或之后，有时也可发生于口咽部恶性肿瘤的放疗。放疗剂量30Gy可引起食管神经肌肉的损伤，导致食管的蠕动减弱，甚至消失。随着放射线剂量增大，食管损伤愈重。放射线本身的电离作用可使食管上皮细胞损伤、坏死。在此基础上，由于食管蠕动的减慢，造成有害物质通过食管时间延长，加重了这种损伤。此外，放疗可引起机体白细胞减少，机体免疫力减低，从而引起食管感染，出现食管炎。

三、病理生理

Phillips等报告鼠的胸部经单次大剂量照射后，第3天食管的基底层有空泡形成并缺乏有丝分裂，同时角化的鳞状细胞层变薄。7~14天增生的基底细胞和再生上皮的区域与完全剥脱的区域同时出现，再增生的速率决定着动物的存亡。21天后食管黏膜完全再生，出现基底细胞层增生加速和鳞状细胞层增厚。一些学者对人体食管急性反应的病理变化进行研究，证实其变化类似于动物模型中的表现。同时发现并非所有出现食管炎症状的病人均有病理学改变。

四、临床表现

50%~70%接受辐射的患者在数分钟之内出现恶心、呕吐、胸痛、发热、疲倦等症状，称之为前驱综合征。食管炎典型的症状为咽下疼痛或胸骨后疼痛。常见于放疗后1周或数周内出现，一般症状较轻。严重者可出现胸部剧痛、发热、呛咳、呼吸困难、呕吐、呕血等，应警惕食管穿孔或食管气管瘘的发生。

五、诊断

1.实验室检查 有诊断意义的常规化验检查为血白细胞计数降低。

2.其他辅助检查

（1）早期有症状者，食管吞钡检查可见全蠕动波减弱、食管溃疡等，晚期则可见食管狭窄。

（2）食管镜检查可窥见不同时期的食管炎表现。

六、鉴别诊断

1.化脓性食管炎 以异物所致机械损伤最为常见。细菌在食管壁繁殖，引起局部炎性渗出、不同程度的组织坏死及脓液形成，也可呈较为广泛的蜂窝织炎。

2.食管结核 患者一般多有其他器官结核的先驱症状，特别是肺结核。食管本身症状往往被其他器官症状混淆或掩盖，以致不能及时发现。按照结核的病理过程，早期浸润进展阶段可有乏力、低热、血沉增快等中毒症状，但也有症状不明显者。继之出现吞咽不适和进行性吞咽困难，常伴有持续性咽喉部及胸骨后疼痛，吞咽时加重。溃疡型的病变多以咽下时疼痛为其特征。食物溢入气管应考虑气管食管瘘的形成。吞咽困难提示病变纤维化引起瘢痕狭窄。

3.真菌性食管炎 临床症状多不典型，部分病人可以无任何临床症状。常见症状是吞咽疼痛、吞咽困难、上腹不适、胸骨后疼痛和烧灼感；重者胸骨后呈刀割样绞痛，可放射至背部酷似心绞痛。念珠菌性食管炎可发生严重出血但不常见；未经治疗的病人可有上皮脱落、穿孔甚至播散性念珠菌病。食管穿孔可引起纵隔炎、食管气管瘘和食管狭窄。对持续高热的粒细胞减少病人应检查有无皮肤、肝脾、肺等播散性急性念珠菌病。

4.病毒性食管炎 食管的HBV感染常同时有鼻唇部疱疹。主要症状为吞咽疼痛，疼痛常于咽下食物时加剧，患者吞咽后食物在食管内下行缓慢。少数病人以吞咽困难为主要症状，轻微感染者可无症状。

七、治疗

（一）基础治疗

1.解除食管平滑肌痉挛和保护食管黏膜

（1）硝苯地平（心痛定），饭前半小时服。

（2）硝酸异山梨酯（消心痛），饭前半小时服。

（3）硫糖铝等黏膜保护剂，饭前半小时服。

2.抑制胃酸，防止酸反流入食管

（1）H_2受体阻滞药如雷尼替丁，饭前半小时服

（2）质子泵抑制剂如奥美拉唑，饭前半小时服

3.对症治疗 止吐、止血、镇静、预防感染。应予以高热量、高蛋白质、高维生素于易消化的饮食。疑有穿孔需禁食、输液、抗感染。

4.皮质激素 因大量照射治疗可引起肾上腺皮质功能衰竭。其应用可减轻放射损伤，改善病程。但需同时并用抗生素预防感染。使用泼尼松（强的

松），口服为宜。

5.增强细胞免疫

6.其他　除以上处理外，必要时暂停照射或延长疗程间歇期。

7.中药治疗　放射性食管炎中医上属于"噎膈"范畴，放射线为火毒之邪，伤津耗气。放射性食管炎的病机为：火毒之邪，损伤机体，侵犯脏器，毒热炽盛，津伤血燥，胃失和降，食管干涩，吞咽困难。疾病初为实证，中期为热毒炽盛，阴津亏损，晚期为虚证，表现为气阴两虚，之久又出现瘀血证。火、虚、瘀三者相互作用，长期存在，形成恶性循环，形成了放射性食管炎。中医治疗多为清热解毒、活血化瘀、滋阴降火等，常用：生地30g、玄参15g、麦冬15g、天花粉20g、石斛30g、金银花15g、野菊花10g，水煎服，每日1次。

此外，还可选用验方：

（1）决明子30g、生甘草10g，热开水泡代茶饮少量频服。

（2）杭白菊5g，麦冬5g，金银花5g，胖大海1~2个，生甘草5g，热开水泡代茶饮，少量频服。具清热解毒、养阴止痛之功。

（3）金喉健喷雾剂：喷于咽喉处，慢慢咽下，次数不限。可消肿止痛。

（二）针灸治疗

1.体针疗法

治则：以开胸膈，调胃气为主。

处方：膈俞、巨阙、内关、胃俞、足三里。

操作方法：常规消毒后，选用30号毫针，斜刺膈俞（0.6±0.2）寸（根据体重，每个穴位的针刺深度均分为3种情况：标准体重患者刺入0.6寸，明显偏瘦者刺入0.4寸，明显超重者刺入0.8寸。），向下斜刺巨阙（0.8±0.2）寸（向下斜刺），直刺内关（0.8±0.2）寸，直刺胃俞（0.6±0.2）寸，直刺足三里（1.5±0.5）寸。

每日治疗1次。每次治疗留针20~30min，留针期间行针2~3次。主穴均用捻转平补平泻法，捻转幅度为2~3圈，捻转频率为每秒2~4个往复，每次行针5~10s。

方义：膈俞为血之会穴，又位近膈部，故能调气行血，而起祛瘀开膈的作用。巨阙为心募，内关为心之络穴，手少阴与手厥阴之脉循行胸膈，故取二穴以开胸膈之逆气；胃俞与足三里，可通调中焦胃气，使气机运化而消瘀。取穴以大肠经俞穴、募穴及下合穴为主。

2.灸法

处方：神阙穴、中脘穴

操作方法：选用艾条艾灸上述穴位，每个穴位艾灸10~20min，以穴区透热，皮肤潮红为度。

3.耳穴贴压疗法

处方：胸、神门、皮质下。单侧取穴。

操作方法：每次一侧耳穴，常规消毒后，将耳豆贴压于上述耳穴，每2~3天换压一次。

八、预后

针灸治疗本病可有效缓解相关症状。

第六节　放射性颞颌关节损伤

一、概述

放射性颞颌关节损伤是鼻咽癌患者放射治疗后常见的并发症，主要表现为张口时门齿距缩小。严重的张口困难可影响进食，影响患者生活质量。

二、流行病学

颞颌关节位于鼻咽顶后部水平，在鼻咽癌放射治疗过程中难免会受到较高剂量的照射，引起不可逆的关节硬化，同时咀嚼肌群的放射性纤维化也会加重颞颌关节功能障碍。

三、临床表现

主要表现为张口时颞颌关节处发紧、疼痛，门齿距逐渐缩小，甚至牙关紧闭、言语进食困难。往往病史较长，可达数年以上，症状为进行性。

张口困难的评价　放疗前、放疗结束时以及放疗后6个月、1年、2年、3年用直尺测量上下门齿最大间距。张口困难的评价参照SOMA标准：Ⅰ级，张口受限，门齿距2.0~3.0cm；Ⅱ级，进干食困难，门齿距1.0~2.0cm；Ⅲ级，进软食困难，门齿距0.5~1.0cm；Ⅳ级，无法进食，须鼻饲，门齿距<0.5 cm。Ⅲ级和Ⅳ级损伤定义为重度放射性损伤。

四、治疗

（一）基础治疗

放射所致的张口困难，目前尚无特效疗法，故预防发生有着重要意义。

1.放射性张口困难的发生率与射线能量、表层剂量、总剂量有关，鼻咽癌外照射剂量应掌握70Gy左右为宜。

2.张口困难的发生与放射野内及邻近组织的炎症存在与否有一定关系。在放疗前、放疗中和放疗后，及时有效地预防和治疗相关部位的各种炎性病灶，可以减少张口困难的并发症。

3.病人在放疗期间及治疗后，每天坚持锻炼颞颌关节功能，做开、合口腔动作，以达到关节活动正常。对双侧颞颌关节部位按摩或热敷等，都能减轻症状。

（二）针灸治疗

1.体针疗法

治则：取手足阳明经穴为主，用平补平泻法。

处方：下关、太阳、合谷。

操作方法：取坐位或仰卧位，下关沿关节缝隙直刺（0.8±0.2）寸，使颞颌部出现明显酸胀感；太阳向下关方向斜刺（0.6±0.2）寸，使针感向颞颌部放射；合谷向腕关节方向斜刺（0.8±0.2）寸，持续小幅度捻转，尽量促使针感向前臂和面部传导。病程较长，体质虚弱者，加刺足三里，直刺（1.5±0.5）寸。留针20~30min，中间行针1~2次。每日治疗1次，10次为1疗程。

2.耳针疗法

处方：颌、胃、神门、皮质下。

操作方法：每次选2~3穴，中等强度刺激，留针20~30min，中间行针1~2次。两耳交替，每日治疗1次。

五、预后

针灸治疗可有效缓解本病相关症状。

（徐鑫玉）

参考文献

［1］许康雄，张洪.高能电子束所致急性臂丛神经损伤［J］.中华放射医学与防护杂志，1993，13：117-118.

［2］王绪凯，卢利，王北元，等.放射区血管变化与血管吻合通畅率关系的实验研究［J］.中国医科大学学报，1989，18：439-442.

［3］Marx RE，Ehler WJ，Tayapongsak P，et al.Relationshipof oxygen dose to angiogenesis induction in irradia-tesd tissue［seecomments］［J］.Am J Surg，1990，160：519-524.

［4］Johnson RP.Problem wounds in oral and maxillaofacialsurgery：the role of hyperbaric oxygen. In：Davis JC，HuntTK，editors. Problemwounds-The Role Oxygen［J］. Elsevier New York，1988：65-123.

［5］Olson T，Riedl M，Vuchanova L，et al.An acid sensingion channel（ASIC）localizes to small primary afferentneurons in rats［J］.Neuro Report，1998，9：1109-1113.

［6］张连波，高庆国，王国君.放射性臂丛神经损伤的研究进展［J］.中华手外科杂志，2002，18（3）：172-173.

［8］Emami B，Lyman J，Brown A，et al. Tolerance of normaltissue to therapenticirracliation［J］. Int J Radiat-Oncol Biol Phys，1991，21（1）：109-122.

［7］吴镇凤，黄岩，曲雅琴.放射治疗后所致周围神经损伤［J］.白求恩医科大学学报，1990（16）：390-391.

［8］Britan C，Bowen，Ashok Verma，et al. Radiation-inducedbrachialplexopathy：MR and clinical findings［J］. Ame-rican Society of Neuroradiology，1996（17）：1932-1936.

［9］DeCosse JJ，Rhodes RS. Wentz WB，et al. The natural history and management of radiation induced injuny of the gastrointestinal tract［J］.Ann Surg，1969（170）：369-384.

［10］Grover N，JohnsonA.Aminocaproic acid used to control upper gas-trointestinal bleeding in radiation gastnitis［J］. Dig Dis Sci，1997（42）：982-984.

［11］Singh I，Laungani GB. Intravesical epsilon aminocaproic acid in management of intractable badderbemorrhage［J］. Urology，1992（40）：227-229.

［12］Toyoda H，Jaramillo E，Mukai K et al.Treatment of radiation-in-duced hemorrhagic duodenitis with argon plasma coagulation［J］. En-doscopy，2004（36）：192.

［13］Phillips TL，Ross G. Time-dose relationships in the mouse esophagus［J］. Radiology，1974，113（2）：435-440.

第十二章　化疗后并发症的针灸诊疗

化学治疗简称化疗，是用化学物质来治疗疾病，主要是指用抗癌药物来治疗癌症。目前已超过50种化疗药物，大部分是化学合成，是细胞毒性药物，这些药物经常以不同的强度联合应用；还有一些化疗药物来源于如植物，紫杉醇、榄香烯、长春碱、长春新碱。化疗是一种全身性治疗手段，和手术、放疗一起，并称为癌症的三大治疗手段。由于化疗药物的选择性不强，在杀灭癌细胞的同时也会不可避免地损伤人体正常的细胞，从而出现药物的不良反应。因此，在接受化疗药物的时候，一方面希望能够达到最佳的抗肿瘤作用，另一方面也要注意预防和识别化疗药物的不良反应。

一、化疗的治疗原理

药物进入血流经人体到达大多数组织。药物可杀灭特定的细胞，尤其是快速增殖的细胞。这意味着肿瘤细胞受化疗药物影响较大，但人体一些正常细胞也会受到不同程度的损伤。

一般来说，化疗对正常人体组织的影响是暂时的，由于存在修复和愈合的正常过程，停药后可快速恢复。肿瘤细胞的恢复是缓慢的且比正常细胞更困难。在下一次化疗开始时，人体正常细胞已恢复而肿瘤细胞还没有恢复，因此更多的肿瘤细胞经进一步治疗被杀灭。如果治疗能最终杀灭所有肿瘤细胞，癌症就被治愈了。

二、化疗的适应证

1.造血系统恶性肿瘤，对化疗敏感，通过化疗可完全控制甚至根治，如白血病、多发行骨髓瘤、恶性淋巴癌、恶性组织细胞病等。

2.化疗效果较好的某些实体瘤，如绒毛膜上皮癌、恶性葡萄胎、生殖细胞肿瘤、卵巢癌等。

3.实体瘤的手术切除和局部放疗后的辅助化疗或的手术前的辅助化疗。

4.实体瘤已有广泛或远处转移，不适应手术切除和放疗者；实体瘤手术切除或放疗后复发、播散者，可考虑姑息化疗。

5.癌性体腔积液，包括胸腔，心包腔及腹腔采用腔内注射化疗药物；常可使积液控制或消失。

6.实体瘤手术后或放疗后复发或播散者。

7.肿瘤导致上腔静脉压迫、呼吸道压迫、脊髓压迫或者脑转移导致颅内压增高，一般常先选用化疗以缩小体积、减轻症状，然后进行放疗。

三、化疗的禁忌证

1.绝对禁忌证

①疾病终末期（预计病人生存时间很短）。

②孕期（前3个月）除非中断妊娠。

③败血症。

④昏迷。

2.相对禁忌证

①一般情况差、年老体弱、PS小于40分；无法耐受化疗者。

②骨髓功能差、严重贫血、白细胞和血小板低于正常范围。

③肝肾功能异常者。

④严重心血管、肺功能障碍者。

⑤以往做过多程化疗、大面积放疗、高龄、骨髓转移、严重感染、肾上腺功能不全、有严重并发症等慎用或不用化疗。

⑥3个月内的婴儿。

⑦病人不能按时来门诊治疗。

⑧不能充分合作的病人。

⑨缺乏适当的支持设施。

3.什么情况下必须停止化疗

①呕吐频繁，影响进食或者电介质平衡。

②腹泻超过每日5次或者出现血性腹泻。

③白细胞在3×10^9/L以下或者血小板在60×10^9/L以下。

④心肌损害。

⑤中毒性肝炎。

⑥中毒性肾炎。

⑦化学性肺炎或肺纤维变。

四、化疗的不良反应（化疗后并发症）

可分为局部反应、全身反应、近期反应、迟发反应、可逆反应（可经治疗改变）、不可逆反应（不能治疗改变）。如局部肿胀、疼痛、组织坏死、静脉炎、骨髓抑制引起白细胞、血小板下降，消化系统恶心、呕吐、厌食、口腔炎、口腔溃疡、腹泻，神经毒反应引起肢体麻木、疼痛、脱发、发热、乏力、失眠，器官不良反应引起转氨酶升高、肝硬化、肝坏死、心律失常、心功能不全、急性心肌炎、肺纤维化、出血性膀胱炎、肾功能损害等。因为有些不良作用对机体的损害是不可逆的，是无法改变的，直接对生命构成威胁，并且大多数器官受损属于这种情况，所以许多病人惧怕化疗，视化疗为洪水猛兽。化疗的不良反应具体有：

1.**身体衰弱**　患者可出现周身疲乏无力、精神萎靡、出虚汗、嗜睡等。

2.**免疫功能下降**　化疗药物可损害患者的免疫系统，导致免疫功能缺陷或下降。免疫功能指标如E-玫瑰结试验、CH_{50}、C_3补体、T细胞亚群，NK细胞活性、白介素Ⅱ等，在化疗后均可不同程度地较化疗前下降。大部分抗肿瘤化疗药物有免疫抑制作用。

3.**骨髓抑制**　大多数化疗药物均可引起骨髓抑制，表现为白细胞和血小板下降，甚者红细胞、血色素下降等。榄香烯的化学结构式为$C_{15}H_{24}$，没有常见化疗药物的蒽环、苯环等毒性基团，所以榄香烯不会引起心、肝、肾功能的损害。

4.**消化障碍**　食欲下降、饮食量减少、恶心、呕吐、腹胀、腹痛、腹泻或便秘等。很多化疗药物通过刺激胃肠道黏膜引发上述症状。

5.**炎症反应**　发热、头晕、头痛、口干、口舌生疮等。

6.**心脏毒性**　部分化疗药物可产生心脏毒性，损害心肌细胞，患者出现心慌、心悸、胸闷、心前区不适、气短等症状，甚至出现心力衰竭。心电图检查可出现T波改变或S-T段改变等。

7.**肾脏毒性**　有些化疗药大剂量可引起肾功能损害而出现腰痛、肾区不适等。

8.**肺纤维化**　环磷酰胺、长春新碱、博莱霉素等可引起肺纤维化，胸片可见肺纹理增粗或呈条索状改变。对既往肺功能差的患者来说更为危险，甚者可危及生命。

9.**静脉炎**　绝大多数化疗药物的给药途径是静脉滴注，可引起不同程度的静脉炎，病变的血管颜色变成暗红色或暗黄色，局部疼痛，触之呈条索状。

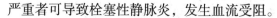

严重者可导致栓塞性静脉炎，发生血流受阻。

10.神经系统毒性　主要是指化疗药物对周围末梢神经产生损害作用，患者可出现肢端麻木，肢端感觉迟钝等。如长春新碱、长春碱、长春酰胺、长春瑞滨等均可出现不同程度的神经不良反应。

11.肝脏毒性　几乎所有的化疗药物均可引起肝功能损害，轻者可出现肝功能异常，患者可出现肝区不适。甚者可导致中毒性肝炎。

12.膀胱炎　异环磷酰胺、斑蝥素、喜树碱等可使病人出现小腹不适或胀痛、血尿等一系列药物性膀胱炎症状。

五、针灸在化疗的不良反应中的应用

针灸在减轻各类化疗的不良反应中效果不一，可缓解局部肿胀、疼痛、组织坏死、静脉炎；减轻骨髓抑制引起的白细胞、血小板下降；针对消化系统恶心、呕吐、厌食、口腔炎、口腔溃疡、腹泻的针灸治疗效果明显；对器官不良反应引起转氨酶升高、心律失常、出血性膀胱炎、肾功能损害等亦有明显疗效。根据目前的临床观察，针灸对神经毒反应引起肢体麻木、发热的疗效尚不明显。因此，针灸在治疗各类化疗毒性反应的效果程度上有待进一步临床实践明确。

第一节　化疗相关性呕吐

一、概述

化疗相关性呕吐（Vomiting of Chemotherapy）系指患者在应用化疗药物后出现的药物毒性反应，是化疗中常见的并发症。呕吐显著影响患者的生活质量，导致患者对进一步的化疗产生较差的依从性。另外，呕吐能引起代谢失调，智力和机体功能的减退，营养物的耗竭，厌食症，患者的行为状态及精神状况逐渐恶化，伤口难以愈合，食管撕裂，甚至导致可能有用的或有效的抗肿瘤治疗终止。因此，有效的预防和治疗化疗后呕吐能显著改善患者的生活质量，增加患者对化疗的依从性。

二、流行病学

接受化疗的患者恶心呕吐的发生率和严重程度受很多因素影响，包

括：①所用的化疗药的种类；②化疗药的剂量；③给药方案和途径；④患者的个体差异；⑤周围环境。约70%~80%接受化疗的肿瘤患者会发生呕吐，10%~44%的会发生预期性呕吐。

三、病理生理

呕吐是由受大脑控制的一个多级反射途径的刺激所引起的，当化学感受器触发区（Chemoreceptor Trigger Zone，CTZ）将咽部、胃肠道（通过迷走神经传入纤维）以及大脑皮层的传入冲动传至呕吐中枢（位于延髓）时，呕吐就被激发；当传出冲动从呕吐中枢传至唾液腺、腹肌、呼吸中枢及颅神经时，呕吐就发生了。CTZ、呕吐中枢和胃肠道内有着大量神经递质受体，化疗药或其代谢产物激活这些受体可能产生呕吐。与呕吐反应有关的主要神经受体包括：多巴胺和5-羟色胺受体（即5-HT$_3$受体）。其他的有乙酰胆碱、皮质类固醇、组胺、大麻素、阿片和神经激肽-1受体（NK-1受体，位于大脑的呕吐和前庭中枢）。止吐药物能阻断不同的神经通路，在呕吐的不同作用点发挥它们的作用，或者对其他止吐药起到协同作用从而加强止吐效果。每一种止吐药，当给予某一浓度时，主要阻断一类受体。目前呕吐的最后通路还未被证实，因此尚没有一种单药能够在不同的化疗阶段提供完全的保护。

四、临床表现

化疗引起的呕吐一般分为急性、延迟性、预期性、暴发性及难治性。

1.急性呕吐 一般发生在给药数分钟至数小时，并在给药后5~6h达高峰；但多在第一个24h内缓解。其影响因素较多，包括患者的性别和年龄，化疗的环境，是否有慢性饮酒史（可降低呕吐发生率），是否有晕动病，既往恶心呕吐发作的情况，化疗药的剂量以及止吐方案的有效性。

2.延迟性呕吐 多在化疗24h之后发生，常见于使用顺铂、卡铂、环磷酰胺和阿霉素时。例如顺铂引起的呕吐反应是在给药后48~72h达高峰，并且可持续6~7天之久。

3.预期性呕吐 是指在患者接受下一周期的化疗之前发生的呕吐。它是一个条件反射，是由既往呕吐所产生的负面影响而引起的。其发生率为18%~57%，恶心比呕吐常见。年轻的患者更易发生，因为他们通常接受更强烈的化疗，并且控制呕吐的能力比老年人差。

4.暴发性呕吐 是指即使进行了预防性止吐处理但仍出现的呕吐，并需

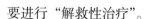

要进行"解救性治疗"。

5.难治性呕吐　是指在上一化疗周期中预防性和／或解救性的止吐治疗失败，在接下来的化疗周期中再次出现的呕吐。

五、诊断

化疗引起的呕吐，一般都有明确的病史，并与化疗密切相关，根据患者的临床表现特点进行诊断。

六、鉴别诊断

除了化疗引起的呕吐外，肿瘤患者还存在其他潜在的催吐原因：

1.部分或完全性肠梗阻。

2.前庭功能障碍。

3.脑转移。

4.电解质紊乱：高钙血症、高血糖、低钠血症。

5.尿毒症。

6.肿瘤或化疗（如长春新碱等）引起的胃麻痹。

7.放疗。

8.其他药物，如洋地黄制剂及部分抗生素。

9.精神生理性因素，包括焦虑和预期性恶心呕吐。

七、治疗

一般而言，为了取得最大的止吐效果，止吐治疗应在化疗前给予。止吐治疗的持续时间也应与化疗药物的使用时间相一致。止吐药可经口、直肠、静脉以及肌肉给予。与其他的给药方式相比较，口服给药除同样的安全、有效外，更为方便且节省费用。对于因为呕吐难以吞服或消化药片的患者，则需要静脉给药。所使用的止吐药物均是最低有效剂量。尽管研究表明，大多数人对止吐药物有相同的疗效，但是个别患者仍可能有不同的反应。因此，药物的选择应个体化。

止吐的原则：

1.目的是预防恶心呕吐的发生。

2.具有中高度催吐反应的化疗引起的恶心呕吐反应至少持续4天。需要采取措施使患者度过整个危险期。

3.口服和静脉给予止吐药效果一样。

4.在化疗或放疗前用最低有效剂量的止吐药。

5.考虑止吐方法的毒性。

6.止吐方法的选择取决于抗肿瘤治疗措施的催吐潜能及患者本身的因素。

（一）基础治疗

1.5-HT$_3$受体拮抗剂　如恩丹西酮、格雷司琼、多拉司琼和帕洛诺司琼。

2.NK-1受体拮抗剂　阿瑞吡坦（AprePitant）。

3.非5-HT$_3$受体拮抗剂　如酚噻嗪类、苯酰胺类、抗组织胺类、丁酰苯、皮质激素、地西泮和大麻素类。

4.中药治疗　治疗上常采用和胃降逆的方法，顺应胃气的生理特性，恢复中焦脾胃的升降功能。用药多以经方为主方，如柴胡桂枝汤、小半夏汤、旋覆代赭汤、半夏泻心汤、丁香柿蒂汤、橘皮竹茹汤等。

5.推拿疗法　选择一侧内关穴，用力按压，缓慢按压到深处时停留1~3s，再缓慢松开，每次操作3~5min，每日3~5次。

（二）针灸治疗

1.体针疗法

处方：中脘、内关、足三里、天枢、公孙。

辨证选穴：胃热者加曲池，胃寒者加胃俞。

操作方法：穴区常规消毒后，选用30号毫针，直刺中脘（1.0±0.2）寸，直刺内关（0.5±0.2）寸，直刺足三里（1.5±0.5）寸，直刺天枢（1.5±0.5）寸，直刺公孙（0.5±0.2）寸，得气为度。每次留针30min，留针期间行针2~3次，均用中等强度捻转手法，每次行针5~10s，每日针刺1次。亦可选择1~2组穴位，分别连接电针治疗仪的两极导线，采用连续波，刺激量的大小以出现明显的局部肌肉颤动或患者能够耐受为宜，每次电针治疗20~30min，每日治疗1次。

方义：化疗相关性恶心呕吐是因化疗药物损伤脾胃，导致脾胃虚弱，中焦运化传导功能失调。中脘为胃之募穴，取之以和胃降逆气；内关为手厥阴之络，又为阴维交会穴，手厥阴经脉下膈络三焦，阴维脉主一身之里，故有宣通中上二焦气机的作用；足三里为胃之下合穴，取之和胃健脾，升清降浊；天枢为大肠募穴，取之以理肠腑之壅滞；公孙为足太阴脾经之络穴，取之以健脾和胃。诸穴共奏健脾和胃，降逆气，止呕的效果。

2.耳穴贴压疗法

处方：神门、交感、脾、胃、口。

操作方法：选一侧耳局部清洁并常规消毒后，用胶布将王不留行籽贴在上述耳穴上，用手指轻轻按压，有酸麻、沉胀感为度，每日按压3~5次，每3天更换一次，每次贴压一侧，左右耳交替使用。

3.穴位注射疗法

处方：足三里、至阳或灵台。

操作方法：选用注射用水1ml，穴区常规消毒后，直刺足三里（1.2±0.2）寸或至阳/灵台（选择至阳或灵台的压痛处）（1.0±0.2）寸，提插得气，回抽无血后，注入药液。每日2次，双侧体穴交替使用。

（三）其他疗法

1.葡萄汁 葡萄因其含有丰富的类黄酮，对于缓解化疗后呕吐有显著的作用，主要清理机体的自由基和抑制自由基对组织和细胞的损害，并通过抑制重金属加速自由基的过程抑制呕吐的发生，能够减轻化疗导致的细胞损害，降低化疗后呕吐的发生率和严重性。

2.音乐疗法及肌肉放松疗法 音乐疗法及肌肉放松疗法都是属于心理干预方式的范畴。放松疗法可降低交感神经的活动水平、提高副交感神经的兴奋性、降低骨骼肌的紧张程度及减轻焦虑与紧张的状态，从而降低人体的疼痛阈值，使机体不适感减轻或者消失。

3.芳香疗法 芳香疗法的机制是香薰分子进入鼻腔后，通过鼻上皮作用于大脑的嗅觉区，促进释放神经化学物质，然后大脑中枢神经发出指令，调控平衡自主神经系统，从而产生镇定、放松、愉悦的主观感受。

八、预后

本病针灸的治疗效果明显，在化疗药物应用前使用针灸预防效果尤为明显。伴随着化疗药物的使用结束及药物在体内浓度的下降，呕吐便会自愈。

第二节 化疗相关性便秘

一、概述

化疗相关性便秘（Chemotherapy-induced Constipation，CIC）系指患者在

应用化疗药物及相关辅助药物后出现的排便次数减少、粪便干硬和（或）排便困难为主要症状的药物毒性反应，是化疗治疗中常见的并发症。化疗相关性便秘不但会导致患者腹痛、腹胀、食欲不振、焦虑和烦躁，甚至会导致器质性病变。化疗相关性便秘主要是因化疗药物及相关辅助药物所引起，是短暂的，经积极合理治疗可以完全消除。

二、流行病学

接受化疗的患者便秘的发生和严重程度受很多因素影响，包括：所用的化疗药的种类、化疗药的剂量、给药方案和途径，患者的个体差异、饮食多少及种类、情绪、卧床时间。约25%~35%接受化疗的患者会发生便秘。

三、病理生理

正常排便所需要的条件为：正常的排便反射，腹肌和膈肌有足够的力量协助排便动作；胃肠道通畅，消化、吸收和蠕动正常；饮食量及所含的纤维适当，有足够的水入量。上述任一环节发生障碍，都有可能发生便秘。化疗后便秘的机制是化疗药物具有神经毒性，引起胃肠道平滑肌应激性下降，胃肠道蠕动减弱。其他因素包括：止吐药物的应用；肿瘤位于肠道内，或肠道外压迫；患者焦虑、压抑、长期卧床、活动过少等。

四、临床表现

化疗相关性便秘表现为排便次数减少、粪便干硬和（或）排便困难。排便次数减少指每周排便少于3次。排便困难包括排便费力、排出困难、排便不尽感、排便费时以及需手法辅助排便。

化疗相关性便秘患者还常表现为便意减少或缺乏便意、想排便而排不出（空排）、排便费时、每日排便量少，可伴有腹痛、腹胀、肛门直肠疼痛等不适。

五、诊断

化疗相关性便秘的诊断主要基于症状，可借鉴罗马Ⅲ标准中功能性便秘诊断标准所述的症状和病程。罗马Ⅲ标准中功能性便秘的诊断标准：必须包括下列2项或2项以上：①至少25%的排便感到费力；②至少25%的排便为干球粪或硬粪；③至少25%的排便有不尽感；④至少25%的排便有肛门直肠梗阻感和（或）堵塞感；⑤至少25%的排便需手法辅助（如用手指协助排便、盆底支持）；⑥每周排便少于3次。

详细询问病史和进行体格检查可为化疗后便秘的进一步诊断提供重要信息。应特别注意全面询问便秘的症状、严重程度以及患者对便秘症状的感受、便秘对生活质量的影响，便秘伴随症状可为鉴别诊断提供线索。患者合并的慢性基础疾病和用药史可能是导致和加重化疗后便秘的原因。同时应注意收集患者饮食结构、对疾病的认知程度和精神心理状态等情况。

对化疗相关性便秘患者的体格检查包括全身检查、腹部检查和肛门直肠指检。腹部检查时应特别注意有无腹部压痛、腹部包块等。肛门直肠指检简便、易行，通过指检可了解有无肛门直肠肿物等器质性疾病、了解肛门括约肌和耻骨直肠肌功能。当患者用力排便（模仿排便动作，试图排出直肠内的手指）时，正常情况下肛门口松弛，如手指被夹紧，提示可能存在肛门括约肌不协调收缩。对肛门直肠疼痛的患者，还应检查耻骨直肠肌有否触痛以区别肛提肌综合征与非特异性功能性肛门直肠疼痛。

严重程度的判断：根据便秘和相关症状轻重及其对生活影响的程度分为轻度、中度、重度。轻度指症状较轻，不影响日常生活，通过整体调整、短时间用药即可恢复正常排便；重度指便秘症状重且持续，严重影响工作、生活，需用药物治疗，不能停药或药物治疗无效；中度则介于轻度和重度之间。

六、鉴别诊断

对近期内出现化疗后便秘或伴随症状发生变化的患者，年龄>40岁、有报警征象者，应进行必要的实验室、影像学和结肠镜检查，以明确便秘是否为器质性疾病所致、是否伴有结直肠形态学改变。报警征象包括便血、粪隐血试验阳性、贫血、消瘦、明显腹痛、腹部包块、有结直肠息肉史和结直肠肿瘤家族史。

七、治疗

治疗的目的是缓解症状，恢复正常肠道动力和排便生理功能。

（一）基础治疗

1.西药治疗

（1）通便药：选用通便药时应考虑循证医学证据、安全性、药物依赖性以及价效比，避免长期使用刺激性泻药。临床常用通便药种类有：

①容积性泻药（膨松药）通过滞留粪便中的水分，增加粪便含水量和粪便体积从而起通便作用，主要用于轻度便秘患者，服药时应补充足够的液体。常用容积性药物包括欧车前、聚卡波非钙、麦麸等。

②渗透性泻药可在肠内形成高渗状态，吸收水分，增加粪便体积，刺激肠道蠕动，可用于轻、中度便秘患者，药物包括聚乙二醇、不被吸收的糖类（乳果糖）和盐类泻药（如硫酸镁）。聚乙二醇口服后不被肠道吸收、代谢，其含钠量低，不引起肠道净离子的吸收或丢失，不良反应少。乳果糖在结肠中可被分解为乳酸和乙酸，促进生理性细菌的生长。过量应用盐类泻药可引起电解质紊乱，老年人和肾功能减退者应慎用。

③刺激性泻药作用于肠神经系统，增强肠道动力和刺激肠道分泌，包括比沙可啶、酚酞、蒽醌类药物和蓖麻油等。短期按需服用比沙可啶安全有效。因在动物实验中发现酚酞可能有致癌作用，该药已被撤出市场。动物实验显示，长期使用刺激性泻药可能导致不可逆的肠神经损害；长期使用蒽醌类泻药可致结肠黑变病，后者与肿瘤的关系尚存争议。建议短期、间断使用刺激性泻药。

（2）促动力药：作用于肠神经末梢，释放运动性神经递质、拮抗抑制性神经递质或直接作用于平滑肌，增加肠道动力，对慢传输型便秘有较好的效果。有研究表明，高选择性$5-HT_4$受体激动剂普卢卡必利能缩短结肠传输时间，安全性和耐受性良好。

（3）促分泌药：包括鲁比前列酮、利那洛肽，可刺激肠液分泌，促进排便。目前尚未在我国上市。

（4）灌肠药和栓剂：通过肛内给药，润滑并刺激肠壁，软化粪便，使其易于排出，适用于粪便干结、粪便嵌塞患者临时使用。便秘合并痔者可用复方角菜酸酯制剂。

2.中药治疗　中药（包括中成药制剂和汤剂）治疗能有效缓解慢性便秘的症状，但其疗效的评估尚需更多循证医学证据。

3.精神心理治疗　可给予合并精神心理障碍、睡眠障碍的化疗后便秘患者心理指导和认知疗法等，使患者充分认识到良好的心理状态和睡眠对缓解便秘症状的重要性；可予合并明显心理障碍的患者抗抑郁焦虑药物治疗；存在严重精神心理异常的患者应转至精神心理科接受专科治疗。注意避免选择多靶点作用的抗抑郁焦虑药物，注意个体敏感性和耐受性的差异。

4.生物反馈 循证医学证实生物反馈是盆底肌功能障碍所致便秘的有效治疗方法（Ⅰ级证据、A级推荐）；慢传输性便秘不是生物反馈治疗的反指征，有条件者可试用，对于混合型便秘患者先予生物反馈治疗，无效时考虑加用泻药。生物反馈治疗能持续改善患者的便秘症状、心理状况和生活质量。

5.推拿疗法 按摩推拿可促进胃肠道蠕动，有助于改善便秘症状。有报道采用骶神经刺激可治疗经内科综合治疗无效、无肛门括约肌解剖改变的顽固性便秘患者。

6.手术治疗 真正需接受外科手术治疗的慢性便秘患者尚属少数。当患者症状严重影响工作和生活，且经一段时间严格的非手术治疗无效时，可考虑手术治疗，但必须严格掌握手术适应证。术前应行相关检查以全面了解肠道和肛门直肠功能以及形态学异常的严重程度，包括结肠镜检查、钡剂灌肠造影、结肠传输试验、排粪造影、肛门直肠压力测定、球囊逼出试验，必要时可行盆底肌电图或盆腔多重造影等特殊检查。对经检查明确显示存在形态和（或）功能异常者，有针对性地选择手术方式。慢传输型便秘患者可选择结肠全切除术或结肠次全切除术，也可行结肠旷置术或末端回肠造口术。排便障碍型便秘患者的手术主要针对直肠内脱垂和直肠前突进行治疗，主要手术方式有吻合器痔环切术、经腹直肠悬吊术、经肛吻合器直肠切除术、经肛腔镜切割缝合器直肠前突加黏膜固定术、传统经直肠或阴道直肠前突修补术。对于盆底痉挛综合征患者，应慎重选择手术治疗。当多种形态学改变同时存在时，手术治疗主要病变的同时还应治疗合并的病变。目前手术治疗存在一定的复发率和并发症发生率。术后应给予必要的药物治疗。

（二）针灸治疗

1.体针疗法

处方：以大肠经俞穴、募穴及下合穴为主。大肠俞、天枢、上巨虚、足三里、合谷。

辨证选穴：热结者加曲池，气血虚弱者加脾俞、胃俞。

操作方法：穴区常规消毒后，选用30号毫针，直刺大肠俞（1.0±0.2）寸，直刺天枢（1.5±0.5）寸，直刺上巨虚（1.5±0.5）寸，直刺足三里（1.5±0.5）寸，直刺合谷（1.0±0.5）寸，得气为度。每次留针30min，留针期间行针2~3次，均用中等强度捻转手法，每次行针5~10s，每日针刺1次。亦可选择1~2组穴位，分别连接电针治疗仪的两极导线，采用连续波，刺激量的大小以出现明显的局部肌肉颤动或患者能够耐受为宜，每次电针治疗20~30min，每日治疗1次。

方义：便秘，主要是大肠传导功能失调，故取大肠俞、募穴天枢、大肠的下合穴上巨虚、手阳明大肠经原穴合谷以疏通大肠腑气，足三里健运脾胃之气。腑气通则传导自能恢复。曲池可泻大肠腑气之热，脾俞、胃俞助中气，脾胃气旺，可生化气血，为虚秘治本之法。

2.耳穴贴压疗法

处方：神门、大肠、直肠。单侧取穴。

操作方法：每次一侧耳穴，常规消毒后，将耳豆贴压于上述耳穴，每2~3天换压一次。

3.穴位注射疗法

处方：上巨虚

操作方法：每次一穴，左右交替使用。每穴注射生理盐水2ml，每日一次。

（三）其他疗法

1.调整生活方式　合理的膳食、多饮水、运动以及建立良好的排便习惯是化疗后便秘患者的基础治疗措施。①膳食和饮水：增加纤维素和水分的摄入，推荐每日摄入膳食纤维25~35g、每日至少饮水1.5~2.0L。②适度运动：尤其对久病卧床、运动量少的老年患者更有益。③建立良好的排便习惯：结肠活动在晨醒和餐后时最为活跃，建议患者在晨起或餐后2h内尝试排便，排便时集中注意力，减少外界因素的干扰，只有建立良好的排便习惯，才能真正完全解决便秘问题。

2.益生菌　有文献报道益生菌能改善慢性便秘的症状。

八、预后

本病针灸的治疗效果显著。

第三节　化疗相关性腹泻

一、概述

化疗相关性腹泻（Chemotherapy-Induced Diarrhea，CID）系指患者在应用

化疗药物及相关辅助药物后出现的粪便次数增多，粪质稀薄，水分增加，或带有黏液、脓血或未消化的食物。如排液状便，每日3次以上，或每日粪便总量大于200g，其中粪便含水量大于80%，则可认为是腹泻。化疗相关性腹泻是肿瘤患者化疗引起的一种常见不良反应，频繁性的严重腹泻需要减少化疗剂量甚至中断化疗。

二、病因

化疗相关性腹泻的发生可能有多方面因素：

1.**肿瘤**　临床常见的胃肠癌、胰岛素癌等可使肠道分泌量超过吸收，从而导致腹泻；有些肿瘤发展到一定程度出现肠腔梗阻、贫血，甚至恶病质，可造成肠黏膜损害，影响消化吸收功能而出现腹泻；有些肿瘤可分泌多种调节肽，如ACTH、甲状旁腺激素、降钙素、5-HT等，进入血液循环，往往出现类癌综合征，腹泻可能是其中一个表现。

2.**手术因素**　胃肠道肿瘤手术常因切除部分肠段或大部分肠段致肠道结构和功能改变，肠黏膜吸收面积减少而引发腹泻，如小肠肿瘤、结直肠癌切除术。

3.**化疗因素**　癌症患者多需化疗，化疗药物对肠壁产生直接的不良反应，干扰了肠细胞的分裂，引起肠壁细胞坏死及肠壁广泛炎症，造成吸收和分泌细胞数量之间的平衡发生变化，导致分泌过度，吸收面积减少而形成腹泻。

4.**放疗因素**　对腹盆腔、下胸部及腰部脊柱进行放疗，射线直接损害肠黏膜，发生放射性肠炎继发肠黏膜萎缩和纤维化，引起急性渗出性腹泻。

5.**肠道运动功能障碍**　癌肿影响肠运动功能，肠道机械性运动障碍，胃肠道分泌、消化及吸收紊乱，分泌增加，吸收量降低，运动加速，大便次数增加而形成腹泻。

6.**其他因素**　如患者患病时间长，思想紧张、焦虑，导致胃肠自主神经功能紊乱，胃肠运动加速，肠内水、电解质与肠上皮细胞接触时间缩短，影响水与电解质吸收而引起腹泻等。CID可能是上述某种原因，也可能是几种原因综合造成的，但具体机制尚不清楚。

中医认为化疗相关性腹泻属"泄泻""下痢"范畴，化疗引起的不良反应是由于化疗造成体内热毒过盛，阴津受损，气血损伤，脾胃不和及肝肾亏损所致。肿瘤患者多年老体弱，且患病日久，正气已亏，气虚阳衰，虚寒体质者多见。化疗后脾胃更加虚弱，水谷不化，水湿内生，湿热邪毒流注大肠，分清泌浊功能失常而引发腹泻。

三、病理生理

任何减少水、钠重吸收和（或）增加氯离子、水分泌的过程，均可以导致腹泻，从病理生理角度可分为以下几类：

1. 分泌性腹泻 系肠道分泌大量液体超过肠黏膜吸收能力所致。其特点为：①肠黏膜组织结构正常；②肠液与血浆的渗透压相同；③粪质呈水样、量大，无脓血；④禁食后不减轻；⑤粪便量>1000ml/d。多见于各种细菌肠毒素引起的食物中毒、非渗透性通便药（如蓖麻油、番茄叶等）、回肠病变或胆囊切除术后以及神经内分泌肿瘤和结直肠绒毛状腺瘤。

2. 渗出性腹泻 系肠黏膜炎症渗出大量黏液、脓血而导致的腹泻。其特点：①粪便常含有渗出液和血液，结肠尤其是左半结肠炎症多有肉眼黏液脓血便；②腹泻和全身情况的严重程度取决于肠道的受损程度；③粪便量少，不超过800ml/d。常见于炎症性肠病、志贺痢疾杆菌感染、脓肿及溃疡形成（包括憩室炎、肿瘤及淋巴瘤溃疡形成等）、缺血性肠病、放射性肠炎、嗜酸性粒细胞性胃肠炎、显微镜下结肠炎等。

3. 渗透性腹泻 由于摄入不吸收的药物或不能消化吸收的碳水化合物，增加了肠腔内液体的渗透压，造成肠道内水分与电解质的重吸收障碍所致。临床特点为：①粪便总量一般<1000ml/d；②粪便渗透压超过血浆渗透压；③粪便中含大量未经消化吸收的食物或药物；④禁食或停药后腹泻缓解。常见于进食高渗性食物、消化不良、小肠细菌的过度生长、胆汁重吸收障碍、肠黏膜面积减少、肠黏膜病变（热带口炎性腹泻、麦胶性肠病、Whipple病等）、肠淋巴回流受阻（小肠淋巴瘤、先天性淋巴管扩张）等。

4. 动力性腹泻 系因肠道动力亢进，食糜未能被充分的消化和吸收所导致的腹泻。其特点为：①粪便性状多为水样或稀烂，无黏液及脓血等渗出物；②腹泻大多伴有腹痛或肠鸣音亢进，排便后症状缓解。常见于肠易激综合征、甲状腺功能亢进、糖尿病、胃肠功能紊乱、胃大部切除术后倾倒综合征等。

四、诊断

化疗引起的腹泻，诊断一般比较明确。首先有明显的化疗史，之后出现腹泻指排便次数增多（每日超过3次），排粪量增加（每天超过200g），粪质稀薄（含水量超过80%）的症状，即可诊断。大便的性状与含水量有关，当含水量为80%以下时是成形便，含水量为80%~90%呈泥状便，含水量为90%以上呈水样便。

五、鉴别诊断

本病需与胃肠道其他病变相鉴别。当病变位于直肠和（或）乙状结肠，每次排便量少，腹痛位于左下腹，多伴有里急后重，粪色较深，多呈黏胨样，可混有血液；左半结肠或小肠病变的腹痛多位于脐周，无里急后重，但粪便稀烂成液状或水样，色较淡，每次排便量多；慢性胰腺炎以及小肠吸收不良者腹痛多位于中上腹或脐周，通常大便中具有不消化食物，粪便有恶臭；霍乱弧菌所致腹泻呈米泔水样；溃疡性结肠炎大便为黏液脓血便；直肠癌、痔疮、肛裂可表现为血便，而结直肠癌可出现大便带血或血便，伴有腹部包块；肠结核患者便血较少见，重者可见大便含黏液及脓液，并伴有发热、盗汗、乏力等结核中毒症状。急性坏死性小肠炎等引起的腹泻多为脓臭血水样大便；粪便有特殊气味见于脂肪泻、烟酸缺乏症、乳糖酶缺乏症。

六、治疗

（一）基础治疗

1. 西药治疗　目前急性化疗相关性腹泻的常规治疗药物有洛哌丁胺、地芬诺酯等，双盲实验证实洛哌丁胺效果更好，推荐：①减少肠液的分泌，可使用奥曲肽，减少肠系膜血流，减少液体和电解质的分泌。②积极预防和控制全身继发性感染，必要时使用抗菌药物如氟喹诺酮类。③加速肠黏膜修复，可加用对受损肠黏膜有明显修复作用的制剂如复方谷氨酰胺。④菌群失调在CID中占重要角色，加用活菌制剂能调节肠道菌群，针对患者菌群失调，亦可考虑用去甲万古霉素治疗难辨梭状芽孢杆菌感染。⑤重视营养支持与维持水、电解质平衡。

2. 中药治疗　针对化疗相关性腹泻应以扶正为先，一旦正气恢复，邪气自然退却。标本兼顾，着重补气健脾以治其本，兼以清热化湿以治其标，故采用健脾化湿。方药参苓白术散、半夏泻心汤加味、生姜泻心汤、车前泽泻汤等均有良好的效果。

3. 中药敷脐　敷脐中药有多种，可选用诃子10g、肉豆蔻15g、炒艾叶10g、肉桂6g、公丁香10g。

4.灌肠 十六角蒙脱石、锡类散等药物，直达病所，能收到较好的效果，尤其对出血溃疡表面有直接覆盖修复作用。

（二）针灸治疗

1.体针疗法

处方：取穴以大肠经俞穴、募穴及下合穴为主。天枢、上巨虚、足三里、合谷、气海。辨证选穴：湿热泄泻者加曲池，脾虚泄泻者加脾俞、胃俞。

操作方法：穴区常规消毒后，选用30号毫针，直刺天枢（1.5±0.5）寸，直刺上巨虚（1.5±0.5）寸，直刺足三里（1.5±0.5）寸，直刺合谷（1.0±0.5）寸，直刺气海（1.5±0.5）寸，得气为度。每次留针30min，留针期间行针2~3次，均用中等强度捻转手法，每次行针5~10s，每日针刺1次。亦可选择1~2组穴位，分别连接电针治疗仪的两极导线，采用连续波，刺激量的大小以出现明显的局部肌肉颤动或患者能够耐受为宜，每次电针治疗20~30min，每日治疗1次。

方义：腹泻，主要是大肠传导功能失调，故取大肠俞、募穴天枢、大肠的下合穴上巨虚及手阳明大肠经原穴合谷以通调大肠腑气，足三里健运脾胃之气。气调则大肠传导功能自能恢复。曲池可泻大肠腑气之热，脾俞、胃俞助中气，脾胃气旺，为治疗虚性泄泻之法。

2.灸法

处方：足三里、神阙穴。

操作方法：选用艾条灸上述穴位，每个穴位艾灸10~20min，以穴区透热，皮肤潮红为度。

3.耳穴贴压疗法

处方：神门、大肠、直肠、脾、胃。单侧取穴。

操作方法：每次一侧耳穴，常规消毒后，将耳豆贴压于上述耳穴，每2~3天换压一次。

4.穴位注射疗法

处方：足三里。

操作方法：每次一穴，左右交替使用。每穴注射生理盐水或山莨菪碱注射液2ml，每日一次。

七、预后

本病针灸的治疗效果显著。

第四节　化疗相关性膀胱炎

一、概述

化疗相关性膀胱炎（Chemotherapy Induced Cystitis，CIC）系指应用化疗药物治疗后出现的膀胱毒性反应，临床表现为尿频、尿急、尿痛、血尿、尿道灼热感、腰痛等症状。

二、流行病学

环磷酰胺、异环磷酰胺、丝裂霉素、喜树碱、达卡巴嗪、博莱霉素、阿糖胞苷、巯嘌呤等化疗药物皆可产生膀胱毒性，尤以异环磷酰胺、环磷酰胺导致化疗相关性膀胱炎最为常见。

三、病因病理

静脉注射环磷酰胺等化疗药物，经肝脏代谢后，形成活性代谢产物磷酰胺氮芥及丙烯醛，其在从膀胱排出的过程中刺激膀胱内壁及尿道黏膜，从而形成膀胱炎（无菌性），如可引起膀胱上皮溃疡；使黏膜固有层的毛细血管扩张，发生出血；严重的可使膀胱黏膜固有层和肌肉纤维化变导致膀胱挛缩和膀胱输尿管回流。

四、临床表现

临床表现为在应用化疗药物后出现尿频、尿急、尿痛、血尿、尿道灼热感、腰痛等症。膀胱炎的发生早晚不一，约2~29天。

五、诊断

1.在化疗药物应用后，出现尿频、尿急、尿痛、血尿、尿道灼热感、腰痛等症。

2.膀胱镜检可见多发性黏膜充血、毛细血管扩张、出血灶、黏膜溃疡及坏死。

六、鉴别诊断

1.间质性膀胱炎（Hunner溃疡）　是一种特殊的慢性膀胱炎。其主要症状严重尿频、尿急、下腹痛、排尿痛、血尿等，多见于女病人。膀胱镜检查发现膀胱容量减少，在膀胱底部或三角区有黏膜下出血；初次检查时不易发现，而在排出膀胱内液体再行充盈时才能看到；亦可在膀胱顶部见到绒毛状充血，范围约有1~1.5cm直径，其中心部位呈黄色。组织学上除可观察到慢性非特异性溃疡性膀胱炎，有显著的肥大细胞浸润外，尚有神经周围的慢性炎性浸润。本病的病因不明，既无细菌感染亦无病毒或真菌可见。有学者在本病病人血内查到间质性膀胱炎的抗体，而认为是一种自身免疫病；亦有认为本病与慢性肉芽肿病有关，或认为本病为一种神经性病变。

2. 滤泡性膀胱炎（Follicularcystitis） 本病常见于慢性尿路感染。膀胱镜可观察到小的灰黄色隆起结节，常被炎性黏膜包围，但有时在结节间亦可看到正常黏膜。病变常见于膀胱三角区或膀胱底部。显微镜检发现在黏膜固有层内有淋巴细胞滤泡组成的结节，需与肿瘤作鉴别。

3. 腺性膀胱炎（Glandular Cyslitis） 膀胱黏膜水肿，其中有腺样结构增生，并有许多炎症细胞浸润。患者以中年女性为多见。

4. 气性膀胱炎（Emphysematous Cystitis） 本病较为少见，糖尿病患者易发生。由于在膀胱壁内葡萄糖被细菌（变形杆菌）侵入后而有发酵导致黏膜的气性外形。抗菌药物治疗后气体即消失。

5. 坏疽性膀胱炎（Gangrenous Cystitis） 这是膀胱损伤的一少见结果。严重感染时可见膀胱壁脓肿与坏死。有的病人在整个膀胱壁有坏疽性改变。

6. 结痂性膀胱炎（Incrusted Cystitis） 常见于女病人。这是由于有尿素分解细菌感染，使尿液变成碱性，从而促使尿液内无机盐沉淀于膀胱底部，呈片状、黄白色、坚硬扁平或略隆起的病变而被炎性黏膜所包围。当沉淀的物质被揭去时，下面的黏膜极易出血。酸化尿液与控制感染后沉淀物常消失。

7. 放射性膀胱炎（Radiocystitis） 膀胱接受放射线数月或数年，剂量超过40~65gy（4000~6500rad）即可能出现放射性膀胱炎。血尿为其主要症状。病理改变类似环磷酰胺所致的膀胱炎。

七、治疗

（一）基础治疗

1. 西药治疗

（1）异环磷酰胺与美司钠合用。在静脉给予异环磷酰胺前应给予相当于异环磷酰胺剂量一半的美司钠；给予异环磷酰胺时并用等量美司钠；给予异环磷酰胺后每4h给予相当于异环磷酰胺量一半的美司钠，共4次。

（2）出血性膀胱炎患者可隔天或每天肌注3mL的甲$_2$–巨球蛋白制剂。效果不明显者，可膀胱灌注冲洗5%甲醛溶液或每1L生理盐水中加入重酒石酸去甲肾上腺素和卡络柳钠各3~5支。具体过程为：先用生理盐水将膀胱内残留尿和血块冲洗干净；再用2%普鲁卡因溶液灌注，保留5min，做膀胱黏膜表面麻醉；然后推注5%甲醛溶液150~200ml，保留15~20min，使膀胱黏膜表面蛋白凝固而止血；随后排除药液，再用生理盐水冲洗膀胱内残留药液，必须将药液彻底洗净为止。在灌注结束后24h内，患者必须卧床休息。

应用易致膀胱炎的抗肿瘤药物时，要多饮水，适当补液。

2.中药治疗 在化疗前服用深度减轻放化疗不良作用的中药，医用级灵芝孢子粉，维护患者身体，增强免疫力，化疗后出现膀胱炎者，可用中药八正散等方药加减。

3.手术治疗 保守治疗无效者，可用膀胱扩大手术和输尿管再植手术。

（二）针灸治疗

1.体针疗法

处方：中极、关元、水道、阴陵泉、三阴交。

操作方法：穴区常规消毒后，选用30号毫针。直刺中极（1.2±0.2）寸，直刺关元（1.2±0.2）寸，行针得气后，以出现向前阴传导的感觉为度；直刺水道（1.2±0.2）寸，直刺阴陵泉（1.2±0.2）寸，得气为度；直刺三阴交（0.8±0.2）寸，得气为度。选择阴陵泉穴和三阴交穴，分别连接电针治疗仪的两极导线，采用连续波，刺激量的大小以出现明显的局部肌肉颤动或患者能够耐受为宜。每次电针治疗20~30min，每日治疗1次。

方义：关元穴或中极穴得气传导至前阴可以疏通膀胱气机，水道以疏利下焦气机，阴陵泉、三阴交以除湿热。

2.耳穴贴压疗法

处方：肾、膀胱、神门、肾上腺。单侧取穴。

操作方法：每次选用一侧耳的3~5穴，常规消毒后，用耳豆贴压于上述耳穴，每三天更换一次，左右耳交替。

3.穴位注射疗法

处方：阴陵泉穴。左右交替取穴。

操作方法：选用新斯的明注射液0.25~5mg。常规消毒后，直刺阴陵泉穴

（1.2±0.2）寸，捻转得气，回抽无血后，注入药液。每日2次，左右体穴交替使用。

八、预后

针灸在缓解化疗后膀胱炎的症状上具有显著的效果。对于化疗药物引起的出血性膀胱炎尚需进一步的临床观察

第五节　化疗相关性口腔黏膜炎

一、概述

化疗相关性口腔黏膜炎（Chemotherapy-Induced Oral Mucositis，CIOM）是化疗所致的口腔黏膜炎症性和溃疡性病变，表面有伪膜覆盖，多见于颊部及咽壁两侧、口唇、口角、牙龈及舌面、舌边缘等处，是化疗中常见的不良作用之一。

二、流行病学

接受标准剂量化疗的患者约40%发生口腔黏膜炎，而接受大剂量化疗的患者超过70%发生口腔黏膜炎，其中20%以上发展成重度黏膜炎。溃疡常常引起疼痛，影响患者的生活质量，严重者进食、喝水、吞咽困难，甚至无法言语，导致营养不良，机体免疫力下降，继发全身感染，影响肿瘤治疗时机。

化疗相关性口腔黏膜炎高危人群主要为：①恶性血液病患者（如白血病、淋巴瘤）；②使用抗代谢类药物化疗的患者；③有牙周疾病、口干症或口腔疾病的患者；④化疗期间有肾脏疾病或肾功能差的患者；⑤营养状况差的患者。

三、病因病理

化疗相关性口腔黏膜炎的发病机制错综复杂，至今仍尚未完全阐明。

化疗时口腔炎的发生率及其严重程度的影响因素很多，其中最主要的是化疗药物可直接破坏口腔黏膜细胞，或通过抑制骨髓造血功能，导致机体免疫力下降，从而使口腔细菌、病毒或真菌发生过度增值引起口腔感染。

1.化疗药物对口腔黏膜上皮细胞的直接损伤作用　化疗药物可直接抑制口腔黏膜内DNA和（或）RNA及蛋白质的合成，甚至直接破坏DNA结构和功

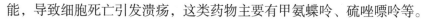

能，导致细胞死亡引发溃疡，这类药物主要有甲氨蝶呤、硫唑嘌呤等。

2.骨髓抑制的后期症状 所有化疗药物在抑制和杀死肿瘤细胞的同时，也抑制正常骨髓的造血功能，导致骨髓衰竭（bone marrow failure），此期，白细胞尤其是中性粒细胞被大量杀伤，造成粒细胞减少或缺乏，粒细胞质量的异常，使机体免疫功能受到抑制，从而导致机体抵抗力减弱，细菌易于侵入，造成口腔感染，而口腔内增生的齿龈龈袋便成为细菌繁殖的场所，加之齿龈龈袋及口腔黏膜出血，更容易合并口腔感染。

3.其他因素 除了上述病因外，化疗后患者饮水进食少，口腔自洁作用减弱，口腔寄生的正常菌群大量繁殖，产生吲哚、硫氢基及胺类等引起口臭，破坏口腔内环境，也可导致口腔黏膜受损而形成口腔溃疡。近年来，随着对化疗后口腔感染研究的深入，结果发现患者的年龄、化疗前及化疗中的营养状况、口腔健康状况以及所患肿瘤类型等因素亦与口腔炎的发生有一定的关系。

四、临床表现及诊断

化疗相关性口腔黏膜炎的诊断包括临床表现、化疗药物使用史、溃疡出现时间及部位。OM临床表现为口腔黏膜潮红、水肿、红斑、水疱、溃疡和感觉疼痛麻木等，一般出现在化疗后7~14d，多位于软腭、舌体及颊黏膜等部位。

口腔黏膜炎的分级评估：国内外采用多种方法对口腔黏膜炎进行分级评估。最早有世界卫生组织（World Health Organization，WHO）的分级标准和美国放射治疗肿瘤学组（radiation therapy oncologygroup，RTOG）分级标准。随着我国对化疗后口腔护理的日益重视，国内也出现了根据溃疡进程、面积、黏膜损伤程度和口腔感染程度进行分级的各种标准。

1.WHO分类标准 该标准自世界卫生组织制定起使用至今，是使用最为广泛的分级标准，也是公认的对口腔黏膜炎分级评估最有价值的标准。WHO制定的抗癌药急性及亚急性毒性反应分级标准为：0级：口腔黏膜正常；Ⅰ级：口腔黏膜红斑和咽痛；Ⅱ级：口腔溃疡，能进食固体食物；Ⅲ级：口腔溃疡，能进食流食；Ⅳ级：口腔溃疡，不能进食，需肠外或肠内营养支持。Woo等将上述分级标准改良，半定量分为0~Ⅳ级：①0级：口腔黏膜无异常；②Ⅰ级：口腔黏膜有1~2个<1.0 cm的溃疡，出现红斑、疼痛；③Ⅱ级：口腔黏膜有1个>1.0 cm的溃疡和数个小溃疡，但患者能进食；④Ⅲ级：口腔黏膜有2

个>1.0 cm的溃疡和数个小溃疡，仅能进流质饮食；⑤Ⅳ级：口腔黏膜有2个以上>1.0 cm的溃疡或融合溃疡，不能进食。

2. RTOG分级标准　RTOG制定的分级标准将口腔黏膜炎分为0~4级：①0级：口腔黏膜正常；②1级：有轻微疼痛，不需要用止痛药物；③2级：口腔黏膜有斑点状黏膜炎伴浆液性渗出，中等度疼痛；④3级：口腔黏膜有成片状纤维素黏膜炎，疼痛剧烈，需用止痛药物；⑤4级：口腔黏膜出血、溃疡、坏死。

3. 按溃疡进程分级的标准　根据黏膜溃疡的进程将口腔黏膜炎分为4级：①Ⅰ级：口腔黏膜红斑；②Ⅱ级：口腔黏膜有孤立性小溃疡；③Ⅲ级：口腔黏膜有融合性溃疡；④Ⅳ级：口腔黏膜有出血性溃疡。此种分级标准虽然较为简单，但是缺乏准确性和精确性。

4. 按溃疡面积分度的标准　陶小琴等（1997年）按溃疡面积将口腔黏膜炎分为Ⅲ度：①Ⅰ度：口腔黏膜有≤8mm^{2}的单个溃疡；②Ⅱ度：溃疡>8mm^{2}但≤15mm^{2}的单个或2个以上的Ⅰ度溃疡；③Ⅲ度：口腔黏膜有>15mm^{2}的单个溃疡或2个以上的Ⅱ度溃疡。较之其他分级评估标准，此种分级标准虽然精确，但是缺乏可操作性。

5. 按黏膜损伤程度分级的标准　将口腔溃疡依轻重反应程度分为5度：①0度：口腔黏膜正常；②Ⅰ度：口腔黏膜红斑、疼痛，不影响进食；③Ⅱ度：口腔黏膜红斑明显，疼痛加重，有散在溃疡，能进食半流质饮食；④Ⅲ度：口腔黏膜溃疡及疼痛较Ⅱ度明显，只能进流质饮食；⑤Ⅳ度：疼痛剧烈，溃疡融合成大片状，不能进食。此种分类标准过于烦琐，而且分级界限不清。

6. 按感染程度分级　王九凤等按照口腔感染的程度将口腔黏膜炎症分为3度：①轻度：口腔黏膜有紫红色的血泡，牙龈肿胀出血并伴有疼痛，治疗护理3~4d痊愈；②中度：口腔黏膜可见一处或多处黄豆大小溃疡或糜烂，深度在黏膜下层，进食时疼痛加重，治疗护理4~7d可痊愈或好转；③重度：口腔黏膜溃疡或糜烂，面积可达1~2cm^2，深度达肌层，口腔黏膜多处炎症，表层有炎性渗出物或坏死组织，外覆一层薄膜或白苔，疼痛难忍，影响进食及睡眠，常伴有发热及全身症状，治疗护理大于7d。

五、鉴别诊断

真菌、病毒感染和移植物抗宿主病（Graft-Versus-Host Disease，GVHD）易误诊为化疗相关性口腔黏膜炎。溃疡表面覆盖一层伪膜，易误诊为念珠菌感染，病毒感染所致黏膜炎部位局限，多位于硬腭、龈沟及舌背，且常伴有发热。粒细胞减少患者可通过细胞培养及脱落学检查来明确是黏膜炎还是病毒感染或真菌感染。GVHD 病主要发生在异基因造血干细胞移植后造血重建过程中，口腔黏膜呈苔藓样改变，常伴随口干症状。

六、治疗

预防口腔黏膜炎的各种措施，以及保持口腔卫生及非刺激性的饮食对于预防口腔黏膜炎发生是十分重要的。但更重要的是应严密观察口腔黏膜的情况，重视口腔黏膜的早期变化，指导患者识别和预防口腔黏膜并发症，如口腔黏膜有无红肿、出血、真菌感染等，以期及早发现及早处理。

（一）基础治疗

1.保持口腔清洁 常规可选用口泰或生理盐水在清晨、饭前、饭后、睡前漱口。当血小板低于 $40 \times 10^9/L$ 时停止刷牙，以避免口腔黏膜损伤。

2.改变口腔的理化环境 测定口腔pH值，正常为6.5~7.1。当口腔pH值增高时选用偏酸性漱口液如2%~3%硼酸溶液；pH值正常时选用1：5000呋喃西林液、2%洗必泰和1%~3%过氧化氢等；pH值降低时选用偏碱性的漱口液如1%~4%碳酸氢钠溶液、朵贝液。

3.降低口腔温度 从化疗前10分钟至化疗结束后10分钟持续口含冰块，将口腔温度降至35℃以下。

4.中药漱口 采用苦丁茶进行口腔护理能有效清除口腔异味、去除舌苔、降低口腔感染的发生。两面针漱口水、桂皮汤、银甘漱口液（含银花、薄荷、甘草）对于预防口腔黏膜炎症均有良好效果。

5.饮食指导 指导患者每日饮水1000ml以上，选择高蛋白、高维生素及含碳水化合物丰富的食物，进食微温或冷的流质、半流质饮食，不食坚硬类、过酸、过热、辣等食物，以免刺激或损伤口腔黏膜，进食时应细嚼慢咽。

6.口腔喷雾 急性白血病患者在化疗的诱导缓解期和巩固强化期用口泰进行口腔喷雾可有效预防口腔感染。用1：5000氯己定液漱口，并用多黏菌素6万U、生理盐水30ml进行口腔及咽部喷雾，每日2次，取得良好疗效。

7.口腔含漱 据国外报道，用蒸馏水漱口具有较好的预防口腔黏膜炎的作用，冷开水漱口能有效地预防和治疗恶性肿瘤患者化疗后所致的口腔炎。

8.中药治疗 中医认为口舌生疮系脏腑热盛、热承心脾、气冲于口舌所致。《素问·气交变大论》谓："岁金不及，炎火及行，民病口疮"。由此可知，口疮的发作是由火生，故治以滋阴清热、凉血消肿。如用炒黄柏12g、知母15g、生地黄12g、玄参15g、牡丹皮9g等煎汤内服。

9.其他疗法 如弱激光疗法、紫外线照射疗法、吹氧疗法、芝麻油外用等方法。

（二）针灸治疗

1.体针疗法

处方：地仓、颊车、合谷、足三里、内庭。

操作方法：穴区常规消毒后，选用30号毫针。斜刺颊车、地仓（0.8±0.2）寸，直刺合谷（0.8±0.2）寸，直刺足三里（1.5±0.5）寸，斜刺内庭（0.6±0.2）寸。每次留针30min，留针期间行针2~3次，均用中等强度捻转手法，每次行针5~10s，每日针刺1次。亦可选择1~2组穴位，分别连接电针治疗仪的两极导线，采用连续波，刺激量的大小以出现明显的局部肌肉颤动或患者能够耐受为宜。每次电针治疗20~30min，每日治疗1次。

方义：局部取地仓、颊车以疏通局部气血；远取合谷以疏通手阳明大肠经气滞，足三里以健脾胃之气，内庭为足阳明胃经荥穴以泄热。

2.耳穴贴压疗法

处方：神门、胃、脾、大肠、心。单侧取穴。

操作方法：每次选用一侧耳的3~5穴，常规消毒后，用耳豆贴压于上述耳穴，每三天更换一次，左右耳交替。

3.穴位注射疗法

处方：足三里。双侧交替取穴。

操作方法：选用注射用水1ml。常规消毒后，直刺足三里（1.2±0.2）寸，捻转得气，回抽无血后，注入药液。每日2次，双侧体穴交替使用。

七、预后

临床研究表明，针灸在缓解化疗性口腔黏膜炎的症状上具有显著的效果，但对于化疗药物引起的口腔黏膜炎尚需进一步的临床观察。

第六节　化疗相关性中性粒细胞减少症

一、概述

化疗是恶性肿瘤的重要治疗方法，但大多数化疗药物均有不同程度的骨髓抑制不良作用，早期可为白细胞，尤其是粒细胞的减少，严重时呈现三系减少。其中，中性粒细胞减少症（Neutropenia）即指外周血中性粒细胞绝对值（Absolute Neutrophil Count，ANC）$<2.0 \times 10^9/L$，是骨髓抑制性化疗最严重的血液学毒性，也是骨髓抑制性化疗药物引起的最主要不良事件，其减少程度和持续时间与患者感染风险、死亡风险密切相关。其中，中性粒细胞减少伴发热（Febrile Neutropenia，FN）是癌症化疗患者最主要的临床并发症。

二、流行病学

调查研究显示，大多数标准剂量的化疗方案可导致中性粒细胞减少6~8d，20%~30%的患者需入院接受治疗；在目前我国医疗条件下，当患者中性粒细胞减少症持续>21d时，其感染的发生率明显增高；在FN患者中，感染或隐性感染的发生率>60%，菌血症的发生率>20%。

三、病因

化疗药物可作用在肿瘤细胞生长繁殖的不同环节，对其进行抑制或杀死，但在杀伤肿瘤细胞的同时，又可杀伤正常的组织细胞，且因化疗药物针对的是生长活跃的细胞，故可导致骨髓中快速分裂的血细胞前体活性下降，从而出现中性粒细胞等血细胞减少。

四、病理

血液中的中性粒细胞半衰期约为8~12h，故骨髓须不断产生中性粒细胞以进行补充，而化疗药物可以抑制骨髓的造血功能，使得中性粒细胞得不到及时的更新，导致循环中的中性粒细胞数量减少，当减少到$1.0 \times 10^9/L$时，机体的抵抗力就会下降，容易发生感染。中性粒细胞的最低值取决于使用药物的类型和剂量。

五、临床表现

临床表现为化疗后出现白细胞减少，尤其是中性粒细胞减少，并伴见疲乏无力、精神萎靡、头晕、气短、食欲下降、抵抗力下降、发热，甚出现感染等。

六、诊断

1.中性粒细胞减少症诊断及分级 外周血中性粒细胞绝对值（Absolute Neutrophil Count，ANC）$<2.0 \times 10^9$/L即可诊断。其中，轻度为ANC$>1.0 \times 10^9$/L，中度为ANC 0.5×10^9/L~1.0×10^9/L，重度为ANC$<0.5 \times 10^9$/L。

2.中性粒细胞减少伴发热诊断 口腔温度>38.3℃（腋温>38.1℃）或2h内连续2次测量口腔温度>38.0℃（腋温>37.8℃），且ANC$<0.5 \times 10^9$/L，或预计$<0.5 \times 10^9$/L。

七、鉴别诊断

中性粒细胞减少可由多种原因造成，主要为粒细胞生成减少或成熟停滞、粒细胞无效增殖、粒细胞破坏增加等，如叶酸或维生素B_{12}缺乏所致的巨幼红细胞贫血多同时有粒细胞减少，某些自身免疫性疾病也可出现粒细胞减少，但根据其病史及临床表现等不难于肿瘤化疗相关中性粒细胞减少症鉴别。

八、治疗

（一）基础治疗

1.粒细胞集落刺激因子（G-CSF）治疗 主要有重组人粒细胞集落刺激因子（rhG-CSF）和聚乙二醇化重组人粒细胞集落刺激因子（PEG-rhG-CSF）。

治疗性使用rhG-CSF的可能指征：①脓毒症；②年龄>65岁；③ANC$<1.0 \times 10^9$/L；④中性粒细胞减少持续时间预计>10天；⑤感染性肺炎或临床上有记载的其他感染；⑥侵袭性真菌感染；⑦住院期间发热；⑧既往发生过FN。

治疗性使用rhG-CSF的用法及用量：rhG-CSF $5\mu g$/kg，皮下或静脉注射，1次/日，持续用药，直至ANC恢复至正常或接近正常水平（ANC回升至2.0×10^9/L以上）。

2.抗感染治疗 对于已发生FN的患者，首先进行国际癌症支持治疗学会（Multinational Association of Supportive Care in Cancer，MASCC）风险评估，评

分≥21分为低风险，其他患者被认为合并感染风险较高。

风险评估后，立即经验性使用抗菌药物，高危患者首选住院接受经验性静脉抗菌药物治疗，低危患者的初始治疗可以在门诊或住院接受口服或静脉经验性抗菌药物治疗。初始经验性抗菌药物治疗48h后，重新评估危险分层，确诊病原菌，调整抗菌药物治疗。

（二）针灸治疗

肿瘤化疗相关中性粒细胞减少症大致可以归为中医"虚劳"的范畴，患者常见头晕、乏力、气短、腰膝酸软、畏寒肢冷、纳差等症状，多为阳气亏虚之表现；且中性粒细胞具有免疫功能，当其减少时机体抵抗力就会下降，从中医角度来看，人之阳气也具有抵御外邪的作用，阳气亏虚则人体易感，故中性粒细胞减少症的中医主要病机为阳气亏虚。化疗药物相当于"药毒"，能够损伤人体正气及脏腑功能，其中，肾为先天之本、通于髓，脾为后天之本、气血生化之源，故又以脾肾阳虚为基本。

1.灸法

（1）火龙灸（又称：督灸）

操作方法：患者取俯卧位，在督脉上进行大面积隔物灸，将切碎的姜末覆盖于整个背部脊柱，其上再铺以艾绒，最后点燃艾绒。每次治疗约1h，期间密切观察，温度以患者能耐受为宜，灸至皮肤微潮红。隔日一次，5次一个疗程。

功效：督脉为阳脉之海，统领全身阳气、沟通人体阴阳，且火龙灸能够将艾绒的温热作用及药物的作用结合起来，共同激发督脉的经气、振奋人体的正气。

（2）隔物灸

处方：大椎、脾俞、肾俞。

操作方法：先对穴区进行常规消毒，再将生姜贴于穴位上，上置艾绒点燃。每日1次，15次为一个疗程。

方义：脾俞、肾俞均属足太阳膀胱经，前者为脾之背俞穴，后者为肾之背俞穴，二者合用温补脾肾之阳；加以大椎穴，属督脉，为三阳、督脉之会，具有生发全身之阳气的功效。

2.体针疗法

处方：关元、足三里、脾俞、肾俞。

操作方法：选用30号毫针。先对穴区进行常规消毒；针刺得气后，所有穴位均予以捻转补法手法；之后连接电针治疗仪，采用连续波，刺激量的大小以患者能够耐受为宜。每日针刺1次，每次留针25min，15次为一个疗程。

方义：关元属任脉，为足三阴、任脉之会，具有补肾培元、温阳固脱的作用；足三里属足阳明胃经，具有生发胃气、强壮补虚、增强人体免疫力的功效；脾俞、肾俞均属足太阳膀胱经，前者为脾之背俞穴，是治疗脾脏病症的要穴，后者为肾之背俞穴，功可温补肾阳；诸穴合用，共奏健脾补肾、温阳补血之效。

九、预后

临床研究表明，肿瘤化疗相关中性粒细胞减少症使用针灸治疗时间为2周左右，一般预后良好。

（李洋　安鹏）

参考文献

［1］邹燕梅.NCCN止吐临床指引2005-1版［J］.循证医学，2006，6（1）：54-64.

［2］胡国昌.恶心和呕吐的生理学［J］.国外医学麻醉学与复苏学手册，1995，16（3）：154-158.

［3］朱云飞.化疗后恶心呕吐防治的研究进展［J］.中国临床康复，2006，10（47）：112-114.

［4］薛静.音乐治疗缓解癌症患者化疗后恶心呕吐改善生活质量的研究［J］.护理学报，2017，24，（1）：70-72.

［5］郑亚萍.穴位按压缓解胃肠道肿瘤化疗患者恶心呕吐的效果观察［J］.中华护理杂志，2010，45（2）：118-119.

［6］中国临床肿瘤学会指南工作委员会.肿瘤放化疗相关中性粒细胞减少症［J］.中华肿瘤杂志，2017，39（11）：868-878.

［7］Klastersky J，de Naurois J，Rolston K，et al.Management of febrile neutropaenia：ESMO Clinical Practice Guidelines［J］.Ann Oncol，2016，27（suppl 5）：v111-v118.

［8］中华医学会血液学分会，中国医师协会血液科医师分会.2012年中国

中性粒细胞缺乏伴发热患者抗菌药物临床应用指南［J］.中华血液学杂志，2012，33（8）：693-696.

［9］Kuderer NM，Dale dc，Crawford J，et al.Mortality，morbidity，and cost associated with febrile neutropenia in adult cancer patients［J］.Cancer，2006，106（10）：2258-2266.

［10］Smith TJ，Khatcheressian J，Lyman GH，et al.2006 update of recommendation for the use of white blood cell growth factors：an evidence-based clinical practice guideline［J］.J Clin Oncol，2006，24（19）：31-38.

第十三章　药物不良反应的针灸医案

一、较大剂量枸橼酸乙胺嗪内服引起反应

林某，女，16岁，未婚，学生。服枸橼酸乙胺嗪后约数小时即发寒热，体温38.8℃。自觉症状：头昏、呕吐、食欲障碍，腹部隐痛，卧床休息，次日因害怕针灸，不接受针灸。服药后第二天体温升高至39.6℃，且呈现有头痛，膝关节酸痛及腹痛亦增重，经劝说后用针灸处理。取穴：曲池（双侧）、印堂、太阳（双侧点刺）、足三里（双侧）。经针灸后诸症顿失，仅感头尚微昏，体温复测下降至38.9℃，针灸后第二天体温仅37.5℃，饮食几于正常，在家休息一天后，完全恢复。

二、锑剂反应

某女，中年，在注射锑剂第一针后，立刻发生眩晕，随即眼花、发黑、呼吸困难、心跳加速、出冷汗，口唇发绀，人事不知，呈休克状态。取穴：合谷、内关、神门。三穴急救，立刻醒转。以后再度详细体检，无异常发现。第二日再试用锑剂，反应较昨日尤甚，晕厥时间亦延长，仍用上述三穴急救，遂即苏醒。

三、小儿急性异戊巴比妥和增尔寿中毒

陈某，女孩，一岁半，1959年5月27日下午4点10分来院急症。主诉为1小时前突然发现小儿昏倒，经追问查出误吞母亲治高血压药物增尔寿5片和阿来妥2片。入院时检查，神志昏迷，疼痛反应消失，瞳孔细小，脉速140次/分，心跳无力，四肢无力，血压96/66mmHg，颈软。呼吸略有不整，肺部呼吸音清楚，腹较膨隆。当即以过锰酸钾溶液洗胃，并注射强心药。下午7点左右，昏迷加重，四肢末梢青紫，唇紫，血压下降至68/48mmHg，心音仍微弱，呼吸仍不整，再次洗胃，至胃内容物全部干净，然后喂绿豆衣煎剂，同时静脉滴注10%葡萄糖溶液，每4小时注射一次强心药，经此处理，昏迷情况不见改善，瞳孔仍细小，于9点30分起应用针刺合谷，并留针，当时就引

起啼哭，但并不苏醒，起针后仍昏迷不醒，瞳孔缩小，注射强心针时不发生啼哭。半小时后针刺十宣穴和十二井穴，引起啼哭，但仍不苏醒。针刺涌泉穴时发现瞳孔散大，因考虑到针刺后能啼哭和瞳孔散大均表示治疗有效，乃进一步观察，当针刺一侧涌泉穴时，约3秒钟对侧瞳孔散大，留针期间瞳孔一直散大，起针后瞳孔即刻缩小。每试必灵。后来恐怕过分刺激将由兴奋转为抑制，而且，反复针十宣穴和十二井穴，容易损伤局部，发生出血。乃以揉按涌泉代替针刺。当用力快速揉按涌泉时所得反应与针刺涌泉一样，引起啼哭和对侧瞳孔扩大。因此每半小时用力快速揉按涌泉，促使苏醒，到午夜三时半患儿就开始清醒，能哭能笑认爸妈吃东西。第二天早上神志完全清醒，但比较嗜睡无力，瞳孔细小。清醒后就停止针刺和推拿，第4天患儿完全恢复正常出院。住院期间2次小便检查均证明有异戊巴比妥排泄。详细经过，见下表。

表2　病情经过表

时间	处理	
27/5　16时10分	p：p=1：10000 500ml 洗胃，咖啡因 1/5 支（H）	昏迷，瞳孔小反射消失，血压 90/60mmHg 脉搏 140 次 /min
18时30分	10% 葡萄糖 500ml 静脉滴入，鼻饲活性炭 5g，硫酸钠 5g	昏迷、呼吸不整，瞳孔小，四肢青紫，血压 64/42
19时30分	再洗胃，彻底洗清，鼻饲绿豆衣煎剂 100ml	昏迷，瞳孔小，血压 120/70mmHg，脉搏 148 次 /min
21时30分	尼可刹米 1/5 支（H）	针时哭，注射时不哭，起针后仍昏迷，瞳孔小，血压 106/66mmHg
22时30分	针合谷穴和十二井穴	针时大哭，神志不清，起针后昏迷，瞳孔小，血压、脉无改变
23时30分	揉捣涌泉，针足三里，咖啡因 1/5 支皮下	注射大哭，针足三里不哭，揉捣涌泉大哭，不揉仍昏迷，瞳孔小，血压无改变
以后每30min	揉捣涌泉 1 次	小便异戊巴比妥（+）
28/5 3时30分	揉捣涌泉以后就停止针灸及推拿	大哭，清醒，讲话，吃东西，嗜睡，瞳孔小
8时	咖啡因 1/5 支皮下	完全清醒，但嗜睡，瞳孔小
4时	停一切治疗	下肢无力，血压 88/60mmHg
29/5　16时		完全清醒，瞳孔正常，能下地活动
30/5　12时		完全正常，出院，小便异戊巴比妥（+）

四、药疹

刘某，女，28岁，因其咽喉肿痛，早晨曾服两粒新明磺，半小时后即感不适，周身奇痒难忍，伴轻微恶风，且有恶心欲吐。两颊及颈项、胸腹、四肢均有成片点状红疹，压之褪色，稍高于皮肤，体温38.5℃，舌质红、苔薄黄稍腻，脉弦数。

治疗：取穴曲池、血海、膈俞、肺俞、内关、委中，前5穴手法均用泻法，留针20min；委中穴用三棱针行点刺法，即先在穴处上下推按，使血气积聚一处，速刺进1~2分后即出针，挤出瘀血数滴。患者自诉术后背部、下肢痒减，受此启发，又在大椎穴处用三棱针依前法点刺，颈项、胸部及上肢痒亦减，下午3时又按上法再治之。翌日患者告痒虽未止，但尚可忍受，体温37.5℃，继，针足三里、脾俞、曲池3穴，并嘱其多饮水。两天后，一切如常。

五、锑剂外溢造成的局部炎症及功能障碍

1.李某，男性，33岁，本场七耕区生产队员，于1956年11月10日下午到针灸室就诊。主诉：右肘关节屈侧，因锑剂外溢肿痛已2日。检查：于右肘关节屈侧面，约5cm大小椭圆形硬块，皮肤呈青紫色，患者因刺痛而不能展伸，当即给以梅花针强烈短速的刺激，附加诱导穴"内关"。11月12日再检查肘患部硬块，已较前软些，再针原穴，辅加雀啄灸法，15min。至11月14日复诊，右侧肘关节已稍能屈伸，硬块已消失2/3，仍按上法治疗，将诱导穴改"肩髃"。11月16日检查时患肢已能全部伸展，局部肤色，已由青紫转为正常肤色，照上治疗进行，19日，患者已恢复正常，检查与常无异，22日患者痊愈出院。

2.徐洪庆，男性，41岁，本场四耕区生产队员，于1956年11月16日就诊。主诉：左肘关节屈侧因注射锑剂外溢，肿痛已1周，仅能稍微伸展一点，伸直时有难忍的疼痛，类似一条带将肘部缠住伸不直。检查发现：肘患处硬结较前例一约小1/3，肤呈青紫色，经同样处理后及硬结较前例消散慢些（至患肢完全伸展自如后2日完全消散），肤色经2次针灸后渐转为常。

六、硝酸烟中毒

张某，年41岁，男性，食州纳雍县人，普安铅矿劳动，于1963年4月1

日晚8时，放炮后雾烟满布洞内，9时余入洞操作，此时烟雾尚未散尽，不慎吸入两口，即感头昏、闷、胀、胸紧迫，四肢麻木软弱无力，上肢双手震颤，鼻咽干辣，舌向后抽搐征象，口不张，言语障碍。呈阵发性发作，其他均正常。既往史，家庭史，婚姻史、个人史，与此症无关。

检查：体温36.6℃，脉搏70次，呼吸20次。一般情况较好，发育正常，体质营养中等，神志清楚，言语障碍，全身皮肤及淋巴系统无异常，检查合作。头部：眼、耳部阴性。鼻咽部黏膜红，中等度充血。颈部气管正中，甲状腺不肿大，随吞咽移动，呼吸畅通。胸部心肺阴性。腹平坦柔软无包块、肝脾未触及无压痛感。无鼓浊音。肠鸣音稍亢进。会阴、肛门部阴性。脊柱及四肢关节无畸形。神经系统反射：肱二、三头肌反射消失。膝反射迟钝。其他反射健在。

治疗：此例采取针灸疗法仅一次获得痊愈。穴位：金津、玉液，停针3min；下关、水沟、合谷，停针30min。

体会：

1.针灸疗法对神经功能失调所致疾病，确有一定的效果，其作用机制是以机械性的刺激，通过反射调节与激发其神经功能；促使患病器官恢复其正常功能。至于刺激之强、弱、久、暂须视具体情况灵活运用。

2.针灸治疗与药物治疗对此类病症的作用相同，但针灸较药物治疗效果为速、副作用少，可以推广试用。

七、慢性苯中毒

吕某，男，50岁，中石化工人，2016年10月14日初诊。刻下：头昏，耳鸣，胸闷，心悸，周身乏力，记忆力减退，视物模糊，畏寒肢冷，纳呆，寐差，夜尿频，大便溏结不调。舌暗红、苔黄腻，脉弦细滑。既往：苯接触史15年，慢性苯中毒病史2年（已于天津市职业病医院确诊）。血常规：白细胞数（WBC）3.06×10^9/L，中性粒细胞绝对值（NEUT）1.51×10^9/L，平均红细胞血红蛋白含量（MCH）26.50pg，平均红细胞血红蛋白浓度（MCHC）315g/L，平均血小板分布宽度（PDW）9.6fL，平均血小板体积（MPV）8.90fL，大血小板比率（P-LCR）16.2%，余（–）。西医诊断为慢性苯中毒，中医诊断为虚劳（血劳），证属脾肾两虚，清窍不利。治以补肾健脾，升阳开窍。选穴：于足太阳膀胱经皮部、足少阴肾经和足太阴脾经皮部这3个皮部左右各取穴3~5针，针距为3~15mm，具体针数与间距可随患处面积大小加减。操作：

用刺手拇、食指夹持1.5寸毫针针柄快速将针捻转刺入真皮层，针刺后施以小幅度（<90°）高频率（120~160次/min）的捻转手法。每次治疗施术10~20s，留针30min，14d为1个疗程。初次治疗后，患者即诉头昏、胸闷之症明显减轻，治疗积极性大增。1个疗程后，患者头昏、胸闷、耳鸣等症基本消除，乏力、视物模糊、畏寒肢冷等症亦有所改善，偶有心悸，夜尿次数减少。2个疗程后，患者纳寐可，二便调，记忆力有所提高，未诉其他明显不适。复查血常规示：WBC4.57×10^9/L，MCH26.60pg，MCHC314g/L，PDW9.9fL，MPV、NEUT、P-LCR均已恢复正常，余（-）。

按：广义的"皮部"，是人体暴露于外界最表浅的部分；狭义的"皮部"则是指十二经脉功能活动反应于体表的部位和络脉之气散布之处。"皮者，脉之部也。邪气客于皮，则腠理开，开则邪气客于络脉，络脉满则注于经脉；经脉满则入舍于腑脏也，故皮者有分部，不与而生大病也"，邪气致病通过"皮部-络脉-经脉-腑-脏"传导路径。生理情况下，可属脏腑、通经络、调阴阳、固体表、密腠理；病理状态下，能反映证候、传注病邪、治疗疾病。

"皮部"与现代解剖学中"皮肤"概念相似，皮肤由表皮层、真皮层和皮下组织构成。为达到最佳疗效，将皮部浅刺深度定为真皮层。真皮层中存在着多种免疫细胞，如树突状细胞、巨噬细胞、肥大细胞和T细胞等，其中T细胞是皮肤中最重要的适应性免疫细胞；同时分布着丰富的交感神经纤维和大量的儿茶酚胺类物质，浅刺时可引起广而弥散的交感反应，引起远隔部位和内脏的释放效应。此外，有研究发现，皮部浅刺可通过刺激肌皮神经末梢保护性释放出神经介质，从而改善局部微循环和浅表淋巴循环，调动机体防御功能，促进机体修复。也有学者认为皮部经脉线上分布了大量肾上腺素能神经末梢，肾上腺素可直接兴奋肾上腺素受体，产生兴奋心脏、扩张冠脉、平喘、抗过敏等一系列机体应激反应，从而改善诸多虚劳性症状。

此案中患者因受外邪毒气侵袭，郁遏阳气，发为畏寒肢冷等阳虚之症；日久脾肾两虚，痰浊内生，致清阳不升，浊阴不降，而成头昏、胸闷、心悸、乏力等本虚标实之证。皮部可"内应脏腑，外络肢节"，浅刺膀胱、脾、肾这三经皮部：一者可疏通头面部及胸腹部的气血经络，改善局部气血不通之症；二者可调理膀胱及脾肾的脏腑功能，以补脾益肾，填精益髓，升阳开窍，从而激发正气，改善头昏、健忘、视力欠佳等症。两者结合，则此苯中毒患者诸症可除。

八、锑剂治疗血吸虫病毒性反应

1.张某，女性，49岁，马岗乡上黄村，家庭妇女，于1957年2月3日经本组粪便检查阳性入院治疗。主诉：有时下黏液带血粪便，已1年之久，过去曾因洗涤常接触疫水。手痒，并起过风疹块。检查：发育中等，营养尚好，心肺无异常发现，血压120/80mmHg，体重62kg，经注射酒石酸锑钾63ml时，出现剧烈呕吐，日达20多次，头痛，晕眩，食欲不振，不能起床，经采用针灸疗法，针曲池、列缺、中脘、足三里，用抑制手法，留针30min，症状大为减退，第二次针后，诸症均告消失。

2.朱某，男性，32岁，马岗乡朱家，农业社员，于1957年2月6日经本组粪检阳性入院。主诉：腹部不适，大便下血已4月，过去因常下水工作，两足起过风疮。检查：发育中等，营养欠佳，心肺无特殊，血压118/94mmHg，体重58kg，经注射酒石酸锑钾70ml时，患者出现腹痛，恶心呕吐，全身无力，发热，上臂关节酸痛等反应，辗转呻吟，痛苦异常，经用针灸疗法，取合谷、肩髃、大横、足三里等穴，用抑制手法，留针25min，日针1次，当时腹痛停止，呕吐减少，精神较好转，翌日针大椎、阳陵泉、合谷三次痊愈。

笔者按：①在注射锑剂过程中，大多数患者几乎全身各系统都可因锑剂作用发生各种反应，反应出现的先后并不相同，如消化系统反应比其他系统反应既多且早，在消化系统方面，主要症状是恶心、呕吐、食欲不振、腹痛、腹泻等，可能是酒石酸锑钾静脉注入人体后部分由肠胃排泄即可刺激胃肠黏膜或引起神经功能的紊乱所致，其他如发生关节痛肌肉痛等运动系统疾患，以及头痛晕眩等神经系统症状的出现，均为针灸所能解决的适应证。

②锑剂反应的症状与针灸主要穴位表示如下：

表3　锑剂反应症状与主要取穴

症　状	主要取穴	附注
恶心呕吐	足三里　内关　中脘	
食欲不振	中脘（灸）　足三里（灸）　曲池	灸至皮肤潮红为度
下腹部疼痛	中极　大横　肾俞　大肠俞	
上腹部疼痛	期门　章门　中脘	
腹　泻	天枢　神阙　足三里	用灸法
肩关节痛	肩髃　肩井　曲池　秉风	

续表

症 状	主要取穴	附注
手臂肌肉痛	手三里 合谷 肩髃	
头 痛	列缺 太阳 上星	
晕 眩	风池 解溪 丰隆	
发 热	大椎 合谷	

　　表中主要穴位的疗效，尚能令人满意，但在临床处理上，应该根据患者的体质情况，反应轻重，选择适当的穴位，施以不同的手法等，若只注意穴位，痛处下针，虽然有时能取到一些效果，不能持久，尤其是遇有全身性症状，则就不免陷于狭隘呆板，难以达到治病的目的，因为中医的最大特点是：辨证治疗，处处照顾到机体的完整性和统一性。

　　③针灸处理锑剂反应，简便有效，能迅速解除患者痛苦，值得今后进一步深入研究，大力推广，这有待于中西医的密切合作，使它能更好地为人类健康服务。

九、解除锑剂治疗血吸虫病毒性反应

　　1.陈某，男，14岁，于1956年8月25日住院治疗，施行锑剂19日疗法，入院时体格检查心肺无异常发现。于8月28日开始注射锑剂，9月2日因患流感中止治疗，9月6日感冒痊愈，继续锑剂注射，9月14日上午出现心律不齐，脉搏84次/min，下午4时在行走时，突然昏倒地上，面色苍白，手足冰冷，神志不清，约5分钟始苏醒，但仍头晕，当晚及次晨曾间断发生手足搐搦，口吐白沫，两眼上翻及心跳、呼吸暂停4次，曾用人工呼吸注射药品急救。当晚6时检查心脏，心音强弱不一，心尖区有收缩期杂音，15日晚10时半开始针刺治疗，针前患者神志已清，唯心音仍强弱不一，并有期前收缩，心率为58次/min。取穴内关、巨阙。针后脉搏62次/min，但仍不齐，吃粥半碗，一夜安睡。16日晨脉搏渐趋规整，除针刺间使穴调整心脏功能外，选用中脘、足三里调整消化功能，针后情况甚好，脉搏较前规整。此后使用上述穴位每日针刺2~3次，经4~5日心律规整，心尖区收缩期杂音消失，食欲增加，睡眠良好，体力逐渐恢复，遂出院回家休养。

　　2.徐某，女，21岁，嘉兴绢纺厂托儿所保育员，7月16日住院进行锑剂3日疗法。入院检查除发现心脏有二级收缩期杂音外，无其他异常。7月18

日开始锑剂注射，注射第1针时即感咳嗽、头晕、心跳，但迅即消失；午后第2针注射时又感胸闷、气促；第4针注射后头痛，恶心，历3h；注射第5针后约2h，发生恶心，呕吐，经注射阿托品好转，但胸闷、手足发生搐搦，经静脉注射葡萄糖酸钙，症状好转。7月21日上午8时半（治疗第4日），又注射锑剂1次，当即现剧烈咳嗽、畏寒、手足麻木及搐搦、呼吸迫促、经注射葡萄糖酸钙及苯巴比妥，情况稍好，心电描写发现窦性心动过速及T波倒转，诊断为锑剂中毒所致的心肌损害，当日中午又有两次类似情形发作。进行输氧注射急救药品等措施，未见好转，经针灸医师会诊，即行针刺疗法，取穴合谷、足三里、水沟、曲池、中脘、后溪、申脉，症状立即消失。当晚8时有呃逆、恶心、胸闷、四肢麻木，又针合谷、外关、足三里，患者旋即入睡。23日又针中脘、足三里（左）、三阴交（右），上午9时因喉痒、呃逆、胸闷，又刺合谷（左）、间使（右）、章门（右），留针30min，症状均随针消失。下午4时20分，患者感四肢与腹部阵发麻木，手足弯曲，哭吵不安，针刺足三里（左）、阳池（右）、阳陵泉，症状减轻不明显，随又刺少商出血，各症即次第减轻，于5时50分完全消失，以后未见复发。7月26日做血钙测定为5mg/100ml。

体会：

1.本文介绍用针刺疗法解除锑剂毒性反应，据全国各地已有材料可统计者1870人，平均疗效率为98.19%，我队曾做了126人次，反应症征15种，有效率达96.8%。经针刺后症状立即消失者占61.1%，减轻者占35.7%，基本上与其他地区所得结果相似。

2.针刺解除锑剂毒性反应如胸闷、气急、手足搐搦、头腹胀痛、心律不齐等症效果良好，对发作中的呕吐，收效较差。

3.介绍的两个典型病例，均为重度毒性反应患者。其中一例经其他治疗无效，改用针灸治疗，效果良好。另一例经其他医药治疗虽有好转，但不能制止复发，经针灸疗法，而获痊愈。

4.从针刺解除锑剂毒性反应，提高医疗效果及病人安全上证明，中西医密切合作，进行综合医疗措施，是提高医疗效能的良好办法。

5.我们应重视针灸疗法的研究工作，扩大它的治疗范围，因它对许多疾病疗效高，操作方便，费用经济，合乎精简节约的原则，特别是目前在锑剂治疗血吸虫病地区，在处理锑剂毒性反应方面应当重视，使锑剂治疗单位特别是农村治疗组应普遍采用。

十、呋喃西林中毒性末梢神经炎

林某，男性，36岁，山东省人，已婚，职工，于1962年10月2日入院。主诉：于本年4月以来，常有腹泻，大便每日4~5次，无脓血，历时4个月之久，未曾就医，8月去某医院就医，诊断为慢性细菌性痢疾，给予口服呋喃西林，每日3次，每次100mg，共服2天（总量600mg），服后10天左右开始两下肢股部麻木感，病变渐渐向两腿远端蔓延，最后足趾部也受累，不但发麻，且出现灼热痛感，难以忍受，不能行走，夜不入眠。

身体检查：神志清楚，心肺正常，巩膜有轻度黄染，无病理反射，两下肢腓肠肌有轻度萎缩，小腿足、趾部有明显压痛。

诊断：呋喃西林中毒性末梢神经炎。

治疗经过：10月2日入院后，即口服维生素B$_1$，治疗7天，病情未好转，10月9日加用针灸治疗，取穴：侠溪、行间、解溪，留针10min，大敦、隐白、厉兑、窍阴、至阴，刺出血，针刺后，两足及趾部疼痛大减，病人很高兴，但4个小时后又开始疼痛。10月13日，经过3次针刺后，两下肢麻木及灼热痛感有明显的减轻，晚间已可入眠，并能下床行走，唯足心部尚有热感，除用上穴针刺外，加太溪、涌泉刺之，刺后即感舒适。10月22日，两足及趾部已有灼热痛感，步行较前轻便，腓肠肌力较前增加，惟近两日来，左足背部有明显浮肿，无炎症及压痛，两足有麻木感，查丝虫未见，给针刺足三里、丰隆、三阴交、太冲、涌泉等穴。10月30日，左足背部浮肿已有明显的消失，仍有轻度麻木感，继用上穴针刺。11月6日，痊愈出院。

体会：

1.呋喃西林的用量问题。一般都是由于用量大，时间长而发生毒性反应，而本院所见此例，量不大（总量为600mg），时间短（仅2天），就发生毒性反应，因此，我们认为呋喃西林毒性反应与病人的体质和对药物的耐受量是有关系的。

2.呋喃西林中毒性末梢神经炎应用维生素B$_1$的治疗问题。根据一般临床所见，遇此病人多给予大量的维生素B$_1$治疗。我院对本例应维生素B$_1$（150mg/日），治疗7天未见好转，改用针刺治疗当即见效，这说明了呋喃西林中毒性末梢神经炎并非完全由于维生素B$_1$缺少而引起。从近几年来应用维生素B$_1$治疗报道亦能说明这点，如王士凡和高树丰等先后报道8例治疗无效，其中有1例服用维生素B$_1$、B$_{12}$，有42天之久而无效。

3.中医针灸治疗的问题：呋喃西林中毒引起的双下肢麻木，疼痛、足趾部灼热痛，我们认为这是邪热毒客于络脉，气血循行阻滞所致。根据中医的观点"通则不痛，痛则不通"，治疗上当以通经活络为主，所以选用井穴，井穴为经气流注的地方，从井穴刺血，可使邪毒外泄，《素问·水热穴论》"取井以下阴逆"，故先取大敦、隐白等井穴以出血，而后再刺太溪、涌泉、太冲、三阴交诸穴，治疗此例共28天，20次获得满意效果，对该患者观察近一年之久，肢体活动一直很好，无疼痛和不适之感。

十一、异烟肼急性中毒

患孩易某，二岁半，男孩，因反复四肢抽搐1小时，抱来我院儿科急诊，病史由母代述。患孩于2小时前：误服雷米丰30余颗，（每颗50mg），一小时后，其母发现患儿嗜睡旋即陷入昏迷，同时四肢发生抽搐、呕吐、即抱来儿科急诊。

检查：患孩神志不清，呼吸急促，口唇发绀，四肢阵发性痉挛性抽搐，有轻度角弓反张，口流涎不止，心跳较速，但尚规则，腹部膨胀，痉挛每隔10min抽搐一次。

治疗：当即予吸氧，并用肛管排气，但无气排出，注射鲁米拿，山埂茶碱、葡萄糖液，3h后症状仍无改善，请求针灸治疗。针灸科会诊：患孩一般情况仍如上述，口唇发绀显著，流涎很多，腹胀甚剧。四肢不断痉挛性抽搐。针刺：先刺大肠俞，强烈捻转和提插后即出针。加刺合谷，强刺激，达最高度，用指将针柄扭住，不可出针，此时患孩口涎即显著减少，再加刺足三里、手法与合谷同，此时可闻患孩肠鸣，旋即有大量气体从肛管排出，腹部逐渐松软，40min后排出小便，抽搐间隔时间逐渐延长至15~20min，口唇不再有发绀即出针，但数分钟后又发生角弓反张性抽搐，（此时四肢已抽搐不明显）改刺风池、合谷，10min后，未再发生抽搐，留针15min，予患孩入院治疗，入院后一直未再抽搐，痊愈出院。

体会：

国内有关雷米丰急性中毒的文献，共收集约20例，严重者可出现昏迷和抽搐，或肝脏和心脏损害而死亡；中毒性肠麻痹，亦为重度中毒症状，文献中存类似本例1例症状，结果死亡。

针灸对本例之肠麻痹、流涎、痉挛性抽搐，显然有控制作用，针灸对流涎过多有确定疗效，作者曾遇一脑炎后遗症，发生流涎过多已2年，针刺合谷、曲池、颊车后，流涎即刻停止，针灸手法对疗效有很大的影响，对肠麻痹应该采取兴夺法，予患者刺激1~2min后，即刻拔出，对痉挛应反复的强刺激，不能出针太早，本例第1次刺激强度已够，患者四肢痉挛停止，但出针太早，又发生角弓反张，第2次刺激即完全控制，留针时间约需20min。

十二、血吸虫病锑钾疗法预防反应

杜某，男，45岁，农民，湖北人。患有血吸虫病2年余，腹泻，脓血便，腹胀，腹痛，食欲减退。查体：发育良好，营养中等，肝脾肿大，大便查见血吸虫卵。采用锑钾3日疗法治疗血吸虫病，锑剂剂量：按12mg/kg计算，但总量不超过0.7g，每次注射0.1g，每日2次，于饭后2h注射，以减少呕吐。总量超过0.6g者，于第4天注射完毕。患者应用锑剂首日出现恶心、呕吐、流涎、腹胀、腹泻等胃肠系统症状，头晕，头痛、出汗等神经系统症状。

为缓解治疗锑剂反应采用如下穴位注射封闭疗法：足三里（双侧），中院，列缺（双侧）为主穴。用2%普罗卡因4ml，吸入5ml针筒内，用16号针头，于上述穴位刺入。刺足三里约1寸，待病人有麻胀感觉传至足背时，各注入普罗卡因1ml。直刺中脘入皮下层，有局部麻胀感时注入1ml。刺列缺约0.4寸，有胀麻感传向上臂时，注入0.5ml。3穴共注入4ml，计8mg。每晨锑剂注射前1~1.5h注入，每日1次。至锑剂全程治疗毕止。患者头痛头晕略有缓解，恶心呕吐流涎无明显缓解。

体会：穴位封闭的理论基础，牵涉到普鲁卡因的封闭机制，和针灸穴位的选择。

1.普鲁卡因封闭疗法的作用机制：①使神经组织发生一定的麻醉，对恶性循环的刺激，发挥化学的切断作用，从而获得休息、调理和修复的机会。②产生一种微弱而温和的刺激，这种刺激对神经有抗传导障碍作用，使神经系统对组织的营养功能逐渐恢复，提高防御力。本文所用普鲁卡因量为8mg，与静脉注射量近似。

2.针灸的穴位，刺激的手法，选择的时机，是针灸治病的三大关键。早在1949年前，法国DeLaFuge医师曾用药注入我国针灸穴位治病，但未说明是否用普鲁卡因。兹后国内曾先后报告：用穴位普鲁卡因封闭，治疗高血压、风湿性关节炎、风湿及失眠等，并取得一定的疗效。根据张钝亮氏等观察，针灸穴位的不同，所起的作用亦不同，其中有一定的关系。

3.疗效的观察：从本组病例看出，穴位封闭，对神经系统及呼吸系统症状，多有不同程度的减轻，有一定疗效，但对消化系统症状则较差。其疗效与穴位或手法之关系，尚待进一步确定。穴位封闭疗法，对神经系统及呼吸系统症状可以减少或减轻，对反应严重病例，可以试用，但广泛的作为预防反应之用，从疗效的程度，和人力财力的估计，并不适宜。

十三、多形红斑型的青霉素过敏反应

赵某，男，30岁，四川人。于1959年8月20日因左肘关节尺侧缘附近生一疖肿而求诊，诊断为疖肿合并淋巴管、淋巴腺炎。局部用鱼石脂软膏涂布并给磺胺噻唑，碳酸氢钠内服。无效且病灶炎症反向四周扩展，改用青霉素，每隔8h注射1次（注射前会做青霉素皮内过敏试验，结果为阴性）。8月22日脓肿虽破，但流脓不畅，肿痛同前。8月24日用针灸作局麻切开排脓（针患侧天井，外关）约5ml，后用凡士林纱布条引流，因炎症尚未消退，故续用青霉素。8月25日患者自觉痛肿均有明显减轻，要求停止注射，但见炎症未消失，故未答复要求。8月26日患者自述在注射后有头晕不适感，亦未考虑是过敏反应，仍继续注射，直至晚8时注射时，患者立即发生剧烈头晕，同时见炎症已基本消失，才停用青霉素，但对头晕不适未作任何处理。8月27日患者自述：注射后，全身体表发痒，一夜未安睡。经检查：四肢尤其在近关节处有大小不等、玫瑰红色、压能褪色的红斑，红斑中央略凹，边缘有白晕，红斑四周无皮斑浸润或水肿现象，有些红斑呈孤立状，有些红斑融合成片状，背部散发少量，胸腹部未见。病史无全身发痒出疹，服药亦未有类似出疹现象，无小河游泳史，最近饮食亦无虾、蟹、蛋类食物，亦无食物过敏史，故诊断为多形红斑型之青霉素过敏反应。据此，予以利尿素，二苯海拉明内服以及25%葡萄糖静脉注射，经治2天，红斑未见减，反见增多，晚闻剧痒。查血液白细胞分类计数：白细胞7900，中性61%淋巴27%、酸性12%。

针刺曲池、血海，双侧取穴，留针30min。当天晚8时再按上二穴位针一次，8月31日患者自述："28日针2次后，红疹减少，但晚间还是剧痒。30日出疹少量，31日上午未见出疹，但遗留皮肤痒感"。按前方案继针。9月1日患者自述："昨日针后，痒止，能安睡今晨亦无自觉症"。9月2日查血液白细胞分类计数：白细胞9800，中性61%、淋巴36%、酸性3%，以上共针3次而痊愈。

体会：根据中医理论，注射青霉素后产生多形红斑型过敏反应，均因风湿外袭或血热不清，浸淫肌肤，流窜经络而致。故采用血海，即血之海，血

海为足太阴脾经之穴位，脾有统血之功能，故泻血海能清血分之热。曲池穴史手阳明大肠经的合穴，大肠经和肺经相表里，肺主皮毛，故泻曲池有泄蕴热以疏表的作用。因其为血热，故用泻法。

十四、"甲碘吡酮酸钠作分泌性尿路造影"引起严重反应

某女，年33岁，扬州籍，生长于无锡，现在无锡豆类制品厂工作，因腰痛尿频及排尿刺痛4天而住院检查，临床检查一般阴性，心音正常，甲状腺不肿大，血压120/80mmHg，实验室检查：血色素9g，红细胞340万，白细胞7100，中性粒细胞63%，淋巴细胞30%，嗜酸性细胞6%，单核细胞1%，血沉率4mm/h尿检，色黄而清，是酸性反应，蛋白（+），上皮细胞（++），白细胞150~200，培养阴性，肾功能（P.S.P.）试验第1次15%，第2次30%，第3次30%，第4次10%，大便常规检查阴性，阴道分泌物检查，无滴虫，12h尿总量950~810ml。血肝功能试验均阴性。因于10月14日上午九时做静脉法肾盂造影，按常规准备后做造影剂过敏试验（舌下试验，静脉试验）均阴性。然后从右侧肘静脉注入甲碘吡酮酸钠20ml，以4min的时间注完全量，以后经5min，15min，30min检片，患者无任何症状，俟造影检片结束，送回病房（约距注入造影剂后40min时）后，患者突然气急，心跳，脉搏细沉，面色苍白，口唇发绀，瞳孔散大，对光反应消失，并随即呼吸停止，从反应开始至呼吸停止之整个过程时间仅半分钟左右，立即以Corcotine 1.5ml皮下注射，肾上腺素1：1000 0.3ml皮下注射，10%葡萄糖静脉滴注。给予氧气和人工呼吸，经5min无效。

针刺水沟、内关、三阴交。当取穴水沟时，患者无动静，针刺内关时，患者手臂微微牵动一下，针刺三阴交时，患者一声吼叫而苏醒，心音恢复，呼吸深长，脉搏有力，瞳孔对光反应正常，经5min后，患者又突然气急十余次，随即呼吸停止，脉搏又复消失，瞳孔散大，对光反应消失，心音微弱，再经针刺内关、中极而又苏醒，又经10min，再起第3次濒死反应，又取穴支沟、气海而复苏，以后未再发。

患者形态软弱，语音低沉，主诉胸闷，头痛，喉痛，呼吸比较急促，食欲消失。耳鼻咽喉科会诊，检查为咽喉充血，符合于碘反应的表现，中医会诊，同意碘反应的诊断，取清咽理气之法以中药治疗，经一星期而愈。

体会：注射造影剂后40min突然及生濒死现象，后有头痛、咽痛、咽喉充血，则对碘性造影剂引起的延迟性重反应的诊断可以肯定。即起反应用肾上

腺素，Corotine 和葡萄糖抢救无效，经针刺的同时患者苏醒，以后又反复 2 次，未用任何药物，均经针刺复苏，针刺的疗效可以肯定。

十五、烟草戒断综合征

哈某，女，38 岁，系纳米比亚卫生部行政官员。吸烟史 17 年，近 1 年每日吸烟 20~25 支，因其丈夫竭力反对加之长期吸烟患上慢性咽喉炎，遂于 1998 年 6 月 15 日来我科针灸治疗。

耳针：神门、肺、脾、口、内分泌、心、肝。次日患者诉说吸烟减少到只吸 5~6 支时，全身乏力、胸闷、口干、烦躁、极易发怒，并有杀人之念头。观其舌质偏红、苔微黄燥，脉弦微数，中医辨证为肺阴不足、心火亢盛、肝气横逆、肝木侮土，属心火亢盛型。针刺百会、列缺、照海、关元、足三里、四神聪、行间、神门、复溜。针后即感胸闷、心烦、口干诸症减轻。续治 5 天，症状全部消失，精神好、胃纳正常。1 月后电话随访，无任何吸烟欲望，全身状况良好。

体会：戒断综合征迄今已日趋受到医学界的重视，国外有关报道屡见不鲜。中医理论认为吸烟易耗肺阴伤肺气，肺阴虚损日久可累及于肾，同时子虚及母，常导致脾土亦虚。故治疗以宣肺益肾、健脾补中为宗旨。处方：百会补法以升清阳降浊气；列缺配照海有金水相济、宣肺利咽益肾水之功能；关元穴为人体元阴元阳所寄之处，补法则能益肾固本；足三里可理脾胃调气、补虚弱。诸穴合用，共奏健脾益肾、升清降浊、宣肺利咽之功效。心火亢盛型，因心火亢盛常致肾水暗耗，肾水不足，肝木失涵，则肝阳上亢，所以泻少阴心经神门，补少阴肾经复溜，两穴合用，交通心肾、水火相济，同时泻行间以泻上亢之肝阳，再配四神聪镇静安神，四穴合用则能起到清心泻肝益肾作用。

十六、毒品戒断综合征

Liang Y 等通过针刺观察和分析其对海洛因依赖者稽延性戒断症状的干预效果，结果证实针刺可缓解海洛因依赖者稽延期戒断症状和精神焦虑症状，内关穴与神门穴具有同样显著疗效，但神门穴对于心神的异常具有更快更好的显效趋势。宗蕾等将 60 例气阴两虚型睡眠障碍的海洛因依赖者随机分为治疗组 30 例和对照组 30 例，治疗组针刺神门、内关、足三里、三阴交、T5-7 夹脊穴、肾俞穴，对照组不予任何药物及针刺干预。结果显示，针刺可改善海洛因依赖者稽延期气阴两虚型睡眠障碍，对稽延期气阴两虚型睡眠障碍者的伴随症状也有较明显的缓解作用。宋小鸽等将60例海洛因依赖者分为治疗组和对照组，治疗组给予针刺（取内关、合谷、三阴交）和美沙酮治疗，对照组给予美沙酮治疗。结果显示，治疗组戒断症状积分低于对照组（P<0.05），治疗组戒断症状改善明显优于对照组（P<0.05）。江礼彬针刺双侧内关穴治疗海洛因患者呕吐症状，采用捻转提插泻法，留针30min，结果78例患者中有70例针刺1次后呕吐症状消失，总有效率为96.2%。

穆敬平等将120例海洛因依赖者随机分为针刺1组（夹脊穴、肾俞）、针刺2组（四肢穴）、模拟组和对照组。结果显示，在治疗4、8、10星期后，针刺1组、针刺2组的稽延期戒断症状和HAMA、SDS与对照组比较，差异均有统计学意义（P<0.01）。电针可明显改善稽延期戒断症状，减轻焦虑和抑郁情绪。电针夹脊穴明显优于四肢穴位。朱忠春等将50例经脱毒治疗后的海洛因依赖者，随机分为治疗组和对照组，每组25例，治疗组给予电针治疗，取双侧华佗夹脊穴（T 5~7）、肾俞、内关、神门、足三里、三阴交。对照组不予任何干预治疗。结果显示，治疗组患者经电针治疗后，睡眠障碍的单项评分、综合评分均较治疗前有非常显著的下降，电针能较快改善海洛因依赖者脱毒后的睡眠障碍，强化入睡状况，提高睡眠质量，延长睡眠时间。侯文光等将60例海洛因依赖者经脱毒治疗后，随机分为对照组和针刺组。针刺组取双侧四肢穴位（内关、神门、足三里、三阴交）、华佗夹脊穴（T 5~7）及肾俞。足三里、三阴交、T 7夹脊穴、肾俞连接电针治疗仪，留针20 min。每日1次，每星期治疗5次，共治疗3星期。结果显示，治疗后针刺组在改善海洛因依赖者的抑郁方面优于对照组（P<0.05）。电针能较快改善海洛因依赖者的抑郁症状和情绪。刘胜等将27例海洛因依赖者随机分成电针背俞穴组和电针五腧穴组及对照组，结果显示，电针背俞穴组和电针五腧穴组都能明显降低治疗第一、二天的稽延症状总评分（P<0.01），均不能降低治疗第一天、第二天的睡眠症状评分（P>0.05）。电针背俞穴组能明显改善患者的焦虑情绪（P<0.01），而电针五腧穴组对焦虑情绪则无明显影响，两者表现出明显差异。

十七、酒精戒断综合征

佟欣等观察针灸结合中医情志疗法对酒精依赖患者抑郁症状的改善情况，取百会和内关穴，施平补平泻法；艾灸足三里，留针30min，针刺15min时行针1次。一周2次，8次为一疗程，共3个疗程。结果显示：针灸结合中医情志治疗的疗效优于单纯采用中医情志疗法，HAMD评分和心理渴求均显著降低。Milanov I等治疗酒精戒断综合征的震颤，电针合谷、曲池、内关、外关、腕骨、率谷、阳白、神门，及奇穴太阳和印堂。每次治疗可以选用不同的穴位组合，以220V，20~60Hz，1.5~2.0mA电刺激施与穴位，留针30min。内关穴施与1~20Hz电刺激5min。每日治疗1次，平均治疗15次。结果显示：震颤的临床四级记分评估无明显改善，而肌电图显示的震颤振幅确有约50%的下降，这可能是改善程度较低的结果。

孙申田等应用耳针疗法治疗戒酒310例，选双耳穴位神门、皮质下、心、胃、内分泌、咽喉等，在这些穴位附近寻找痛点，或用经穴探测仪测敏感点，每次选2~4穴，用揿针或贴压王不留行子的方法治疗。结果：痊愈76.8%，好转12.2%，总有效率89%。本法简便易行，对病人身心健康无损害，不受环境条件限制，戒酒疗效显著，且戒酒后病人不出现震颤出汗、发热、心动过速、痉挛发作、谵妄等酒精戒断症状，值得验证与推广。

刘艳江等通过腕踝针联合地西泮治疗酒精戒断综合征30例，腕踝针治疗方法如下：腕踝针穴位取上1（在小指侧尺骨缘与尺侧腕屈肌腱之间）。针具采用20号静脉留置针。进针部位采用安尔碘消毒，进针时针体与皮肤呈15°角快速刺入皮下，针体沿皮下推进，要求无酸麻胀痛的感觉，进针深度约25mm，进针完毕后，拔出针芯，然后用纸胶带固定针座，留针24h。双上肢左右交替取穴，隔日1次，治疗1周。结果显示：腕踝针联合地西泮治疗酒精戒断综合征，在对酒精渴求程度VAS评分和CIWA-Ar评分两方面，均明显优于单独采用地西泮治疗。

（张英进 陈峰 唐利龙）

参考文献

［1］李学耕.针灸处理较大剂量海群生内服引起反应的初步观察［J］.福建中医药，1958，3（3）：28-29.

［2］吴国森.针灸处理锑剂反应的初步体会［J］.江苏中医药，1957，2（4）：25.

［3］钱倩，赵静言.应用针灸和推拿救治小儿急性阿米妥和增尔寿中毒（一例报告）［J］.南京医科大学学报（自然科学版），1960（01）：80-82.

［4］李远实.针灸治药疹一得［J］.江西中医药，1995（04）：63.

［5］刘义荣.针灸治疗因锑剂外溢所致局部组织发炎的点滴经验［J］.中医杂志，

1957（03）：144.

［6］吴德配.针灸治疗硝酸烟中毒初步报告［J］.云南中医杂志，1964（03）：34.

［7］王思雨，付于，皮部浅刺法治疗慢性苯中毒验案1则［J］.湖南中医杂志，2018，34（8）：123-124.

［8］李协和.针灸解除锑剂治疗血吸虫病毒性反应的初步体会［J］.江西中医药，1957（08）.

［9］嘉兴血吸虫防治院.针灸疗法解除锑剂治疗血吸虫病毒性反应临床疗效的综合报告［J］.中级医刊，1958（07）.

［10］马光冉.针灸治疗呋喃西林中毒性末梢神经炎［J］.江苏中医，1965（6）6：39-40.

［11］一院物理治疗科.针灸治愈异烟肼急性中毒一例报告［J］.武汉医学院学报，1959（01）：89.

［12］顾寄真，针灸穴位封闭对血吸虫病锑钾三日疗法预防反应初步报告［J］.武汉医学院学报，1957（3）：419-423.

［13］张关根.针灸治愈一例多形红斑型的青霉素过敏反应［J］.人民军医，1960（07）：89-90.

［14］张奇昌.针灸治癒"甲碘吡酮酸钠作分泌性尿路造影"引起严重反应的报告［J］.江苏中医，1964（06）：41.

［15］骆燕宁，孙彩霞.针灸治疗戒烟戒断综合征52例［J］.中国针灸,1999（12）：31-32.

［16］Liang Y, Zong L, Li Y, et al. Therapeutic efficacy observation onacupuncture for post-withdrawal syndrome of heroin dependence［J］. J Acupunct Tuina Sci, 2012, 10（3）：155-159.

［17］宗蕾，侯文光，王晓晔，等.针刺治疗海洛因依赖者稽延期睡眠障碍疗效观察［J］.上海针灸杂志，2009，28（4）：191-194.

［18］宋小鸽，张浩，王振华，等.针刺配合美沙酮改善海洛因戒断综合征临床观察［J］.中国针灸，2002，22（12）：795-797.

［19］江礼彬.针刺内关治疗海洛因依赖者呕吐78例［J］.中国药物滥用防治杂志，2009，15（4）：223.

［20］穆敬平，刘莉，胡军，等.电针夹脊穴干预海洛因依赖者稽延性戒断症状的临床观察［J］.中国针灸，2005，25（9）：599-602.

［21］朱忠春，穆敬平，宗蕾，等.电针治疗海洛因依赖者戒断后睡眠障碍的临床

观察［J］.上海针灸杂志，2005，24（5）：6–8.

［22］侯文光，梁艳，王院星，等.电针干预海洛因依赖者戒断后抑郁症的临床观察［J］.中国药物滥用防治杂志，2009，15（1）：11–13.

［23］刘胜，周文华，杨国栋.电针背俞穴治疗海洛因患者早期稽延性戒断症状的临床研究［J］.中国药物滥用防治杂志，2007，13（3）：142–144.

［24］佟欣，王晓彤，索晴，等.针灸结合中医情志疗法治疗改善酒精依赖患者抑郁症状的疗效观察［J］.针灸临床杂志，2016，32（2）：15–17.

［25］Milanov I，等.针灸治疗酒精戒断综合征的震颤［J］.国外医学中医中药分册，1993，21（4）：319–322.

［26］孙申田，于致顺，高维斌，等.耳穴戒酒310例临床报告［J］.中医杂志，1987，29（3）：56.

［27］刘艳江，高晓奇，霍绪平，等.腕踝针联合地西泮治疗酒精戒断综合征30例临床观察［J］.中医药导报，2016，22（8）：60–62.

附录 针灸临床适应证的演变与发展

针灸的临床适应证是针灸学理论的源头。上古以前的临床主要以针灸为主的外治疗法通用于临床各科；及至上古，由于本草药物的发现，针灸的临床适应证日趋明晰，针药结合开始显现；中近古时期，发达的天然药物使本草药物疗法占据临床的主角，针灸演变为一科，药针结合成为临床医师的常态。近代以来，西医的引入，西医疾病的针灸临床开始研究，中西医结合成为潮流。现代以来，化学药物的广泛应用、外科手术的日渐流行、放化理疗的深入临床，逐渐蚕食了部分针灸适应证，与此同时针灸补充治疗学的兴起，针灸这一古法得以新用，期间与其他疗法日渐融合，针灸适应证愈发明晰。

一、古代针灸临床适应证的成就

针灸适应证，在中国古代历经2000余年的医学沉淀，持续使用的精细锻造，循证医学的代代验证，古代针灸医家具有悠久的历史传统，主要体现在腧穴主治和临床文献中。

1.据黄氏《针灸腧穴统考》的研究结论，以腧穴主治文本反应的针灸适应证，包括症状和疾病计有347种，按现代病理大略分类如下：

呼吸系：咳嗽、气喘、短气、痰多、咯（咳）血。

消化系：噎嗝、干呕、呕吐、呕吐食入即出、吐血、胃脘痛、泄泻、腹痛、少腹痛、脐周痛、腹胀、腹部胀满坚硬、小腹胀、少腹胀痛、肠鸣、呃逆、气逆、嗳气、吞酸、腹满、不思饮食、食欲不振、食饮不下、便秘、大便难、脱肛、便血、大便脓血、黄疸。

泌尿生殖系：水肿、小便不利、小便黄、小便黄赤、遗精、梦遗、阳痿、早泄、白浊、阴中痛、前阴痛、阴上缩、睾丸肿痛、尿血、癃闭、遗尿、尿频、尿痛。

脉管系：胸痛、胸痹、胸满、胸闷、无脉症、心痛、心悸、脉微细时止、惊悸、善惊、心烦、烦满。

神经精神系：半身不遂、上肢不遂、肘臂不遂、下肢不遂、四肢不用、口眼㖞斜、口㖞、中风、中风脱证、中风瘫痪、中风失语、语言謇涩、口噤、头痛、头重、眉头痛、偏头痛、面痛、癫、狂、痫、痴呆、悲恐、善笑、神昏、健忘、多梦、失眠、嗜卧、易惊、惊风、抽搐、筋急拘挛。

内分泌系：多食善饥、身体消瘦、消渴、消渴多饮、瘿瘤、瘿气。

肌肉骨关节系：头项强痛、颈项强痛、项强、脊强、颈肿、缺盆中痛、背痛、肩背痛、肩背拘急、胸背痛、腰背痛、肩痛、腋痛、腋下肿、腋下肿痛、肩臂痛、肩臂麻木、臂痛、臂外侧痛、肘臂痛、肘臂麻木、肘臂筋挛、上肢（痹）痛、肩臂腕指痛、手臂痛、手臂肿痛、手腕无力或疼痛、手指挛痛、手指拘挛、手指麻木、手指肿痛、手背肿痛、手背酸痛或无力、掌中热、胁下痛、胁痛、胁肋痛、胸胁痛、胸胁胀满、腹股沟肿痛、腰胁痛、腰痛、腰脊痛、腰脊强痛、脊痛、腰骶痛、腰胯痛、骶尾疼痛、骶臀股痛、下肢痿痹、下肢麻木、下肢屈伸不利、下肢厥冷、股腘疼痛、股腘麻木、膝股内侧痛、膝股痛、膝冷、膝肿痛、膝肿、膝痛、膝腘肿痛、膝腘挛急、腰腿脚痛、腰腿痛、小腿挛痛、小腿酸痛、小腿麻木、腿痛转筋、膝脚肿痛、脚肿痛、脚踝痛、腿足痛、足胫挛痛、足胫无力、足踝无力、足踝肿痛、外踝肿痛、足痿无力、足肿痛、足痛、足背肿痛、足跗肿痛、足寒、足跟痛、足心热。

传染病：疟疾、痢疾、下痢、肺痨。

外科系：乳痈、乳癖、乳痛、乳房胀痛、产后缺乳、肠痈、疔疮、疮肿、瘰疬、痈疽、背部痈疽、疝气、疝瘕、阴疝、痔疮、痔瘘、痔痛。

妇产科系：痛经、闭经、月经不调、月经过多、难产、恶露不绝、胎位不正、不孕、胞中瘕、瘕聚、阴疝、阴痒、妇人阴冷、阴部肿痛、前阴痛、崩漏、带下、产后诸症、阴挺（子宫脱垂）。

小儿科系：惊风、抽搐、目上视、脐风、遗尿、惊痫、癫痫、龟背、食积、面部疮癣、疳积。

耳鼻咽喉科系：喉痹、失音、鼻衄、鼻塞、鼻流清涕、鼻渊、鼻息肉、鼻部疮疡、咽喉肿痛、咽痛、咽干、吞咽困难、耳鸣、耳聋、聤耳、眩晕、目眩。

眼科系：视物不清、目痛、目外眦痛、目赤肿痛、目赤痛痒、目赤、目痒、目涩、目黄、目疾、流泪、夜盲、青盲、近视、眼睑眮动、眼睑下垂、目翳、内障、目上视、目眩。

牙科系：齿痛、牙龈肿痛、牙龈出血、颊肿、面肿、面痒、面肌抽搐、口角流涎、口苦、口干、唇干、口疮、口臭、口渴、多唾、流涎、唾血、牙关开合不利疼痛、张口困难时有弹响、牙车脱臼、吐舌、舌强不语或舌缓、舌下肿痛、舌肿、鹅掌风。

皮科系：紫白癜风、隐疹、湿疹、风疹、荨麻疹、脚气红肿、腋臭、疣目、遍身瘙痒、皮肤不泽、头皮屑。

全身病状：虚劳、虚劳羸瘦、虚脱、保健强壮、痰饮证、积聚疼痛、痞块、身痛、身重、身肿、全身筋骨挛痛、四肢倦怠、四肢重痛、无汗、面赤无汗、多汗、骨蒸、潮热、盗汗、发热无汗、发热头痛、发热气喘、发热恶寒、寒热、有汗、发热、热病、恶风、中暑、内伤、善太息、善怒、多愁善悲。

2.以针灸临床文献反映的古代针灸适应证，不似腧穴文献代代整理，已形成传统，历史上仅有晋代皇甫谧《针灸甲乙经》、唐代孙思邈《千金方》和南宋王执中《针灸资生经》等少数医家医籍系统整理，形成可贵的针灸学临床文献，据马氏研究，以临床文献反映的适应证约有319种：

呼吸系：热病、伤寒、中寒、结胸伤寒、寒热病、咳嗽、喘息、上气、胸满、气短、暴喑气鞭、欠、唏、嚏、太息、咯血、饮、痰饮、肺痈、肺痿。

消化系：哕、噎膈、噫、呕吐、飧泄、泄泻、病注下血、便血、肠鸣、腹痛、腹满、胀满、膈、积、不嗜食、便秘、下痢、黄疸、呕血、奔豚、反胃、癥瘕、疝气、痃癖、伤食、痞、脱肛、膈气呃逆。

泌尿生殖系：小便不利、遗溺、癃闭、失精、水病、水肿、梦遗、淋、漏浊、尿血、阴癫、遗精。

脉管系：心痛、心律失常、胸痛、胸痹、失血、怔忡。

神经精神系：头痛、头风、巅痛、痉、瘈、癫、狂、痫、惊、多梦、不得眠、嗜睡、偏枯、不仁、中风、中风半身不遂、风痹、风懿、偏风、偏枯、猥退风、角弓反张、卒魇寐不寤、卒喑、风眩、口僻、口眼喎斜、疯、痴呆、卒忤、鬼击、蛊毒、遁注。

内分泌系：消渴、颈瘿。

肌肉骨关节系：转筋、筋急、肌急、痿、淫烁、弹、痹、项痛、肩背痛、胁痛、腰痛、肩前臑痛、脚气、痿痹、臂痛。

传染中毒病：天行时病、疟疾、霍乱、绞肠莎、痧、沙虱毒、射工毒、蛇螫、虺毒、蜂螫、蜈蚣毒、蝎毒、时行黄疸、瘴气、骨蒸、劳瘵、气疫、传尸、杨梅疮、破伤风、疠风、犬啮。

外科系：痈、项痈、疽、附骨疽、堕坠、鼠瘘、瘘、瘰疬、马刀肿瘘、痔、痔瘘、丹毒、蚨厥、乳疾、妒乳、乳痈、乳汁不下、疝气、疝瘕、积聚、疔疮、红丝疔、疮疡、疖、天疱疮、发背、血瘤、瘤、瘜疮、疣目、癫病、箭毒、肠痈。

妇产科系： 肠覃、石瘕、瘕聚、癥瘕、白淫、带下、不孕、绝子、阴痒、阴挺、阴痛、阴肿、胞中痛、转胞、血不通、月事不以时下、月经不调、月水不利、漏血、崩漏、难产、横产、妇女产后病、妇女痛病、产后癃闭。

儿科系： 痫、惊风、天钓、脐风、食晦、咳、脱肛、疝气、赤白痢、尿闭、中客忤、温疟、疟疾、疣目、重舌、囟陷、癫疝、阴疮、口噤、脱肛、风痫、口疮、吐逆、行迟、夜啼、中风不遂、哺露、初生不吃奶、语迟、龟背、胎赤眼、乳癖、眉炼、搐搦、风搐反张、偏坠、鹤膝、癣、龟胸、走马牙疳。

耳鼻咽喉科系： 耳聋、耳鸣、耳痛、耳中有脓、耳中生风、衄䐃、鼻息肉、鼻痛、喉痹、喉肿、嗌干、嗌肿、咽痛、尸咽、喉风、白喉。

眼科系： 目痛、目赤肿痛、目无所见、不能视、目不明、眼暗、青盲、白翳、目中生翳、白障、雀目、充风流泪、瞽、疳眼。

牙科系： 流涎、口干、口热如胶、口甘、口苦、啮舌、舌卷、舌强、齿痛、齿唇寒、龋齿、牙痛、牙疽、龈肿、舌下肿、舌肿、口舌疮、口中出血、张口不合、口噤不开、失欠颊车蹉（下颌关节脱臼）、牙槽风、对口疮、唇疔。

皮科系： 浮痹皮肤、须发脱落、白发发下、白癜风、疥癣、干癣、隐疹、冻疮。

全身症状或其他： 虚劳、虚脱、自汗、盗汗、厥、尸厥、飞尸、卒死、中暑、自缢、溺死。

针灸预防： 中风、瘴疠、温疟、毒气、初生儿痉病、小儿伤寒、养胎、小儿伤风、犬啮、死马所致疫病。

总之，在中国古代，至少有300余种症状或疾病，成为针灸临床的常见病、多发病，甚至更多体现在急症的处理上。

二、近代针灸临床适应证的开放与融入

近代针灸学术发展，随着西医的引入，西医疾病的针灸临床开始研究，中西医结合成为潮流。其临床适应证由于中西医学体系的不同，产生了两种疾病名词体系：其一为传承古典针灸学术的中医疾病名词体系；其二为西医

疾病名词体系。两者相得益彰，互相借鉴，极大促进了针灸临床学的发展。

1.中医疾病名词体系的传承，更趋理论化、系统化，如尧氏《中国针灸医学》，承氏《增订中国针灸治疗学》等，其中，后者治疗篇总计57类231种。

（1）其针灸治疗各论，计42门231种疾病：

伤寒门：太阳病、阳明病、少阳病、太阴病、少阴病、厥阴病。

温热病门：春温、暑温、温毒、湿温、疟温、冬温。

暑病门：中暑、暑厥、伏暑。

霍乱门：寒霍乱、热霍乱、干霍乱。

中风门：中经络、中血脉、中脏腑、类中风。

惊风门：急惊风、慢惊风、类惊风。

痉厥门：柔痉、刚痉、痰厥、食厥、气厥、寒厥、热厥。

癫狂门：狂病、癫病、痫病。

疟疾门：热疟、寒疟、间日疟、疟母。

泻痢门：寒泻、热泻、白痢、赤白痢、休息痢、噤口痢。

咳嗽门：风寒咳嗽、痰热咳嗽、虚劳咳嗽、痰饮。

痰饮门：湿痰、燥痰、风痰、热痰、寒痰、痰饮、悬饮、溢饮、支饮、伏饮。

哮喘门：热哮、冷哮、实喘、虚喘。

虚劳门：阳虚、阴虚、虚劳。

吐衄门：吐血、衄血。

呕吐门：热吐、寒吐、干呕。

噎膈门：寒膈、热膈、气膈、痰膈、食膈、虚膈。

臌胀门：水臌、气臌、实胀、虚胀。

癥瘕门：癥病、瘕病。

五积门：心积、肝积、脾积、肺积、肾积。

三消门：上消、中消、下消。

黄疸门：阳黄、阴黄、酒疸、女劳疸、黑疸、食疸。

汗病门：实汗、虚汗、盗汗、黄汗。

寤寐门：不眠症、多寐症。

脚气门：湿脚气、干脚气。

痿痹门：痿症、痹症。

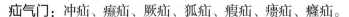

疝气门：冲疝、癫疝、厥疝、狐疝、瘕疝、㿗疝、癃疝。

遗精门：梦遗、滑精。

淋浊门：五淋、白浊。

癃闭门：小便癃、大便闭。

便血门：大便血、小便血。

痔漏门：痔漏。

头部病门：头痛（脑顶痛、正头痛、额角眉棱痛、头项强痛、颈项强急脊反折、偏头痛、痰厥头痛、酒醉头痛）、头风、眩晕（头眩而呕、头眩晕、脑昏目赤）、头面肿（头额肿、颊肿、面痒面肿、头目浮肿、大头瘟）。

目疾门：目赤（目赤不甚痛、目赤有翳）、目肿胀（目赤肿翳羞明隐涩、眼暴赤肿痛、眼肿痛睛如裂出）、目痛（眼赤暴痛而不肿、目痛不慎红、目眦急痛）、目痒、目泪（迎风冷泪、冷泪自流）、风弦烂眼、拳毛倒睫、胬肉攀睛、目昏花、暴盲、青盲、雀目、翳膜。

耳疾门：耳聋（耳暴聋、耳聋实证、重听无所闻）、耳鸣（耳内虚鸣、耳内实鸣、耳鸣不能听远）、聤耳（耳红肿痛、聤耳生疮出脓水）。

鼻疾门：鼻塞、鼻痔、鼻渊、鼻齆。

牙齿门（牙痛）：齿肿痛、上片牙痛、下片牙痛、蛀齿痛、牙疳疮。

口舌门：唇病（唇肿、唇动如虫行、唇干咽不下、唇噤不能开合）、口病（口干燥、口中干而有黏液、口渴、口噤不开）、舌病（舌干、舌疮、舌强、重舌、舌风舞、舌出血、舌肿难言、舌卷、舌纵不收、舌急不能伸出）。

咽喉门：喉闭、喉痹、喉中如梗、咽肿、咽外肿、喉痛、单乳鹅、双乳鹅。

手足病门：手挛痛、指挛痛、臂肿痛连腕疼、臂顽麻、肘拘挛痛、手筋急难伸、手战动摇、手腕无力、臂连背痛、手连肩痛、肩端红肿、手掌背生疮、臂内廉痛、臂寒冷、肘挛、肘臂手指强直、手臂冷痛、手指拘挛、手臂红肿、五指疼痛、腰连脚痛、腰连腿痛、脚膝痛、脚膝麻木、膝痛、脚连胁痛、膝红肿、腿膝无力、腿疼、腿股红肿、脚膝肿、脚跟痛、脚气酸痛、足酸麻、脚气肿、草鞋风、足不能步、脚胻挛急、腿冷如冰、股膝内痛、足寒冷、脚心痛、足挛急、鹤膝风。

胸腹门：心胸痞满、胸中苦闷、胸满噎塞、胸胁支满、气胀攻心、胁肋痛、两乳刺痛、心下酸悸、胸痹、胸胁痛、腹胀、腹痛。

腰背门：肩背痛、背连胛痛、背疼、脊强、脊内牵痛不能屈伸、背拘急、脊膂强痛、腰痛、肾弱腰痛、腰疼不能立、腰连脚痛、腰酸痛耳鸣。

（2）其针灸治疗分类摘要，计57类疾病：

内景篇：精门（五条）、气门（九条）、神门（六条）、血门（九条）、梦门（五条）、声音门（四条）、言语门（四条）、津液门（六条）、痰饮门（四条）、胞门（六条）、虫门（一条）、小便门（十一条）、大便门（十五条）。

外景篇：头部门（十六条）、面部门（四条）、目门（二十条）、耳门（五条）附灸暴聋法、鼻门（七条）、口门（七条）、舌门（六条）、齿门（三条）、咽喉门（十二条）、颈项门（五条）、背部门（十条）、胸部门（二十一条）附灸结胸法、胁部门（八条）、乳门（五条）、腹部门（八条）、腰部门（八条）、手部门（二十五条）、足部门（三十六条）、皮门（三条）、肉门（一条）、脉门（二条）、筋门（六条）、骨门（三条）、前阴门（二十四条）附灸疝法、后阴门（十六条）附灸痔法。

杂病篇：风门（十四条）附三条、寒门（二十六条）附伤寒寒吐下三法针法、湿门（一条）、火门（十四条）、内伤门（九条）、虚劳门（五条）、咳喘门（十六条）附灸哮法、呕吐门（九条）、胀满门（七条）、浮肿门（五条）、积聚门（九条）、黄疸门（四条）、疟疾门（十四条）、瘟疫门（二条）、霍乱门（七条）、癫痫门（二十一条）、妇人门（十六条）、小儿门（十七条）、溃疡门（十二条）。

2.十六世纪末西方科学传入中国，西医直到清末民初（日本明治、大正间）开始影响东方针灸学，西医疾病的针灸临床研究始于日本，西医病名最初以病理学文本进入针灸体系，日本延命山针灸专门学院《病理学》载有11类156种疾病的针灸处方，如下：

呼吸器病：急性及慢性鼻加答儿、衄血、恶臭性瘦削鼻炎、急性慢性喉头加答儿、声门痉挛、喉头筋麻痹、急性气管枝加答儿、慢性气管枝加答儿、气管枝喘息、肺气肿、肺脏水肿、加答儿性肺炎、肺结核或肺痨、肋膜炎、胸水。

消化器病：口腔加答儿、鹅口疮、咽头加答儿、扁桃体炎、耳下腺炎、加答儿性食道炎、食道扩张症（附食道憩室）、食道狭窄、食道癌肿、神经性食道痉挛、神经性胃病、急性胃加答儿、慢性胃加答儿、胃溃疡、胃癌、胃扩张、神经性消化不良、胃痉挛及胃神经痛、神经性呕吐、急性肠加答儿、慢性肠加答儿、神经性肠疝痛、常习便秘、盲肠炎及其近部之炎症、肠管狭窄及闭塞症、痔疾、黄疸、肝脏硬化症或间质性肝脏炎、肝脏肥大、肝脏充

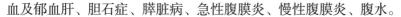

血及郁血肝、胆石症、膵脏病、急性腹膜炎、慢性腹膜炎、腹水。

泌尿器及生殖器病： 郁血肾、急性肾脏炎、慢性肾脏炎、萎缩肾或慢性间质性肾脏炎、化脓性肾脏炎、肾脏水肿、肾盂炎、膀胱炎、膀胱结石、遗尿病、膀胱痉挛、膀胱麻痹、淋疾、尿道加答儿、睾丸及附睾丸炎、遗精症、阴萎症、阴囊水肿。

血行器病及心脏病： 急性心内膜炎、后天性心脏瓣膜障害。

运动器病： 急性关节偻麻质斯、慢性关节偻麻质斯、急性及慢性筋肉偻麻质斯。

神经系病： 三叉神经痛、后头神经痛、颈膊神经痛、肋间神经痛、腰腹神经痛、股神经痛、外股皮下神经痛、闭锁神经痛、精系神经痛、坐骨神经痛、常习头痛或神经性头痛、关节神经痛、肢端知觉异状症、颜面神经麻痹、三叉神经麻痹或咀嚼筋麻痹、眼筋麻痹、副神经麻痹、舌下神经麻痹、横膈膜神经麻痹、桡骨神经麻痹、尺骨神经麻痹、联合性肩膊神经麻痹或神经丛麻痹、肩胛筋部之麻痹、背筋及腹筋麻痹、股神经麻痹、闭锁神经麻痹、下肢神经末梢性麻痹、颜面神经痉挛、咀嚼筋痉挛或运动性三叉神经痉挛、舌下神经痉挛或舌筋痉挛、颈筋及背筋痉挛、横膈膜痉挛、腓肠筋痉挛。

脑髓疾患： 脑贫血、脑充血、脑溢血或卒中或中风、失神、脊髓炎、压迫性脊髓炎、脊髓痨、大人急性脊髓前角炎、急性脊髓膜炎或脊髓软膜炎、癫痫、舞蹈病、多发性对侧筋肉痉挛症、书痉、偏头痛、歇斯底里、神经衰弱。

法定传染病： 虎列刺或亚细亚虎列刺、赤痢、肠窒扶斯、巴拉窒扶斯、痘疮、发疹窒扶斯、猩红热、实布坦里亚或格鲁布、百斯笃、麻疹、齿痛、齿龈炎。

小儿科： 小儿急痫（搐搦症）、夜惊症或睡怖症或夜怯症、小儿消化困难症、急性脑性小儿麻痹、慢性脑水肿、结核性脑膜炎、小儿急性脊髓前角炎。

妇人科： 恶咀、子宫内膜炎、月经过多症、月经困难症、子宫痉挛、乳腺炎、乳房痛、急性慢性膣炎。

眼科： 眼睑缘炎、单纯性结膜炎、小儿急性肿胀性结膜炎、托拉霍谟、脓漏眼、角膜实质炎、夜盲症。

3.日本延命山针灸专门学院《病理学》在民国由缪召予氏译介，传入国内并产生广泛影响，曾氏《科学针灸治疗学》、朱氏《新针灸学》、赵氏《针灸秘笈刚要》、承氏《中国针灸学》等承其体系，采用西医疾病名词，唯从《病理学》中析出，名曰《治疗学》而已。以下系朱氏《新针灸学》治疗篇目录，计11类209种疾病：

呼吸器官疾病：急性支气管炎、慢性支气管炎、支气管哮喘、小叶性肺炎、大叶性肺炎、肺结核、肺气肿、胸膜炎、胸膜粘连、胸水、气胸。

消化器官疾病：食道炎、神经性食道痉挛、食道扩张、食道狭窄、食道麻痹、急性胃炎、慢性胃炎、胃十二指肠溃疡、幽门狭窄、胃癌、胃扩张、胃下垂、胃神经痛、胃酸过多症、胃酸过少症、急性肠炎、慢性肠炎、肠结核、肠绞痛或痉挛、便秘、胃肠神经官能症、黄疸、肝硬化、慢性腹膜炎、腹水。

泌尿生殖器官疾病：急性肾炎、慢性肾炎、肾盂肾炎、慢性肾功能衰竭、膀胱炎、膀胱痉挛、膀胱麻痹、淋病、遗精、阳痿、男性不育症。

循环系统疾病：急性细菌性心内膜炎、亚急性细菌性心内膜炎、风湿性心脏瓣膜病、心绞痛、心脏神经官能症、阵发性心动过速、心包炎、高血压病、动脉硬化。

血液和造血器官疾病：贫血、红细胞过多症、淋巴结核、淋巴腺炎。

内分泌腺疾病：突眼性甲状腺肿、单纯性甲状腺肿、黏液性水肿、尿崩症。

新陈代谢疾病：糖尿病、痛风。

肌肉关节疾病：肌肉风湿病、皮肌炎和多发性肌炎、风湿性关节炎、类风湿关节炎、结核性关节炎、关节神经痛。

神经系病：三叉神经痛、枕神经痛、臂丛神经痛、肋间神经痛、坐骨神经痛、腰骶神经痛、股神经痛、股外侧皮神经痛、闭孔神经痛、精索神经痛、头痛、偏头痛、面神经麻痹、面肌痉挛、三叉神经运动支麻痹与咀嚼肌痉挛、舌下神经麻痹与痉挛、眼肌麻痹、副神经麻痹、膈神经麻痹与膈肌痉挛、臂神经丛及其分支的麻痹、股神经麻痹、闭孔神经麻痹、坐骨神经麻痹、胫神经麻痹、腓神经麻痹、腓肠肌痉挛、书痉、神经官能症、反应性精神病、精神分裂症、躁狂抑郁性精神病。

脑脊髓病：脑出血、脑动脉血栓形成、脑血管栓塞、脑缺血、震颤麻痹、癫痫、舞蹈病、脊髓炎、脊髓痨。

传染性疾病：血吸虫病、感冒、麻疹、流行性腮腺炎、流行性乙型脑炎、传染性肝炎、痢疾、流行性斑疹伤寒、百日咳、霍乱、疟疾。

外科疾病：疖、痈、静脉炎、血栓闭塞性脉管炎、狭窄性腱鞘炎、腱鞘囊肿、阑尾炎、痔疮、直肠脱垂、急性腹膜炎、胆石症、肾结石、膀胱结石、睾丸和附睾丸炎、睾丸鞘膜积液、乳腺炎、乳房瘘管、破伤风。

小儿科：小儿惊厥、小儿夜惊症、小儿消化不良症、急性脊髓前角灰质炎（小儿麻痹症）、小儿遗尿症。

妇产科：妊娠剧吐、子痫、妊娠水肿、其他妊娠疾病、胎盘早期剥离、滞产、急产、流产、子宫复旧不全、子宫内膜炎、泌乳异常、痛经、闭经与月经过少、月经过多、阴道炎、阴门瘙痒、卵巢炎、更年期症候群。

眼科：结合膜充血、结合膜炎、神经麻痹性角膜炎、夜盲症、淋病性结合膜炎、沙眼、眼睑缘炎、白内障、青光眼、视神经炎、视网膜出血、巩膜炎、角膜白斑。

耳鼻喉科疾病：欧式管闭塞、中耳炎、神经性耳鸣、神经性耳聋、美尼尔氏综合征、鼻衄、急性鼻炎、慢性鼻炎、萎缩性鼻炎、嗅觉异常、急性咽炎、慢性咽炎、扁桃体炎、急性喉炎、慢性喉炎、喉肌麻痹。

口腔的病：牙痛、口腔炎、鹅口疮、流涎症。

皮肤科疾病：毛囊炎、湿疹、荨麻疹、神经性皮炎、牛皮癣、多汗症、寻常痤疮、秃发、酒渣鼻。

三、现代针灸临床适应证的融合、传出和发展

新中国成立后，中医药高等教育的开办，积极推动了传统针灸临床的传承，极具创新意义的是针灸逐渐介入了西医手术并发症、放化疗不良反应以及药物不良反应的治疗，形成了针灸补充治疗体系，在中医和西医的碰撞、补充和协作下，形成了极具现代特点的现代针灸治疗学，临床体系逐渐融合，并在世界卫生组织的倡导下，逐渐传出海外。

1.1957年版《针灸学》治疗篇较好传承了古代针灸治疗学的成就，其治疗各论包括内、妇、儿、五官和外科病症，计5类78种，验方集包括内景、外形、杂病3类57种，其临床适应证合计8类135种如下：

内科疾患：中风、类中、感冒、中暑、呕吐、泄泻、急性吐泻、痧胀、疟疾、痢疾、便秘、痔血、脱肛、尿闭、遗尿、疝气、淋浊、瘰疬、遗精、阳痿、失眠、咳嗽、哮喘、噎膈、水肿、臌胀、黄疸、癫狂痫、头痛、眩晕、胃脘痛、胁痛、腹痛、腰痛、痹症、痿症、脚气。

妇科疾患：经闭、痛经、崩漏、带下、阴挺、妊娠恶阻、滞产、胞衣不下、恶露不下、恶露不绝、产后血晕、产后腹痛、乳少、脏躁。

儿科疾患：小儿发热、吐泻、急惊风、小儿瘫痪、慢惊风、脐风、疳疾。

五官疾患：耳疾（附：聋哑）、目疾、鼻疾、齿疾、喉疾、梅核气、口噤、口眼㖞斜。

外科疾患（附：杂症）：破伤风、疔疮、痄腮、乳痈、瘰疬、瘿气、秃发（又称油发）、湿疹、风疹、捩伤、落枕、鸡眼。

内景：精、气、神、血、梦、声音、言语、津液、痰饮、胞宫、虫、小便、大便。

外形：头、面、目、耳、鼻、口、舌、齿、咽喉、颈项、背、胸、胁、乳、腹、腰、手、足、皮、肉、脉、筋、骨、前阴、后阴。

杂病：风、寒、湿、火、内伤、虚劳、咳喘、呕吐、胀满、浮肿、积聚、黄疸、疟疾、瘟疫、霍乱、癫痫、妇人、小儿、疡肿。

2.其后历版《针灸学》教材基本沿袭其治疗学内容，只是逐渐融入了部分西医疾病的针灸治疗，2012年第九版《针灸学》治疗篇，其临床适应证已经融入了部分西医病名计24种，或以附病形式，或直接列入。其适应证，合计8类92种如下：

头面躯体痛证：头痛、面痛、落枕、漏肩风、臂丛神经痛、肘劳、腰痛（附：急性腰扭伤）、坐骨神经痛。

内科病证：眩晕（附：高血压）、中风（附：假性延髓性麻痹）、面瘫、痿证、痹证、癫狂、痫病、颤证、不寐、郁证、痴呆、心悸、感冒、咳嗽、哮喘、疟疾、呕吐、呃逆、胃痛、腹痛、胁痛、泄泻、痢疾、便秘、阳痿、遗精、癃闭、消渴。

妇科病证：月经不调、痛经、经闭、崩漏、绝经前后诸症、带下、不孕症、胎位不正、滞产、缺乳、阴挺。

儿科病证：遗尿、小儿惊风（附：抽动障碍）、积滞、疳证、小儿脑性瘫痪、注意力缺陷多动障碍、孤独症。

皮外伤科病证：隐疹、湿疹、蛇串疮、扁平疣、神经性皮炎、痤疮、斑秃、疔疮、丹毒、痄腮、乳痈、乳癖、肠痈、痔疮、颈椎病、踝关节扭伤、腱鞘囊肿、腱鞘炎。

五官科病证：目赤肿痛、睑腺炎、近视、耳鸣耳聋、鼻渊、鼻衄、咽喉肿痛、牙痛、口疮。

急症：晕厥、虚脱、高热、抽搐、内脏绞痛。

其他病证：慢性疲劳综合征、戒断综合征、肥胖症、衰老、肿瘤、美容。

3.与学校教育形成鲜明对比，针灸的临床实践更多采用西医病名体系，并反应在期刊中，依据中国知网数据库及杜氏研究，新中国成立后至2005年，依据ICD-10的分类，针灸临床实践已经介入19类476种疾病：

某些传染病与寄生虫病35种：霍乱、细菌性痢疾、阿米巴痢疾、肺结核、颈淋巴结结核、骨结核、丹毒、破伤风、白喉后遗症、百日咳、尖锐湿疣、淋菌性关节炎、病毒性脑炎及后遗症、脑炎后遗症与并发症、流行性脑脊髓膜炎、流行性出血热、单纯疱疹、带状疱疹、风疹、病毒性疣、传染性软疣、慢性病毒性肝炎、艾滋病、流行性腮腺炎、癣、鹅口疮、疟疾、脑囊虫病、丝虫病象皮腿、钩虫病、蛔虫症、胆道蛔虫症、脊髓灰质炎后遗症、病毒性心肌炎、滴虫性阴道炎。

肿瘤9种：血管瘤、子宫肌瘤、肝癌、宫颈癌、食道癌及胃癌、乳腺肿瘤、鼻咽癌、肺癌、甲状腺良性肿瘤。

血液及造血器官疾病和涉及免疫机制的某些疾患5种：白细胞减少症、血小板减少性紫癜、变应性紫癜、再生障碍性贫血、贫血。

内分泌、营养和代谢病疾病9种：肥胖症、糖尿病及并发症、甲状腺功能亢进症、痛风、高脂血症、甲状腺肿及甲状腺腺瘤、高催乳素血症、甲状腺炎、多囊卵巢综合征。

精神与行为障碍26种：睡眠障碍、痴呆症、癔症、性功能障碍、抑郁症、戒断综合征、精神分裂症、多动障碍、抽动障碍、精神发育迟缓、慢性疲劳综合征、胃肠神经官能症、神经（官能）症、神经衰弱、心脏神经症、焦虑症、竞技综合征、反应性精神病、脑震荡综合征、强迫症、儿童孤独症、情感交叉擦腿综合征、神经性呕吐、睡行症、成人夜磨牙、咽喉易感症。

神经系统病症55种：面神经麻痹、坐骨神经痛、小儿脑瘫、偏头痛、三叉神经痛、面肌痉挛、癫痫、截瘫及四肢瘫、血管神经性头痛、股外侧皮神经炎、震颤麻痹、枕神经痛、格林巴利综合征、桡神经病变、臀上皮神经病变、带状疱疹后遗神经痛、不宁腿综合征、多发性（末梢）神经炎、臂丛神经损伤、重症肌无力、运动神经元病、椎基底动脉供血不足综合征、眶上神经痛、腕管综合征、腓神经麻痹、肋间神经痛、紧张性头痛、舞蹈病、幻肢痛、多发性硬化、脑膜炎及其后遗症、发作性睡病、脊髓空洞症、跗管综合征、脊髓炎、周期性瘫痪、正中神经损伤、丛集性头痛、股神经及闭孔神经痛、大脑脚综合征、非典型面痛、眶上裂及眶尖综合征、视神经脊髓炎、胸廓出口综合征、假性延髓性麻痹、失语、吞咽障碍、植物状态、眼睑痉挛、昏厥、脑萎缩、听幻觉、共济失调、睡眠呼吸暂停、脑鸣。

眼和附器病症30种：眼睑炎、慢性泪囊炎、结膜炎、结膜干燥及干眼症、巩膜炎、角膜炎、角膜溃疡、白内障、脉络膜炎及脉络膜视网膜炎、视网膜色素变性、视网膜血管闭塞、视网膜静脉周围炎、视网膜炎、青光眼、玻璃体混浊或变性、视神经炎、视神经萎缩、麻痹性斜视、视疲劳综合征、近视、弱视、先天性色觉障碍、眼炎、眼睑下垂、皮质盲、复视、眼睑关闭不全、目眩、溢泪症、眉棱骨痛。

耳和乳突病症7种：耳郭浆液性软骨膜炎、耳前窦道和囊肿、中耳炎、美尼尔氏综合征、聋哑、耳鸣、耳聋。

循环系统病症25种：脑血管病、高血压病、冠心病、心律失常、痔疮、雷诺氏病、动脉硬化症、血栓闭塞性脉管炎、慢性肺源性心脏病、心肌梗死、多发性大动脉炎、红斑性肢痛症、静脉炎、下肢深静脉血栓形成、心肌炎、动脉炎、风湿性心脏病、心肌缺血及心绞痛、脑供血不足、低血压、静脉曲张、休克、心力衰竭、高黏血症、心悸及惊悸。

呼吸系统病症26种：哮喘、慢性鼻炎、血管舒缩性和变应性鼻炎、慢性咽炎、支气管炎、感冒、急性扁桃体炎、鼻窦炎、肺炎、急性喉炎、气管炎、声带疾病、慢性阻塞性肺病、流行性感冒、呼吸道病易感儿、呼吸暂停综合征、急性咽炎、呼吸衰竭、声嘶、嗅觉障碍、咳嗽、发热、鼻衄、咯血、咽喉肿痛、鼻窒。

消化系统病症46种：肠易激综合征、颞下颌关节功能紊乱综合征、胃下垂、慢性胃炎、慢性结肠炎、胆石症、口腔溃疡、消化性溃疡、小儿厌食症、胆囊及胆管炎、肠梗阻、功能性消化不良、阑尾炎、直肠及肛门脱垂、急性胃肠炎、胃扭转、疝、肛裂、慢性肠炎、胃轻瘫综合征、贲门失弛缓症、牙龈炎和牙周病、急性胰腺炎、肛门神经痛、急性牙髓炎、胃石症、反流性食管炎、急性胃炎、胆绞痛、肠麻痹、胃肠痉挛、肠粘连、唾液分泌障碍、肝硬化、黄疸、幽门痉挛、脂肪肝、肠胀气、上消化道出血、呃逆、腹泻、便秘、牙痛、小儿疳疾、口臭、便血。

皮肤和皮下组织病症29种：寻常痤疮、寻常疣、荨麻疹、局限性脱发、皮肤瘙痒症、神经性皮炎、色素沉着、银屑病、鸡眼、湿疹、白癜风、褥疮、急性淋巴管炎、局限性硬皮病、酒糟鼻、毛囊炎、腋臭、多形红斑、接触性皮炎、粉瘤、急性淋巴结炎、甲沟炎、进行性色素性皮病、玫瑰糠疹、结节性痒疹及痒疹、皮肤表浅溃疡、疖痈、疔疮、慢性皮肤溃疡。

肌肉骨骼系统和结缔组织病症61种：颈椎病及由颈椎病引起的综合征、

肩关节周围炎、腰椎间盘突出症、肱骨内上髁炎及肱骨外上髁炎、膝关节骨性关节炎、第3腰椎横突综合征、类风湿关节炎、风湿性关节炎、梨状肌损伤综合征、腱鞘炎、腱鞘囊肿、筋膜炎、强直性脊柱炎、风湿病、髌下脂肪垫病变、增生性脊椎炎、小关节紊乱症、肌腱炎、肩手综合征、斜颈、软骨炎、髌骨软化症、纤维肌痛综合征、滑膜炎、滑囊炎、股骨头坏死、下颌关节炎、肌炎、干燥综合征、骨膜炎、创伤性关节炎、棘上韧带炎、致密性骨炎、白塞氏病、骶髂筋膜脂肪疝、氟骨症、跟腱炎、冈下肌综合征、骨骺炎、挥鞭综合征、髋关节骨关节炎、前斜角肌综合征、系统性红斑狼疮、腰椎肥大症、冈上肌肌腱钙化症、股内收肌肌管综合征、肩胛肋骨综合征、指炎、关节痛、骨质增生症、肌肉劳损、骨质疏松症、腕指功能障碍、腰骶痛、腓肠肌痉挛、椎管狭窄、尾骨痛、腘窝囊肿、腱膜积液、落枕、足跟痛。

泌尿生殖系统病症41种：痛经、慢性前列腺炎、乳腺增生病、急性乳腺炎、尿石病、不孕症、围绝经期综合征、慢性盆腔炎、功能性子宫出血、男性不育症、前列腺增生、外阴营养不良、尿道综合征、子宫脱垂、慢性宫颈炎、泌尿系感染、闭经、经前期紧张综合征、慢性附件炎、慢性肾炎、睾丸炎和附睾炎、膀胱炎、子宫内膜异位症、睾丸鞘膜积液、急慢性肾功能衰竭、盆腔瘀血综合征、肾下垂、乳糜尿、卵巢囊肿、多囊卵巢综合征、尿道炎、乳腺纤维囊肿、肾绞痛、神经源性膀胱、宫颈糜烂、夜尿症、遗尿症、月经不调、带下病、遗精、水肿。

妊娠、分娩和产褥期病症12种：安胎、胎位不正、妊娠恶阻、滞产或难产、胎盘滞留、产后耻骨联合分离症、过期妊娠、子宫复旧不全、缺乳、产后出血、分娩痛、急性乳汁郁积症。

先天性畸形、变形和染色体异常病症 8种：先天性脑发育不全、脑积水、隐性脊柱裂、唐氏综合征、神经纤维瘤病、小儿肌性斜颈、肌肉骨骼的其他先天性变形、小儿先天性巨结肠。

症状、体征和临床与实验室异常所见，不可归类在他处者10种：吞咽困难、晕厥和虚脱、言语障碍不可归类在他处者、头晕和眩晕、惊厥不可归类在他处者、嗜睡木僵和昏迷、休克不可归类在他处者、其他和原因不明的发热、未特指的黄疸、多汗症。

损伤、中毒和外因的某些后果19种：急性腰扭伤、踝关节扭伤、脑损伤及并发症、骨折及并发症、一氧化碳中毒迟发性脑病及后遗症、有机磷农药和慢性酒精中毒迟发性周围神经病、脊髓损伤、周围神经损伤、关节脱位、关节错缝、冻疮、中暑、输液过敏反应、晕动病、软组织挫伤损伤、输液输血和治疗性注射后并发症、髌骨劳损、宫内避孕器所致子宫出血、食物中毒。

疾病和死亡的外因23种：酒精中毒、雪盲、毒蛇咬伤、断肠草中毒、链霉素中毒、药疹、锑剂、苯中毒、呋喃西林中毒性末梢神经炎、异烟肼中毒、硝酸烟中毒、药物有害效应、腹部术后诸症、肛肠术后诸症、胃手术后诸症、尿潴留（包括术后、产后、脊髓损伤后、药物性等）、尿失禁（包括老年性、术后、产后、压力性、中风后等）、前列腺术后并发症、泌尿系结石体外碎石后并发症、妇科手术后诸症、硅胶囊假体隆乳术后包膜挛缩、医疗性流产及并发症、剖宫产术后诸症。

4.现代针灸适应证的鲜明特点，一是表现为理论与实践的严重脱节，理论更多重视古代成就的传承，而临床实践已经走向与西医的融合，由于没有系统的名词术语译介，包括古代汉语与现代汉语之间，汉语与外语之间的转译严重缺乏；二是西医病名成为不可阻挡的潮流；三是针灸的对外传播，已有金标准，表现为联合国世界卫生组织推荐的针灸适应证。

（1）1979年世界卫生组织批准用针刺疗法治疗疾病的43种疾病如下：

上呼吸道疾病：急性鼻窦炎、急性鼻炎、感冒、急性扁桃体炎。

呼吸系统疾病：急性支气管炎、支气管哮喘（对儿童及无并发症者最有效）。

眼科疾病：急性结膜炎、中心性视网膜炎、近视（儿童）、白内障（无并发症者）。

口腔疾病：牙痛、拔牙后疼痛、齿龈炎、急或慢性咽炎。

胃肠疾病：食管贲门痉挛、呃逆、胃下垂、急或慢性胃炎、胃酸过多、慢性十二指肠溃疡（缓解疼痛）、急性十二指肠溃疡（无并发症者）、急或慢性结肠炎、急性菌痢、便秘、腹泻、麻痹性肠梗阻。

神经和肌肉骨骼疾病：头痛、偏头痛、三叉神经痛、面瘫（早期，即3~6个月内）、中风后发生的不完全性瘫痪、脊髓灰质炎后遗症（早期，6个月内）、美尼尔氏症、神经性膀胱功能障碍、夜尿症、肋间神经痛、颈臂综合征、肩凝症、网球肘、坐骨神经痛、腰痛、骨关节炎。

（2）1996年世界卫生组织认可的64种针灸适应证如下：

采用类似针灸法或传统疗法随机对照试验过的针灸适应证有：戒酒、变应性鼻炎（花粉症）、竞技综合征、面瘫、胆绞痛、支气管哮喘、心神经官能症、颈椎病、运动系统慢性疼痛（颈、肩、脊柱、膝等）、抑郁、戒毒、痛经、头痛、偏瘫或其他脑病后遗症、带状疱疹、高血压、原发性低血压、阳痿、引产、失眠、白细胞减少、腰痛、偏头痛、妊娠反应、恶心呕吐、肩周炎（冻结肩）、手术后疼痛、经前期紧张症、神经根疼痛综合征、肾绞痛、类风湿关节炎、扭伤和劳损、下颌关节功能紊乱、紧张性头痛、戒烟、三叉神经痛、泌尿道结石。

有足够数量的病人为样本，但无随机性对照试验的针灸适应证有：急性扁桃体炎和急性咽喉炎、背痛、胆道蛔虫症、慢性咽炎、胎位不正、小儿遗尿、网球肘、胆石症、肠道激惹综合征、梅尼埃病、肌筋膜炎、儿童近视、单纯性肥胖、扁桃体切除术后疼痛、精神分裂症、坐骨神经痛。

有反复的临床报道，效果较快或有一些试验依据的针灸适应证有：便秘、缺乳、泄泻、女性不孕、胃下垂、呃逆、尿失禁、男性不育（精子缺乏、精子活动力缺乏）、无痛分娩、尿潴留、鼻窦炎。

（3）2002年世界卫生组织发布针灸临床研究的回顾与分析，报告针灸可治疗的疾病与功能失调有4类，共107种：

通过随机对照试验的针灸适应证有：放疗或化疗不良反应、变应性鼻炎（包括花粉症）、胆绞痛、抑郁症（包括神经性和中风后抑郁症）、急性细菌性痢疾、原发性痛经、急性上腹痛（包括消化性溃疡、急慢性胃炎和胃痉挛）、面痛（包括颅颌功能失调）、头痛、高血压、原发性低血压、催产、膝痛、白细胞减少症、下腰痛、胎位不正、妊娠恶阻、恶心呕吐、颈痛、牙科痛（包括牙痛和颞下颌功能紊乱）、肩周炎、术后疼痛、肾绞痛、类风湿关节炎、坐骨神经痛、扭伤、中风、网球肘。

治疗有效但证据尚不充分的针灸适应证有：腹痛（急性胃肠炎或胃肠痉挛引起者）、寻常痤疮、戒酒、贝尔氏麻痹、支气管哮喘、癌痛、心神经官能症、慢性胆囊炎急性发作、胆石症、竞争应激综合征、闭合性颅脑损伤、非胰岛素依赖型糖尿病、耳痛、流行性出血热、单纯性鼻衄（无全身或局部疾病）、结膜下注射眼痛、不孕、面肌痉挛、女性尿道综合征、纤维肌痛和筋膜炎、胃动力障碍、痛风性关节炎、乙型肝炎病毒携带者、带状疱疹（人α疱疹病毒3）、高脂血症、卵巢功能减退症、失眠、产痛、缺乳、非器质性阳痿、梅尼埃病、带状疱疹后遗神经痛、神经性皮炎、肥胖、鸦片可卡因和海洛因依赖、骨关节炎、内窥镜检查痛、血栓闭塞性脉管炎疼痛、多囊卵巢综合征（Stein - Leventhal综合征）、儿童气管拔管后、术后康复、经前期综合征、慢性前列腺炎、瘙痒症、神经根痛和假性神经根痛综合征、原发性雷诺氏综合征、下尿路反复感染、交感神经反射性营养不良、创伤性尿潴留、精神分裂症、药物性多涎、干燥综合征、喉痛（包括扁桃体炎）、急性脊痛、项强、颞下颌关节功能紊乱、肋软骨炎、烟草依赖、抽动-秽语综合征、慢性溃疡性结肠炎、尿路结石、血管性痴呆、百日咳。

值得一试的针灸适应证有：黄褐斑、中心性浆液性脉络膜病变、色盲、耳聋、弱智、肠易激综合征、脊髓损伤性神经源性膀胱、慢性肺心病、小呼吸道阻塞。

完善的监测条件下，可以尝试的针灸适应证有：慢性阻塞性肺病的呼吸困难、昏迷、婴幼儿惊厥、冠心病心绞痛、婴幼儿腹泻、小儿病毒性脑炎后遗症、进行性或假性延髓麻痹。

现代针灸适应证除了上述的3个特点以外，第四个鲜明特点是针灸补充治疗的介入，包括外科术中和术后并发症、放化疗不良反应以及药物不良作用的针灸处理，术中针刺辅助麻醉的临床应用成为特色。

较成熟的针刺辅助手术适应证：肺切除、二尖瓣扩张分离术、前颅窝手术、后颅窝手术、颞顶枕手术、颈椎前路手术、甲状腺手术、胃大部切除术、胆囊切除术、阑尾切除术、腹股沟斜疝修补术、剖宫产手术、输卵管结扎术、全子宫切除术、全喉截除术、斜视矫正术、青光眼手术、牙拔除术、唇裂整复术、上颌窦手术、上下颌骨手术、颞颌关节手术等。手术并发症：腹部术后诸症、肛肠术后诸症、胃手术后诸症、尿潴留（包括术后、产后、脊髓损伤后、药物性等）、尿失禁（包括老年性、术后、产后、压力性、中风后等）、前列腺术后并发症、泌尿系结石体外碎石后并发症、妇科手术后诸症、硅胶囊假体隆乳术后包膜挛缩、医疗性流产及并发症、剖宫产术后诸症等。

化疗后不良反应：静脉炎、中性粒细胞减少症、血小板下降、恶心、呕吐、厌食、口腔炎、口腔溃疡、化疗相关性腹泻、转氨酶升高、心律失常、出血性膀胱炎、肾功能损害等。放疗后不良反应：放射性脑损伤、放射性脊髓损伤、放射性周围神经损伤、放射性胃炎、食管炎、颞下颌关节损伤等。

药物不良作用及戒断综合征：一氧化碳中毒迟发性脑病及后遗症、有机磷农药和慢性酒精中毒迟发性周围神经病、毒蛇咬伤、断肠草中毒、链霉素中毒、药疹、锑剂、苯中毒、呋喃西林中毒性末梢神经炎、异烟肼中毒、硝酸烟中毒、药物有害效应、输液过敏反应、输液输血和治疗性注射后并发症、酒精中毒及戒酒、戒毒等。

（杜广中　王盛春）

参考文献

［1］黄龙祥，黄幼民.针灸腧穴统考［M］.北京：人民卫生出版社，2011.

［2］马继兴.针灸学通史［M］.长沙：湖南科学技术出版社，2011.

［3］尧天民.中国针灸医学［M］.中国针灸医学社，1938.

［4］承淡安.增订中国针灸治疗学［M］.1933.

［5］日本延命山针灸专门学院，缪召予译述.高等针灸学讲义病理学［M］.上海：东方医学书局，1937.

［6］曾天治.科学针灸治疗学［M］.台湾：新文丰出版公司，1986.

［7］朱琏.新针灸学［M］.北京：人民出版社，1951.

［8］赵尔康.针灸秘笈刚要［M］.苏州：中华针灸学社，1951.

［9］承淡安.中国针灸学［M］.北京：人民卫生出版社，1954.

［10］江苏省中医学校针灸学科教研组.针灸学［M］.南京：江苏人民卫生出版社，1957.

［11］王华，杜元灏，王瑞辉，等.针灸学［M］.北京：中国中医药出版社，2012.

［12］杜元灏，李晶，孙冬纬，等.中国现代针灸病谱的研究［J］.中国针灸，2007，27（05）：373-378.

［13］李焕斌.联合国世界卫生组织批准用针刺疗法治疗四十三种疾病［J］.中国针灸学会，1980，23.

［14］世界卫生组织.世界卫生组织认可的64种针灸适应证［J］.中国针灸，2008，增刊：65.

［15］世界卫生组织.针灸临床研究报告的回顾与分析［M］.2002.

主要参考书目

［1］邓良月.国际针灸学教程［M］.北京：华夏出版社，2004.

［2］朱兵.系统针灸学［M］.北京：人民卫生出版社，2015.

［3］杜广中，张磊，徐鑫玉.针灸辅助治疗学［M］.天津：天津科技翻译出版公司，2008.

［4］蔡桂茹，马庭元.妇产科手术并发症［M］.西安：世界图书出版西安公司，2003.

［5］陈惠祯，吴绪峰，张蔚.实用妇科肿瘤手术学（第二版）［M］.北京：科学出版社，2006.

［6］吴孟超，孙衍庆，宋鸿钊，等.现代手术并发症学［M］.西安：世界图书出版西安公司，2003.

［7］吴在德，吴肇汉.外科学［M］.北京：人民卫生出版社，2011.

［8］苗毅主编.普通外科手术并发症预防与处理［M］.北京：科学出版社，2016.

［9］王忠诚.王忠诚神经外科学［M］.武汉：湖北科学技术出版社，2015.

［10］赵继宗.神经外科手术精要并发症［M］.北京：北京大学医学出版社，2017.

［12］王启才.针灸治疗学［M］.北京：中国中医药出版社，2003.

［13］彭裕文主编.局部解剖学［M］.北京：人民卫生出版社，2004.

［14］谢幸，荀文丽.妇产科学［M］.北京：人民卫生出版社，2013.

［15］吴绪平，张淑榕.妇产科疾病针灸推拿治疗学［M］.北京：中国医药科技出版社，2003.

［16］彭静山.眼针疗法［M］.沈阳：辽宁科学技术出版社，1990.

［17］吴孟超，吴在德，黄家驷.外科学.7版［M］.北京：人民卫生出版社，2008.

［18］潘启超，青彬.肿瘤药理学与化学治疗学［M］.郑州：河南医科大学出社，2000.

［19］李振东.小儿肛肠外科学［M］.郑州：中原农民出版社，1999.501-538.

［20］王果.小儿普通外科手术并发症的预防及处理［M］.北京：人民卫生出版社，2001.218-219.

［21］毛秉智，陈家佩.急性放射病基础与临床［M］.北京：军事医学科技出版社，2001.

［22］Earnest DL，Trier JS. Radiation enteritis and colitis，In：Sleiseng MH，I Fordtran JS，eds. Gasteoinestinal Disease，5th ed［M］. Philadelphia：W. B. Saunders Co，1993：1257-1268.